DE LA MÊME AUTEURE, AUX ÉDITIONS LEDUC.S

Les meilleurs massages minceur et beauté aux huiles essentielles, guide visuel, 2018.
Je masse mon bébé avec les huiles essentielles, guide visuel, 2018.
Ma bible des huiles essentielles, 2018.
Ma bible anti-douleurs avec les huiles essentielles, 2017.
Les 6 huiles essentielles indispensables, c'est malin (avec Catherine Dupin), 2017.

Retrouvez plus d'infos et d'actualités sur l'aromathérapie sur le blog de l'auteure :
www.Danielefesty.com

Maquette et illustrations : Sébastienne Ocampo

29 boulevard raspail
75007 Paris – France
ISBN : 979-10-285-1202-6

DANIÈLE FESTY

LE GUIDE ILLUSTRÉ FESTY DES HUILES ESSENTIELLES

LES 100 HUILES ESSENTIELLES
LES PLUS COURANTES
+ DE 800 PATHOLOGIES TRAITÉES

LEDUC.S PRATIQUE

SOMMAIRE

Achillée millefeuille à chamazulène ... 8
Ail ... 10
Ajowan ... 12
Aneth odorant ... 14
Angélique ... 16
Arbre à thé ... 18
Basilic exotique ... 20
Bergamote ... 22
Bois de Hô ... 24
Bois de rose ... 26
Cajeput ... 28
Camomille allemande ... 30
Camomille romaine ... 32
Cannelle de Ceylan ... 35
Cardamome ... 38
Carotte ... 40
Cèdre de Virginie ... 42
Cèdre de l'Atlas ... 44
Céleri odorant ... 46
Ciste ladanifère à pinène ... 48
Citron jaune ou vert ... 50
Citronnelle de Ceylan, citronnelle de Java ... 52
Cumin ... 54
Curcuma ... 56
Cyprès toujours vert ... 58
Encens ... 60
Épinette noire ... 62
Estragon ... 64
Eucalyptus à fleurs multiples à cryptone ... 66
Eucalyptus citronné à citronnellal ... 68
Eucalyptus globuleux ... 70
Eucalyptus « mentholé » ... 72
Eucalyptus radié ... 74
Fenouil doux ... 76
Gaulthérie couchée et gaulthérie odorante ... 78
Genévrier commun ... 80
Géranium rosat Bourbon ... 82
Géranium rosat cv d'Égypte ... 84
Gingembre ... 86
Giroflier ... 88
Hélichryse italienne ... 90
Hysope couchée ... 92
Inule odorante ... 94
Katafray ... 96
Khella ... 98
Laurier noble ... 100
Lavande aspic à cinéole ... 103
Lavande stoechade ... 106
Lavande officinale ... 108
Lavandin burnatii super ... 112
Lédon du Groenland ... 114
Lemongrass ... 116
Citronnelle de l'Inde ... 116
Lentisque pistachier ... 118
Litsée citronnée ... 120
Livèche ... 122
Mandarine ... 124
Marjolaine ... 126

Mélisse officinale 128
Menthe bergamote 130
Menthe poivrée 132
Myrrhe amère 136
Myrte commun à cinéole 138
Myrte commun à myrtényle 140
Nard de l'Himalaya 142
Néroli 144
Niaouli 147
Noix de muscade 150
Orange douce 152
Origan compact 154
Palmarosa 156
Pamplemousse 158
Pétasite officinal 160
Petit grain bigarade 162
Pin larichio 164
Pin de Patagonie 166
Pin sylvestre 168
Poivre noir 170
Pruche 172
Ravensare aromatique 174
Ravintsara 176
Romarin officinal à camphre 178
Romarin officinal à cinéole 180
Romarin officinal à verbénone 182
Rose de Damas 185
Santal blanc 188
Santal jaune 188
Sapin baumier 190
Sapin de Sibérie 192
Saro 194
Sarriette des montagnes 196
Sauge officinale 198
Sauge sclarée 200
Tanaisie annuelle 202
Les thyms 204
Thym saturéoïde 204
Thym vulgaire à linalol 206
Thym vulgaire à thujanol 208
Thym vulgaire à thymol 210
Vanille Bourbon 212
Verveine citronnée 214
Vétiver 217
Ylang-ylang totum 220

Les GPS aroma 223
GPS peau 224
GPS beauté corps 226
GPS stress et bien-être 228
GPS douleurs 230
GPS grossesse 234
GPS enfants (+ de 30 mois) 237
GPS minceur et détox 241
GPS seniors 243
GPS troubles digestifs 247
GPS troubles respiratoires 249
GPS gynéco-urinaire 251
GPS vacances 253

Glossaire 255
Index 261

Mes chers lecteurs,

Je suis très heureuse de vous présenter mon petit dernier, *Le guide illustré Festy des huiles essentielles.* « Encore un ? se demanderont certains ? Mais qu'a-t-il donc de plus, celui-là ? »

Eh bien celui-ci est enrichi d'illustrations à la fois jolies et informatives, d'une part. En un coup d'œil, vous identifiez ainsi clairement de quel arbre ou de quelle plante est extraite l'huile essentielle observée. Mieux, chaque illustration montre l'organe qui va donner la précieuse essence : les graines pour la cardamome, l'écorce pour la cannelle, l'oléorésine de la vanille, la fleur de l'ylang ylang, la feuille du saro, le rhizome du gingembre... Une fois pour toutes, vous mémoriserez facilement ces informations.

L'autre originalité de ce livre, c'est qu'il vous présente des huiles essentielles que je n'avais pas traitées dans mes ouvrages précédents. La lavande stoechade, la noix de muscade, l'angélique, la vanille Bourbon, le bois de rose par exemple, font partie des moins connues, parmi les 100 huiles essentielles sélectionnées. Très spécialisées, elles restent des expertes pour traiter des troubles précis.

Pour chaque HE, un CV, avec un petit mot de botanique et d'histoire, sa composition biochimique, ses propriétés pharmacologiques, mais aussi ses applications. De quoi trouver la solution immédiate pour veiller sur votre santé et celle de votre entourage, forts de mes indications et mises en garde.

Les nouveaux lecteurs débutants en aroma ne seront pas perdus pour autant : je propose des indications pour chaque trouble et la réponse appropriée avec chaque huile essentielle. Ainsi, ce livre leur apportera des solutions au quotidien pour eux et leurs proches.

Grâce à ce livre, apprêtez-vous à devenir des experts en aromathérapie !

Bonne lecture

Danièle Festy

ACHILLÉE MILLEFEUILLE À CHAMAZULÈNE

Excellente cicatrisante

Herbe de la Saint-Jean, herbe aux coupures, achillée millefeuille blanc
Achillea millefolium
Famille : Astéracées
Origine géographique : France, Europe centrale, Balkans, Bulgarie, Hongrie, Asie, États-Unis, Canada

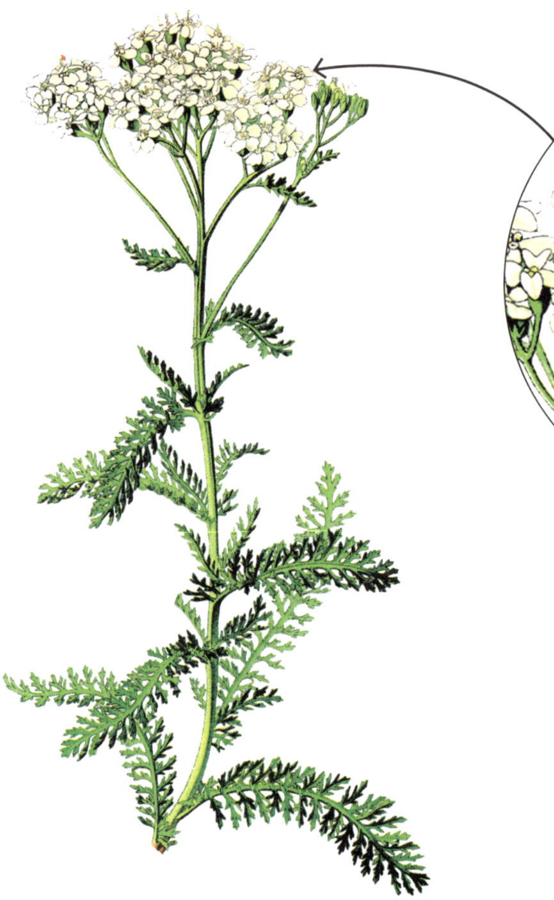

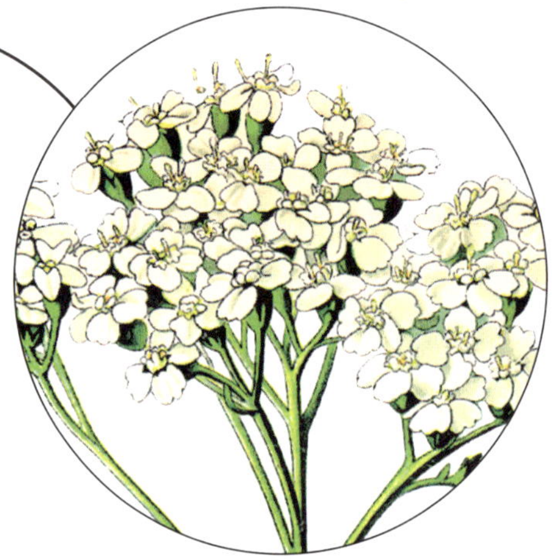

On extrait l'huile essentielle des sommités fleuries

➲ Le végétal

Plante herbacée, vivace, qui pousse partout en Europe, sur des sols pauvres, secs et rocailleux, dans les prés, au bord des routes : longues tiges avec quelques grandes feuilles vert foncé très découpées (genre fougères) et de multiples petites fleurs blanches ou roses en ombelles, fleurons du centre jaunes. Elle est de la même famille que l'hélichryse ou la camomille, d'où les appellations « millefolium » et « ombellifères ». Chez les Romains, elle s'appelait également « herbe aux coupures », pour ses vertus cicatrisantes des blessures des militaires. Au Moyen Âge, on l'utilise contre les maux de dents, les troubles digestifs, les problèmes gynécologiques. On la cueille tôt le matin, dès la rosée évaporée.

➔ L'HUILE ESSENTIELLE

- *Organe distillé :* sommités fleuries.
- *Couleur :* bleu foncé comme celle de la matricaire, en raison de leur teneur élevée en chamazulène.
- *Odeur :* herbacée et camphrée rappelant celle de la camomille.

Sa composition biochimique

- Monoterpènes 25 % : pinènes, sabinène, camphène
- Sesquiterpènes 40 % : chamazulène
- Oxydes terpéniques : 1-8 cinéole
- Cétones 25 % : camphre = bornéone, thuyone
- Mono et sesquiterpénols, lactones, esters

Ses propriétés

- Antiseptique, cicatrisante++, hémostatique++, astringente, vulnéraire
- Très anti-inflammatoire+++, antispasmodique
- Décongestionnante de la prostate et du petit bassin
- Emménagogue+, régulatrice du cycle menstruel
- Rééquilibrante nerveuse, relaxante et stimulante, tonique psychique
- Cholérétique+, digestive+

Ses indications

- Névralgies++++, névrites++++
- Crampes intestinales, douleurs articulaires et musculaires, claquages musculaires, lumbago, sciatique, foulures, élongations, entorses, luxations, tendinites
- Inflammations gynécologiques et prostatiques
- Dysménorrhées (règles irrégulières et douloureuses)+, oligoménorrhées+
- Congestion du petit bassin
- Congestion de la prostate
- Hémorragie
- Ulcères variqueux+
- Plaies récentes ou récalcitrantes+++, inflammations cutanées+++ : eczéma, psoriasis, engelures, crevasses, blessures
- Lithiase rénale+
- Insuffisance hépatobiliaire+

Ses voies d'utilisation et ses posologies

VOIE CUTANÉE

- Diluée à 20 % dans une HV pour applications locales : 7 gouttes dans un flacon de 1 ml.

EN BAIN

- 10 gouttes diluées dans 1 cuillère à café de base pour bain à verser dans l'eau du bain.

Mes conseils d'utilisation

- *Névralgies :* diluer 1 goutte dans 5 gouttes d'HV de calophylle et appliquer le long du nerf douloureux, 1 à 2 fois par jour.
- *Gerçures :* appliquer 2 gouttes diluées dans 10 gouttes d'HV de calendula en massage des zones concernées.

Ses contre-indications et mises en garde

- Cette huile essentielle est **neurotoxique** et **abortive** : elle est interdite aux bébés, aux enfants, aux femmes enceintes ou allaitantes.

AIL

Fluidifiante sanguine remarquable, hypotensive

Allium sativum

Famille : Liliacées

Origine géographique : Chine

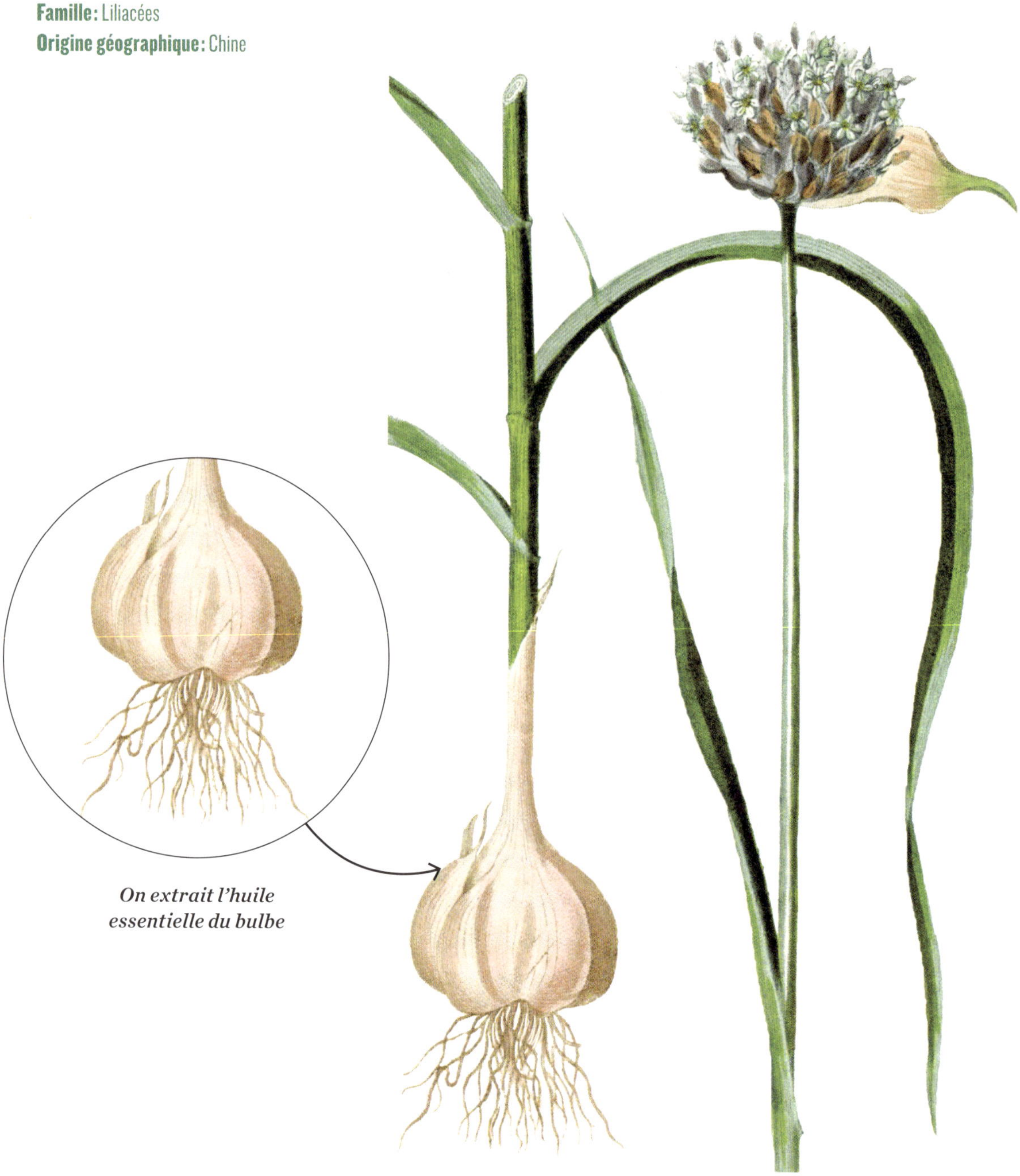

On extrait l'huile essentielle du bulbe

➔ Le végétal

Plante herbacée, bulbeuse et vivace assez grande. Nombreuses feuilles au bas de la tige. Elle mesure 5 à 10 cm de hauteur. Fleurs groupées en ombelles, peu nombreuses, blanches, roses ou bleues. Le fruit est un bulbe composé de 3 à 20 gousses arquées, appelées caïeux. Chacun est entouré d'une tunique de plusieurs enveloppes et le groupe d'un même pied est lui-même enfermé dans une enveloppe à multiples couches.

➔ L'huile essentielle

- *Organe distillé :* bulbe.
- *Couleur :* incolore.
- *Odeur :* dérangeante, piquante.

Sa composition biochimique

- Composés soufrés 80 % : diallyl di et trisulfide

Ses propriétés

- Antibactérienne, bactéricide++, antifermentaire
- Vermifuge+++
- Virucide
- Fluidifiante sanguine++
- Antiagrégante plaquettaire++
- Hypotensive, anticholestérol++
- Thyréostimulante++

Ses indications

- Verminose+++
- Hypertension artérielle++
- Hypercholestérolémie++
- Hémogliase++ : après un infarctus du myocarde, prévient la formation de caillots et l'embolie
- Hypothyroïdie, apathie, vivacité mentale ralentie
- Colite infectieuse+
- Verrue
- Infection respiratoire catarrhale+

Ses voies d'utilisation et ses posologies

Réservée à l'adulte.

VOIE ORALE

- 1 goutte 3 fois par jour, en cures de 10 jours, au cours des repas et même en gélules pour éviter l'irritation des muqueuses digestives.

VOIE CUTANÉE (RARE)

- Pure en applications très locales : verrue.

Mes conseils d'utilisation

- *Hypertension, hypercholestérolémie :* avaler 1 goutte dans 1/4 de cuillère à café d'huile d'olive 3 fois par jour en cures de 10 jours renouvelables.
- *Verrue :* appliquer 1 goutte pure sur la verrue matin et soir pendant 10 à 15 jours.

Ses contre-indications et mises en garde

- Cette huile essentielle est **dermocaustique**, ne pas l'utiliser par voie cutanée sauf pour se débarrasser d'une verrue : 1 goutte d'HE d'ail le soir, 1 goutte d'essence de citron le matin jusqu'à ce qu'elle se dessèche et tombe.
- L'éviter pendant l'allaitement, elle donnerait un goût au lait et des gaz au bébé.

AJOWAN

Une des huiles essentielles les plus anti-infectieuses

Trachyspermum ammi
Famille : Apiacées
Origine géographique : Sud de l'Inde

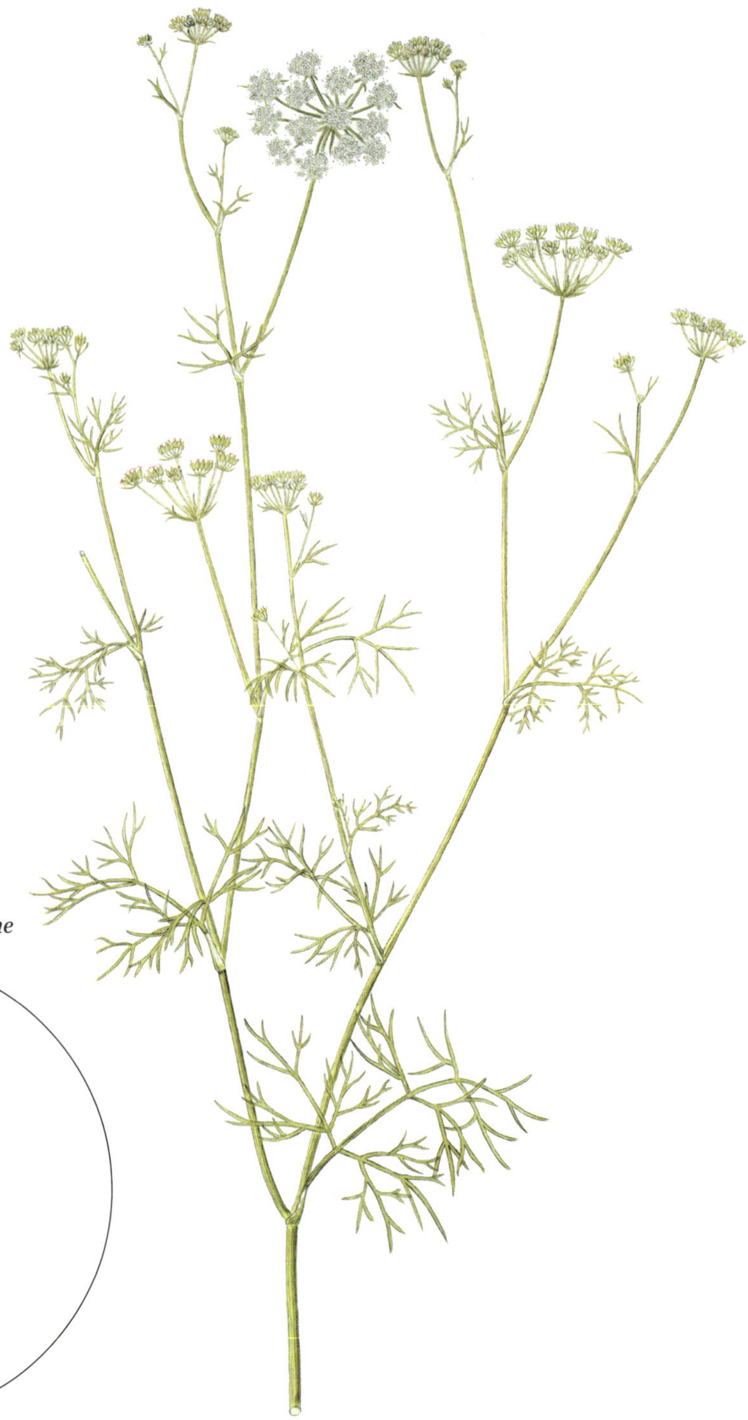

On extrait l'huile essentielle de la graine

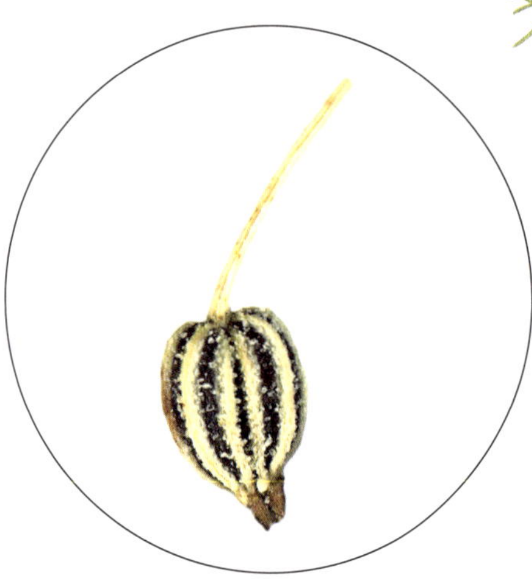

➔ Le végétal

Plante annuelle, originaire du Sud de l'Inde, feuilles duveteuses, fleurs rouges regroupées en ombelles, petites graines ovales, striées, gris-vert, qui ressemblent à celles du cumin, du carvi, de l'aneth, et son goût rappelle le thym. L'ajowan est utilisé comme épice dans la cuisine indienne.

➔ L'huile essentielle

• *Organe distillé :* fruit = graine en pleine maturité.
• *Couleur :* incolore.
• *Odeur :* épicée, chaude, comme le thym.

Sa composition biochimique

• Terpènes 50 % : p. cymène, γ-terpinène
• Phénols 50 % : carvacrol, thymol

Ses propriétés

• Puissante anti-infectieuse++++ : bactéricide, virucide, fongicide, parasiticide
• Immunostimulante
• Stimulante générale+++
• Aphrodisiaque++
• Positivante

Ses indications

• Bronchite+++, rhinite+
• Infections intestinales, colite infectieuse+++ (choléra, diarrhées), flatulences
• Infections urinaires
• Dermatoses infectieuses

Ses voies d'utilisation et ses posologies

VOIE ORALE

• En cures courtes sinon risque d'hépatotoxicité : 1 goutte 3 fois par jour pendant 7 jours.

VOIE CUTANÉE

• Diluée au 1/10e, très localement, très momentanément.

Ses contre-indications et mises en garde

• **Très dermocaustique** : peau et muqueuses.
• Réservée aux adultes, à la voie orale et en cures courtes.

ANETH ODORANT

Digestive, expectorante

Anethum graveolens
Famille : Apiacées = Ombellifères
Origine géographique : pays méditerranéens, Europe, France, Hongrie, Ukraine

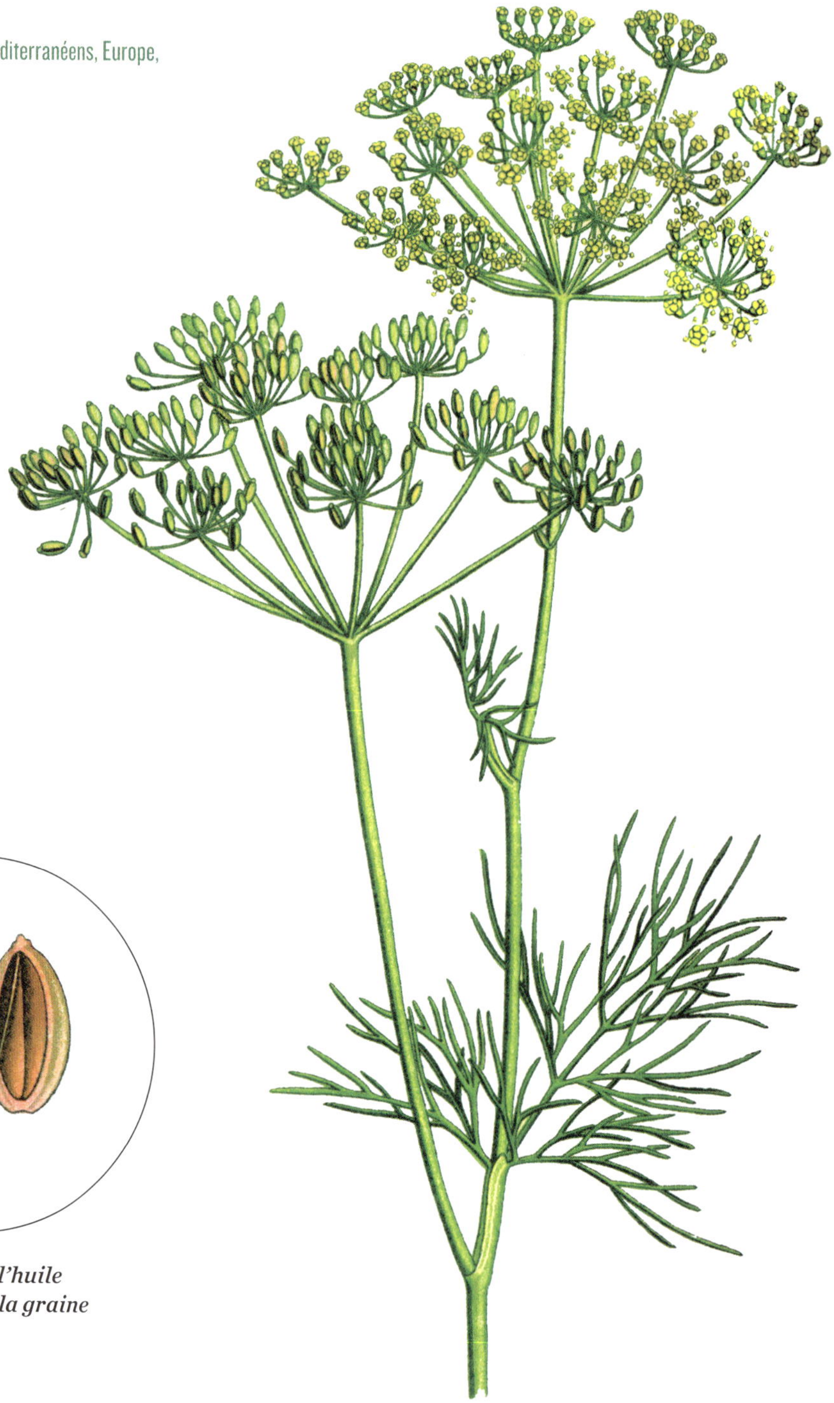

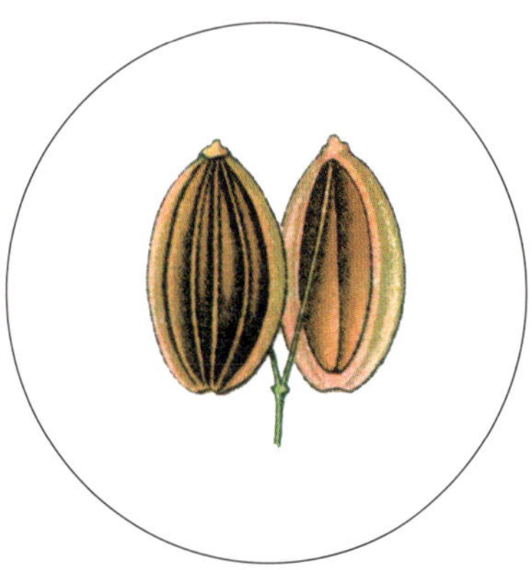

On extrait l'huile essentielle de la graine

➔ Le végétal

Petite plante herbacée annuelle de 50 cm à 1 mètre, aux feuilles finement divisées et aux fleurs en ombelles.

➔ L'huile essentielle

- *Organe distillé :* fruit = graine.
- *Couleur :* incolore.
- *Odeur :* très anisée, très aromatique.

Sa composition biochimique

- Monoterpènes 50 % : α-phellandrène, époxymenthène, limonène
- Cétones 40 % : carvone
- Coumarines

Ses propriétés

- Tonique digestive, stimulante hépatobiliaire : cholagogue et cholérétique+++
- Antispasmodique
- Mucolytique+++, expectorante
- Anticoagulante+, favorise la circulation sanguine
- Symbolique : l'aneth aide à mieux digérer la nourriture qu'on ingère et les informations que l'on reçoit

Ses indications

- Dyspepsie
- Digestion lente, indigestion
- Éructations
- Mauvaise haleine
- Aérophagie, lourdeurs postprandiales
- Hoquet, coliques, spasmes digestifs
- Bronchite catarrhale ou aiguë+++, toux grasse
- Encombrements pulmonaires
- Ronflements
- Hémogliase, risque d'infarctus+

Ses voies d'utilisation et ses posologies

VOIE ORALE

- *Adultes :* 1 goutte 2 fois par jour pendant 7 jours.

VOIE CUTANÉE

- *Adultes :* 2 gouttes diluées dans 10 gouttes d'HV 3 fois par jour.
- *Enfants :* 1 goutte diluée dans 10 gouttes d'HV 3 fois par jour.

Mes conseils d'utilisation

- *Digestion lente :* 1 goutte sur un comprimé neutre à sucer avant les repas copieux.
- *Hoquet :* 1 goutte sur un comprimé neutre à laisser fondre dans la bouche, renouveler si nécessaire 1/4 d'heure après.
- *Drainage hépatique :* 1 goutte + 1 goutte d'essence de citron sur un comprimé neutre à sucer matin et soir pendant 1 semaine, pas plus + appliquer 1 goutte diluée dans 3 gouttes d'HV sur la région du foie.
- *Ronflement :* avaler 1 goutte diluée dans 1/4 de cuillère à café d'HV de nigelle (cumin noir) au coucher pendant 7 jours.

Ses contre-indications et mises en garde

- Cette huile essentielle est **neurotoxique** et **abortive** : elle est interdite aux bébés, aux enfants, aux femmes enceintes ou allaitantes, aux épileptiques.

ANGÉLIQUE

Digestive (semences)
Équilibrante nerveuse (racine)

Angélique des confiseurs, angélique des jardins
Angelica archangelica
Famille : Apiacées = Ombellifères
Origine géographique : Europe du Nord, Belgique, France, Allemagne, Hollande, pays méridionaux, Nord de l'Inde, contreforts de l'Himalaya, Slovénie

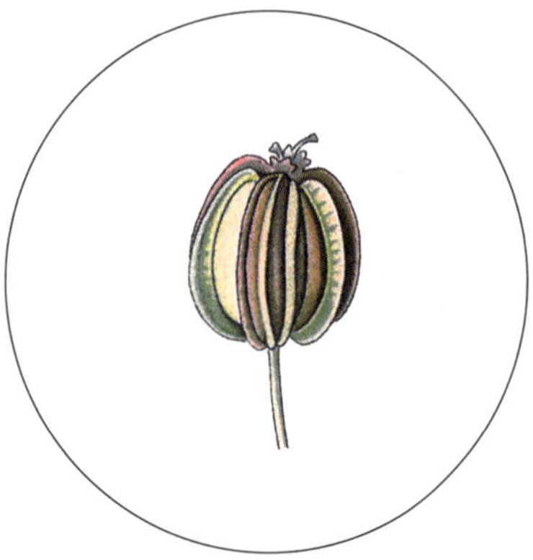

On extrait l'huile essentielle des semences et des racines

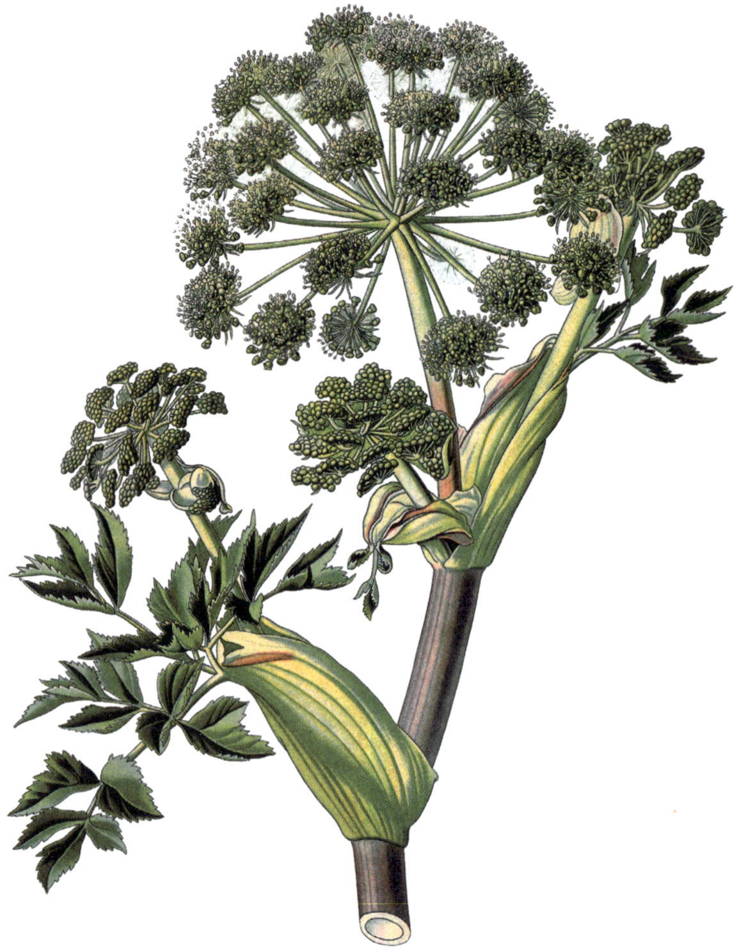

LE VÉGÉTAL

Plante verte de grande taille, qui pousse à l'état sauvage dans toute l'Europe, dans les prairies, au bord des cours d'eau. Très grosse tige principale porteuse de nombreuses stries longitudinales, aux grosses feuilles vert clair et aux petites fleurs blanc verdâtre, groupées en ombelles. Fruit à la forme ailée. D'après la légende, son pouvoir curatif aurait été révélé à l'Homme par un ange, d'où son nom. Au Moyen Âge, elle servait à se prémunir des affections contagieuses comme la peste. Il est vrai qu'elle joue un rôle protecteur apaisant sur nos organes digestifs et notre système nerveux. Elle est également utilisée en confiserie. Elle entre dans la composition de l'eau de mélisse des Carmes fabriquée au monastère de la Grande Chartreuse près de Grenoble.

LES HUILES ESSENTIELLES

- *Organes distillés :* racine et semences.
- *Couleur :* jaune clair pour l'HE d'angélique racine ; incolore pour l'HE d'angélique semences.
- *Odeur* : boisée, terreuse, épicée, poivrée pour l'HE d'angélique racine ; anisée pour l'HE d'angélique semences.
- C'est une huile essentielle chère.

Leur composition biochimique

- Terpènes 70 %
- Furocoumarines et coumarines
- Alcaloïdes terpéniques
- Esters, alcools

Les propriétés de l'huile essentielle d'angélique racine

- Équilibrante et apaisante
- Sédative++, anxyolitique
- Enracine, ancre les grands émotifs
- Renforce le moral
- Encourage, réconforte
- Carminative, digestive+ : eupeptique, stomachique, antispasmodique intestinale++
- Anti-inflammatoire et circulatoire
- Anticoagulante++, fluidifiante sanguine+
- Tonique physique

Ses indications

- Stress, angoisse, anxiété+++, fatigue nerveuse+, instabilité psychique, hyperémotivité +
- Insomnies+++, troubles du sommeil+ dus à l'anxiété chez l'enfant
- Spasmes abdominaux d'origine nerveuse+++
- Épuisement professionnel
- Dépression saisonnière
- Manque de confiance en soi
- Convalescence
- Hémogliase (épaississement du sang)

Les propriétés de l'huile essentielle d'angélique semences

- Apéritive et digestive++, carminative++, anti-inflammatoire digestive++
- Relaxante et anxiolytique

Ses indications

- Entérocolite spasmodique++
- Aérocolie, flatulences, ballonnements++
- Troubles digestifs++ et intestinaux++, gaz, flatulences colite++, entérite
- Spasmes abdominaux+++, douleurs des règles
- Impatiences

Leurs voies d'utilisation et leurs posologies

VOIE ORALE

- *Adultes :* 2 gouttes 3 fois par jour pendant 7 jours.
- *Enfants :* 1 goutte 3 fois par jour pendant 7 jours.

VOIE CUTANÉE

- Appliquer 2 gouttes pures sur le plexus solaire, les poignets, les plantes des pieds. Ne pas pratiquer de massage car cette huile essentielle est phototoxique.

Mes conseils d'utilisation

- *Troubles digestifs :* avaler 1 à 2 gouttes d'HE d'angélique semences aux 3 repas dans un peu d'huile d'olive, pendant 1 semaine.
- *Stress :* appliquer 2 gouttes d'HE d'angélique racine sur le plexus solaire et les poignets.
- *Convalescence :* appliquer 2 gouttes d'HE d'angélique racine sur les plantes des pieds matin et soir, pendant 1 semaine.
- *Vinaigrette digestive :* mélanger 1 goutte d'HE d'angélique semences + 1 goutte d'HE de menthe poivrée + 1 goutte d'HE de basilic exotique dans 2 cuillères à soupe d'huile d'olive.

Leurs contre-indications et mises en garde

- Attention ces huiles essentielles sont très **phototoxiques**.
- Les utiliser à doses modérées par voie orale pour éviter un risque d'excitation puis de dépression.

Associations suggérées

- *Digestives :* basilic exotique, estragon, cumin, menthe poivrée, marjolaine des jardins.

ARBRE À THÉ

La championne des huiles essentielles anti-infectieuses : antibactérienne, antifongique, protectrice de la peau

Mélaleuque à feuilles alternées, tea tree
Melaleuca alternifolia
Famille: Myrtacées
Origine géographique: Australie, Afrique du Sud (régions humides), Inde, Malaisie

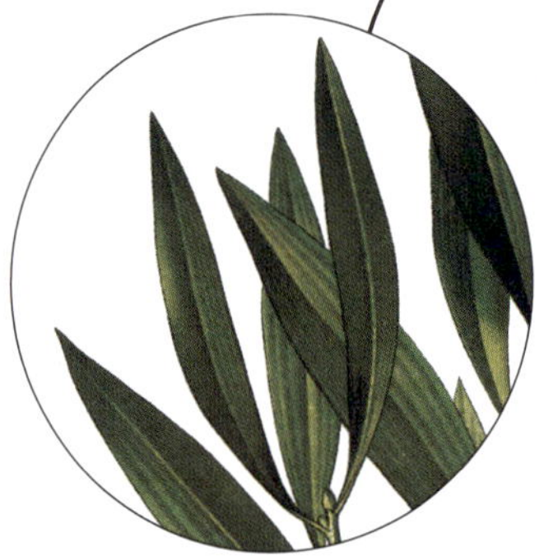

On extrait l'huile essentielle des rameaux et jeunes feuilles

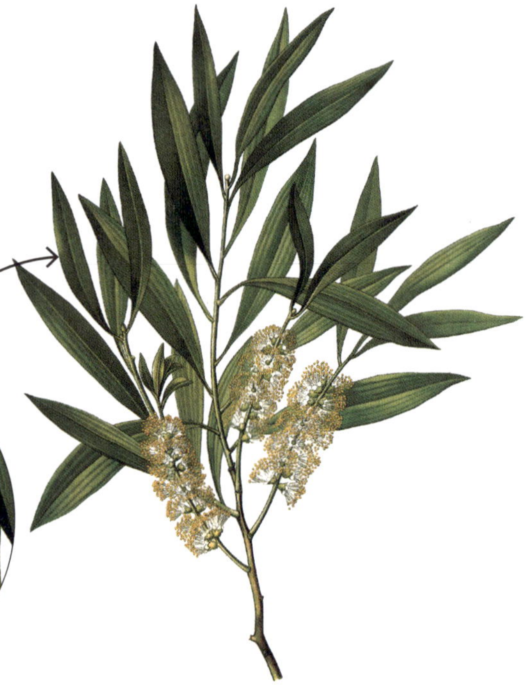

➔ LE VÉGÉTAL

L'arbre à thé n'a rien à voir avec le thé *Camelia*. En revanche, il est très proche du niaouli et du cajeput, tous trois de la famille des Melaleuca. Arbuste très résistant et à croissance rapide, pouvant atteindre 5 à 10 mètres de haut environ, mais que l'on maintient à taille humaine pour faciliter la cueillette mécanique. Il affectionne les terrains marécageux, se rencontre à l'état sauvage ou cultivé en grande quantité. Son écorce se détache en multiples lambeaux. Feuilles vert clair persistantes, lancéolées, étroites et petites, ponctuées de glandes à essences très visibles. Fleurs en épis blancs très aromatiques. Utilisé en infusions depuis des millénaires par les Aborigènes.

➔ L'HUILE ESSENTIELLE

- *Organe distillé :* rameaux et jeunes feuilles.
- *Couleur :* incolore, ou très légèrement teintée en jaune pâle.
- *Odeur :* résineuse, camphrée, herbacée, très prononcée, plus ou moins appréciée.

Sa composition biochimique

Elle est très variable en fonction de l'origine géographique et de la période de cueillette.
- Monoterpénols 40 à 50 % : terpinène 1-ol-4
- Monoterpènes 40 à 50 % : γ-terpinène, pinènes, limonène
- Oxyde : 1-8 cinéole
- Sesquiterpènes
- Alcools sesquiterpéniques

Ses propriétés

- Anti-infectieuse majeure polyvalente+++ : antibactérienne majeure à large spectre, active contre de nombreux germes, microbes dont staphylocoques, colibacilles, proteus, entérocoques, Klebsellia
- Antivirale++
- Antifongique cutanée+++ : *Candida albicans,* Trichomonas
- Antiparasitaire, vermifuge
- Immunostimulante
- Antiacarienne puissante
- Antiseptique et régénérante cutanée, antiprurigineuse
- Radioprotectrice : protège la peau du soleil, des traitements du cancer
- Répulsive contre les insectes
- Stimulante physique et mentale : son action sur le psychisme est équilibrante

• Cardiotonique
• Hyperthermisante
• Décongestionnante veineuse (phlébotonique) et lymphatique
• Antalgique, anti-inflammatoire

Ses indications

• Toutes affections bactériennes, virales, parasitaires, et fongiques
• Infections de l'appareil respiratoire+++ : rhinite, sinusite, angine, trachéite, bronchite, otite, rhino-pharyngite aiguë+
• Tous parasites et champignons (mycoses+++) quelle que soit leur localisation : poux de tête, mycoses cutanées, interdigitales, des plis, mycoses intestinales, mycoses vaginales+
• Tous problèmes de peau : acné++++, perlèche, furoncles, plaies même récalcitrantes, escarres, abcès+, herpès, zona, varicelle, piqûres de moustiques, gale, teigne, verrues, mycoses, pied d'athlète, démangeaisons, eczéma
• Radiothérapie+++ : prévention des brûlures
• Soins buccaux++ : aphtes, gingivite, abcès dentaire, stomatite
• Infections intestinales++ : gastro-entérites virales, bactériennes ou parasitaires, entérocolite
• Verminoses : ascaris, ankylostome, lambliase+
• Infections et inflammations gynéco-urinaires+ : cystite, vulvite, vaginite, pertes blanches, candidose
• Fatigue, asthénie, épuisement nerveux, immunité faible
• Douleurs en état fébrile, frilosité
• Stase veineuse : varices, hémorroïdes, jambes lourdes, ulcères variqueux

Ses voies d'utilisation et ses posologies

VOIE ORALE

• *Adultes :* 2 gouttes 3 fois par jour pendant 7 jours.
• *Enfants :* 1 goutte 3 fois par jour pendant 7 jours.

VOIE CUTANÉE

• *Adultes :* 3 gouttes pures très localement.
  – Diluée dans 3 gouttes d'HV en massage localisé.
  – Diluée à 20 % pour un massage complet.
• *Enfants :* 2 gouttes diluées dans 5 gouttes d'HV 3 fois par jour.

VOIE AÉRIENNE

• *Diffusion :* en association avec d'autres HE : ravintsara, eucalyptus radié... 10 gouttes d'HE pour 1 heure de diffusion.

Mes conseils d'utilisation

• *Angine :* 2 gouttes sur un comprimé neutre, à sucer 3 fois par jour pendant 7 jours.
• *Aphte :* appliquer sur l'aphte 1 goutte diluée dans 2 gouttes d'HV de noisette, 3 fois par jour jusqu'à disparition.
• *Mycose :* appliquer sur les lésions 1 goutte + 1 goutte d'HE de géranium odorant diluées dans 5 gouttes d'HE de jojoba 2 fois par jour pendant plusieurs semaines.
• *Démangeaisons de piqûres de moustique :* appliquer 2 gouttes pures. Effet immédiat.

Ses contre-indications et mises en garde

• Pas de contre-indications majeures.

Mon avis

• Cette huile essentielle est très utilisée en parfumerie et dans les produits d'hygiène : gels douche, huiles de bain, savons, shampooings, ainsi que dans les produits ménagers pour ses propriétés antiseptiques. Une valeur sûre de l'aromathérapie pratique familiale.
• L'adjonction d'HE de lavande officinale lors d'applications cutanées répétées ajoute ses propres propriétés dermophiles, antiseptiques et protège la peau d'une irritation et d'un dessèchement possibles.

Associations suggérées

• *Antivirales et antibactériennes :* saro, niaouli, origans, eucalyptus.

BASILIC EXOTIQUE

L'antispasmodique digestive

Basilic tropical, basilic indien
Ocimum basilicum var basilicum
Famille: Lamiacées
Origine géographique: Asie, Inde, Népal, Vietnam, Océan indien, Pakistan, Égypte
Autres variétés et sous-espèces: basilic à feuilles de laitue – ou basilic européen –, basilic grand-vert à linalol, petit basilic, basilic sacré, basilic camphré

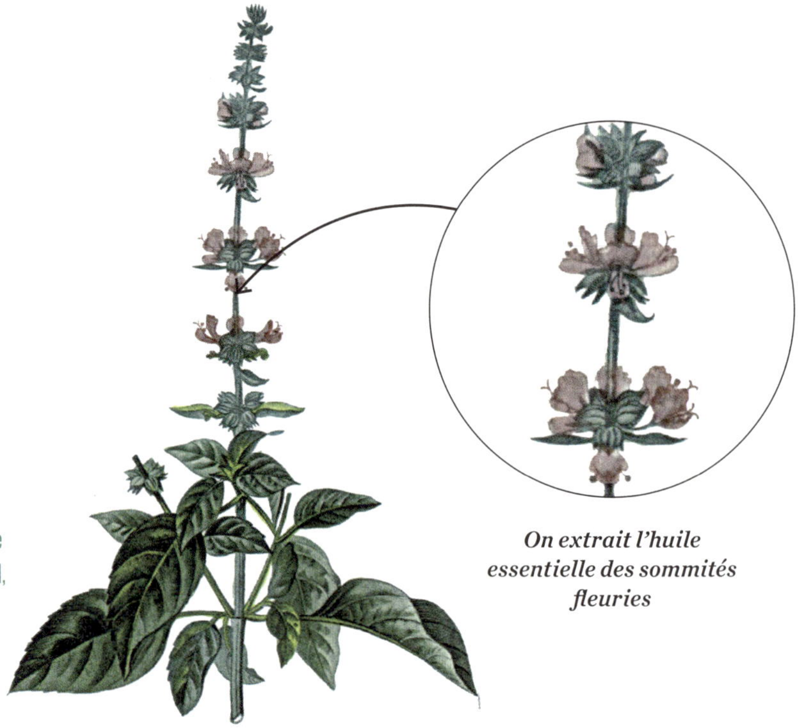

On extrait l'huile essentielle des sommités fleuries

➔ Le végétal

Plante verte aux grandes feuilles ovales, brillantes, aux fleurs blanches, roses ou pourpres. Le basilic est cultivé en Europe. Il est très utilisé en France pour ses qualités aromatiques et condimentaires.

➔ L'huile essentielle

- *Organe distillé :* sommités fleuries.
- *Couleur :* jaune pâle.
- *Odeur :* épicée, anisée, fleurie, très aromatique.

Sa composition biochimique

- Phénol méthyl éthers 80 % : méthyl chavicol
- Monoterpénols : linalol 20 %
- Cétones, oxydes, esters, phénols

Ses propriétés

- Antispasmodique gastro-entérique++++, carminative, antinauséeuse, tonique digestive et hépatique
- Anti-inflammatoire+++ et antispasmodique puissante articulaire et musculaire
- Anti-inflammatoire d'origine infectieuse+++
- Antalgique++
- Antispasmodique utérine+, décongestionnante prostatique+
- Antispasmodique nerveuse++++
- Apaisante
- Neurorégulatrice ortho et parasympathique++++ : neurotonique, anxiolytique, relaxante, harmonisante, tonique nerveuse sans excitation (stimulante et calmante à la fois)
- Favorise le développement de l'intuition (créateurs)
- Contribue à atteindre ses objectifs, son propre potentiel : fournit courage, persévérance, volonté, dynamisme. Puissante activité psychique, stimule fortement l'intellect : concentration, mémorisation, éclaircit les idées, rend diplomate et pédagogue
- Antiallergique
- Tonique générale
- Antibactérienne++ (staphylocoque, pneumocoque) et antivirale+++
- Symbolique : en Inde, le basilic est associé à l'âme, ailleurs il sert à des rituels d'exorcisme

Ses indications

- Dépression, apathie, découragement, épuisement nerveux, intellectuel fatigue psychique+
- Anxiété, crises d'angoisse
- Choc émotionnel++
- Spasmophilie+++, tétanie+
- Préparation aux examens, travail intellectuel, difficultés de concentration, pertes de mémoire, fatigue mentale, confusion
- Trac
- Préparation à une épreuve sportive
- Sevrage de l'alcool, du tabac, de la drogue, pulsions à calmer
- Insomnies liées au stress des personnes qui ressassent leurs soucis la nuit
- Insomnies digestives des gros mangeurs le soir
- Maux de ventre dus au stress, à la peur du lendemain
- Spasmes gastro-entériques+++, maux de ventre de la colite, de la gastro, ballonnements, gaz, aérophagie+++, digestion difficile, crampes et douleurs d'estomac, colites spasmodiques, diarrhées, gastro-entérite, hépatites virales
- Mal des transports++, nausées
- Fatigue post-infectieuse+, convalescence+++
- Arthrite d'origine infectieuse+, polyarthrite rhumatoïde+++, rhumatismes, tendinites, arthrite, douleurs locales, contractures et crampes musculaires
- Douleurs prémenstruelles+, douleurs des règles, dysménorrhée+, congestion du bas-ventre chez la femme et chez l'homme (prostate)
- Infections urinaires, prostatites
- Infections virales en zones tropicales++
- Allergies, rhumes des foins

Ses voies d'utilisation et ses posologies

VOIE ORALE

- *Adultes :* 2 gouttes sous la langue ou dans un peu d'huile d'olive après le repas ponctuellement.
- *Enfants :* 1 goutte sous la langue ou dans un peu d'huile d'olive après le repas ponctuellement.

VOIE AÉRIENNE

- Diffusion en synergie (= avec d'autres HE) pour dynamiser l'esprit.

VOIE CUTANÉE

- Diluée à 20 % car risque de dermocausticité à la longue. En application sous la plante des pieds, sur les plexus nerveux.
- Diluée à 10 % pour un massage local.

EN BAIN

- 5 gouttes + 10 gouttes de petit grain bigarade diluées dans 1 cuillère à café de base pour bain à verser dans l'eau du bain.

Mes conseils d'utilisation

- *Hoquet :* poser 1 goutte sous la langue, renouveler 15 minutes plus tard si besoin.
- *Douleurs de règles :* appliquer en massage sur le bas-ventre 2 gouttes diluées dans ¼ de cuillère à café d'HV de calophylle ou de millepertuis, 2 à 3 fois dans les 24 heures.
- *Révisions, préparation d'examen :* diffuser 5 gouttes de basilic + 2 gouttes de menthe poivrée 10 minutes dans la matinée, 10 minutes en début d'après-midi.

Ses contre-indications et mises en garde

- Cette huile essentielle est **neurotoxique à fortes doses**, elle est interdite aux bébés et aux femmes enceintes ou allaitantes.
- L'utiliser avec modération : un surdosage pourrait engendrer une euphorie suivie d'une phase dépressive. Ne pas prolonger la prise orale plus de quelques jours.

Mon avis

Le sorbet au basilic en milieu ou fin de repas de fête est du meilleur effet sur la digestion.

Associations suggérées

- *Digestives :* menthe poivrée, marjolaine des jardins, cumin, angélique semences.

BERGAMOTE

L'HE des vacances
Anxiolytique remarquable : l'espoir renaît

Citrus aurantium ssp bergamia
Famille : Rutacées
Origine géographique : Italie du Sud, Côte d'Ivoire

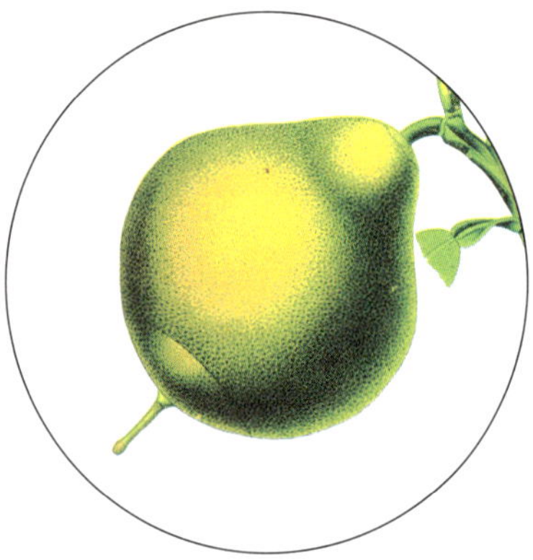

On extrait l'essence du zeste

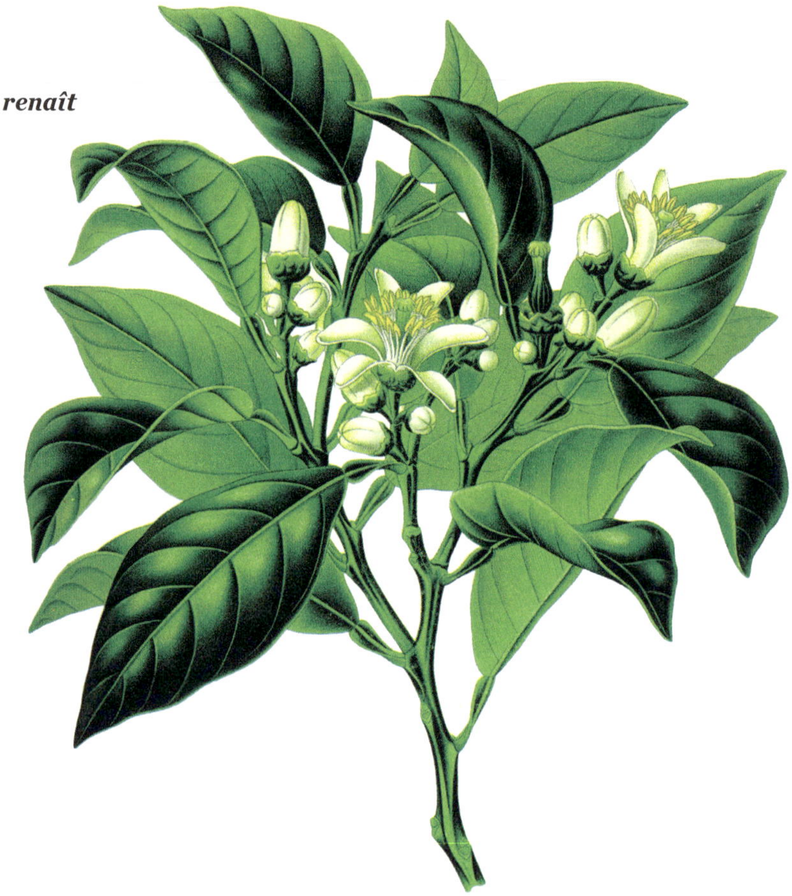

Le végétal

L'arbre Citrus est proche de l'oranger et du citronnier, il est plus fragile et exigeant quant au sol et aux conditions climatiques. Son fruit ressemble au coing.

L'essence

• *Organe exprimé à froid* : zeste. L'essence est obtenue par expression à froid à partir du péricarpe ou **zeste du fruit encore vert**. C'est donc une « essence » et non une « huile essentielle ».
• *Couleur :* jaune clair, vert clair voire émeraude.
• *Odeur :* citronnée, fraîche, fleurie, fruitée des plus agréables, rappelant les vacances, la plage, le soleil. Entre dans la composition de nombreux parfums leur apportant une note pétillante.

Sa composition biochimique

• Esters terpéniques 30 % : acétate de linalyle
• Monoterpènes 30 % : limonène, pinène, camphène
• Alcools terpéniques 10 % : linalol, géraniol, nérol
• Furocoumarines 5 % : bergaptène
• Aldéhydes : citral
• Sesquiterpénols
• Sesquiterpènes

Ses propriétés

• Antibactérienne (staphylocoque, streptocoque et méningocoque), antivirale, immunostimulante, fébrifuge, antispasmodique++
• Antiseptique++ et purifiante, assainit la peau
• Active la mélanogénèse, prépare le bronzage
• Astringente : tend les tissus
• Régénère la peau
• Lutte contre l'excès de sébum, la séborrhée
• Neurorégulatrice ortho et para-sympathique
• Tonique et stimulante nerveuse à petites doses
• Antispasmodique++ puissante
• Relaxante, sédative+++, calmante+++, anxiolytique, rassérénantc aux doses physiologiques, classiques, facilite le sommeil, positive l'humeur, favorise la sociabilité, élève et vivifie l'esprit, tonique et stimulante à faible dose

Ses indications

• Troubles digestifs d'origine nerveuse : aérocolie+, colite spasmodique+, manque d'appétit
• Peau : bronzage, vitiligo, dermatoses+, prurit, plaies, vergetures, hyperséborrhée, peau grasse, cheveux gras, tendance aux boutons
• Agitation++, anxiété, angoisses, états dépressifs, stress, et toutes affections liées au stress, manque de confiance en soi, manque de concentration
• Insomnie+++ (chez l'enfant surtout)
• Troubles menstruels et liés à la ménopause
• Névrite++, céphalées, sciatique++
• Fatigue sexuelle

Ses voies d'utilisation et ses posologies

VOIE ORALE

• 1 à 2 gouttes sur un comprimé neutre à sucer 3 fois par jour pendant 7 jours.

VOIE CUTANÉE

• 2 gouttes pures sur un bouton, une coupure, un bobo, 3 fois par jour pendant 2 à 3 jours.

VOIE AÉRIENNE

• *Diffusion déstressante :* 10 gouttes pour une diffusion de 30 minutes.

EN BAIN

• 5 à 15 gouttes, selon le destinataire, diluées dans 1 cuillère à café de base pour bain à verser dans l'eau du bain.

Mes conseils d'utilisation

• *Pour parfumer le thé, un dessert :* 1 goutte diluée dans 1 cuillère de miel par tasse ou par portion.
• *En guise de parfum :* 1 goutte derrière chaque oreille après la toilette du matin.
• *Huile de bronzage :* bien mélanger 5 gouttes maximum dans 100 ml d'huile végétale. Éviter d'en appliquer sur le visage, surtout autour de la bouche.

Ses contre-indications

• Cette huile essentielle est **très phototoxique** : prendre garde à l'exposition solaire après application sauf à mélanger quelques gouttes à une huile végétale pour accélérer le bronzage les premiers jours de printemps.
• Risque d'allergie.

Mon avis

• Plus douce que les autres essences d'agrumes pour la peau car elle contient moins de limonène et plus de linalol et d'acétate de linalyle comme la lavande officinale. En revanche, ses furocoumarines la rendent très phototoxique. Attention !
• Intéressante à ajouter à toute synergie pour le mental car elle fait ressortir les vertus des autres huiles essentielles.
• Le thé Earl Grey lui doit son arôme.

BOIS DE HÔ

Excellente anti-infectieuse, tous organes, immunostimulante et tonique psychique

Bois de Shiu

Cinnamomum camphora CT linalol

Famille : Lauracées

Origine géographique : Chine, Ta wan

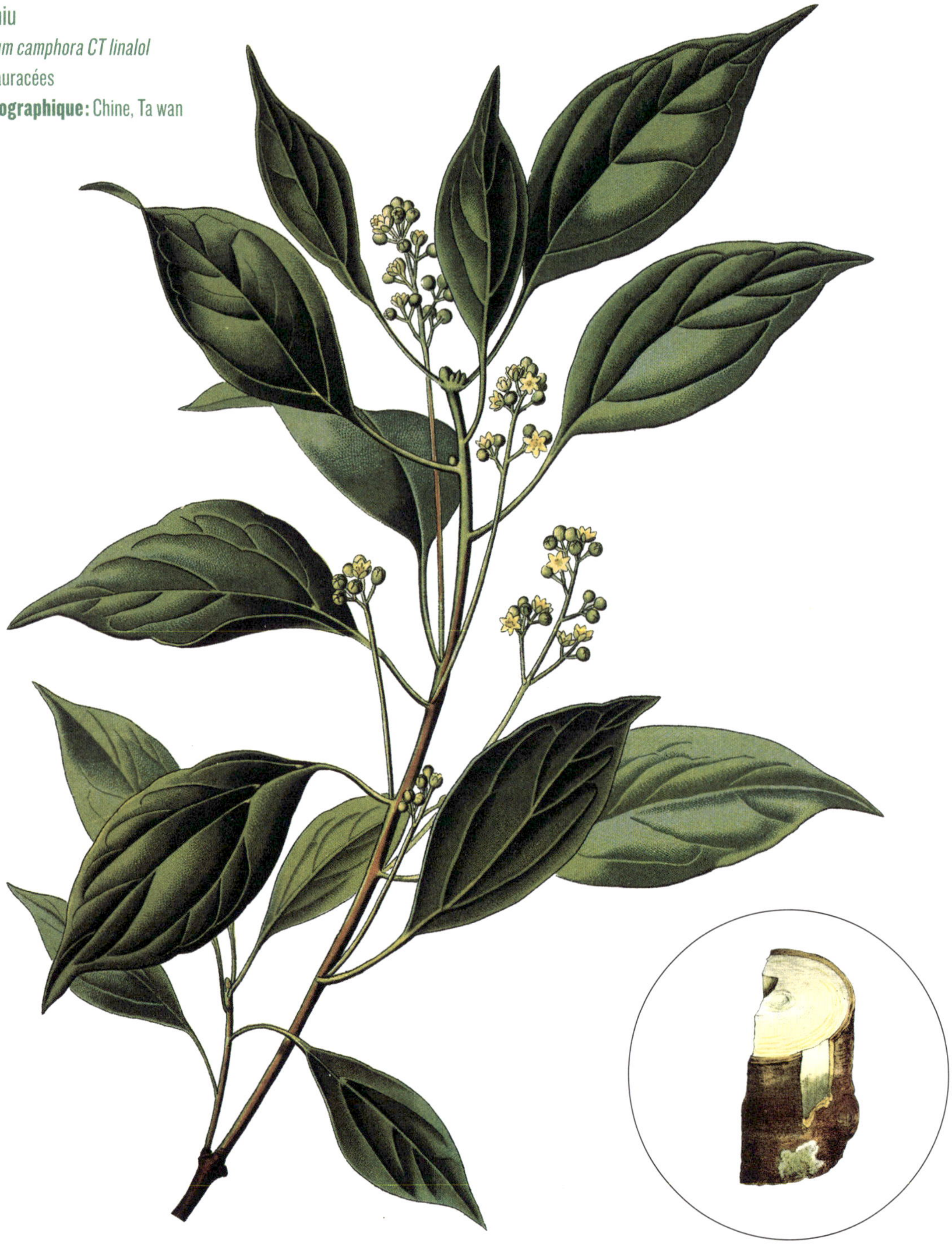

On extrait l'huile essentielle de l'écorce

➔ Le végétal

C'est un camphrier, de la même variété que le ravintsara de Madagascar.

➔ L'huile essentielle

- *Organe distillé :* écorce.
- *Couleur :* jaune clair.
- *Odeur :* fleurie, douce, proche de celle du bois de rose.
- Elle est très voisine de celle de bois de rose.

Sa composition biochimique

- Monoterpénols : linalol 98 %
- Malgré son nom latin, pas de camphre ou presque pas

Ses propriétés

- Anti-infectieuse++, bactéricide++, antivirale++, antifongique++
- Immunostimulante+
- Tonique et stimulante générale++
- Favorise la libido, aphrodisiaque
- Régénératrice cutanée et cicatrisante ; anti-âge cutanée
- Virucide+

Ses indications

- Peau+++ et ongles : coupures, eczéma, acné, mycoses de la peau et des ongles. Vergetures, rides, peau fatiguée. Soins cosmétiques au quotidien
- Infections respiratoires+++ : bronchite, grippe, rhume
- Infections urinaires+++ : cystites
- Infections gynécologiques+++ : leucorrhées, mycoses
- Déficience immunitaire de l'enfant : infections ORL à répétition
- Système nerveux : anxiété, angoisse, surmenage, déprime
- Asthénie
- Baisse de libido

Ses voies d'utilisation et ses posologies

VOIE ORALE

- 2 gouttes 3 fois par jour pendant 7 jours.

VOIE CUTANÉE

- Pure pour une application très locale.
  – Diluée à 20 % pour un massage.

VOIE RECTALE

- *Bébés :* 50 mg/suppositoire.
- *Enfants :* 75 mg/suppositoire.
- *Adultes :* 150 mg/suppositoire.

Mes conseils d'utilisation

- *Affection ORL ou pulmonaire chez l'enfant :* appliquer 3 gouttes sur les sinus, le cou, le thorax 3 fois par jour pendant 7 jours.
- *Soins cosmétiques visage :* ajouter 2 gouttes à la dose quotidienne de crème de jour.
- *Mycose unguéale :* masser l'ongle avec 1 goutte matin et soir pendant plusieurs semaines.

Ses contre-indications et mises en garde

- Elle est très bien tolérée par tous, même les tout-petits mais le taux extrêmement important en linalol peut la rendre quelque peu **allergisante**. Pratiquer le test du pli du coude avant la toute première utilisation : appliquer 1 goutte dans le pli du coude.
Si dans les heures qui suivent vous ne remarquez aucune réaction (rougeur, chaleur, démangeaisons), celle-ci vous convient.

Mon avis

- Elle peut remplacer le bois de rose en cas de rupture de stock.

BOIS DE ROSE

Pour les bébés, les enfants, les adultes
La meilleure amie de la peau, huile des bébés

Aniba rosaeodora var amazonica = Aniba parviflora
Famille : Lauracées
Origine géographique : Amazonie, Brésil, Pérou, Guyane

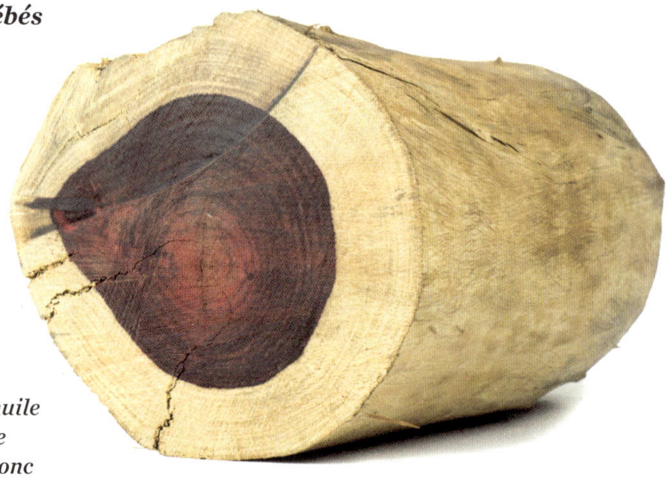

On extrait l'huile essentielle du bois du tronc

LE VÉGÉTAL

Arbre tropical de taille moyenne à feuilles persistantes. On le trouve principalement dans la Forêt amazonienne. Son écorce et son bois sont rougeâtres et odorants. Ses fleurs sont jaune d'or.

L'HUILE ESSENTIELLE

• *Organe distillé :* bois du tronc réduit en morceaux et broyé.
• *Couleur :* incolore à jaune pâle.
• *Odeur :* chaude et agréable, fleurie, fruitée, suave, subtile et sensuelle, rappelant vaguement celle de la rose, du lilas, du mimosa.

Sa composition biochimique

• Alcools 95 % : linalol, α-terpinéol
• Esters, oxydes

Ses propriétés

• Anti-infectieuse générale+++ : respiratoire, cutanée, vaginale, bactéricide+, antifongique++ (*Candida albicans*), virucide++, antiparasitaire+, fébrifuge, immunomodulante
• Propriétés spécifiques de la peau : anti-infectieuse cutanée remarquable+++, puissante régénératrice tissulaire, tonique cutanée, raffermissante, cicatrisante, adoucissante, embellissante
• Décongestionnante et tonique lymphatique+
• Équilibrante nerveuse, antispasmodique, très apaisante et calmante. Positivante, euphorisante, tonique psychique, stimulante. Élève l'esprit
• Tonique générale. Aphrodisiaque chez les deux sexes, surtout pour les femmes
• Utéro-tonique

Ses indications

• Toutes infections de la sphère ORL : infections bronchopulmonaires des bébés et des grands, problèmes ORL des bébés (angine, sinusite, laryngite, trachéite, bronchite, bronchiolite du nourrisson++, otite)
• Infection urogénitale+, cystite, pyélonéphrite, vaginite candidosique+

• Acné, mycoses cutanées, irritations de la peau, eczéma, démangeaisons, érythème fessier, teint terne, rides, vergetures
• Nervosité excessive et agitation surtout dans les situations passionnelles, dépression chez le grand nerveux, asthénie+, surmenage+, burn-out, fatigue nerveuse, stress, anxiété préparation à l'accouchement, fatigue générale, surmenage, impuissance, frigidité
• Dépression immunitaire
• Congestion lymphatique

Ses voies d'utilisation et ses posologies

VOIE ORALE

• *Adultes :* 2 gouttes 3 fois par jour pendant 7 jours.
• *Enfants :* 1 goutte 3 fois par jour pendant 4 à 5 jours.

VOIE CUTANÉE

• *Adultes :* 3 gouttes pures pour applications locales 3 fois par jour.
  – Diluée à 20 % dans une huile végétale 3 fois par jour.
• *Enfants :* 2 gouttes diluées dans une huile végétale 2 fois par jour.

VOIE AÉRIENNE

• Diffusion seule ou en synergie avec eucalyptus radié ou ravintsara : assainit l'air et remonte le moral de tous.

EN BAIN

• 10 gouttes diluées dans 1 cuillère à café de base pour bain à verser dans l'eau du bain. Y rester 20 minutes avant de se sécher sans se rincer.

VOIE RECTALE

• *Bébés :* 50 mg/suppositoire.
• *Enfants :* 75 mg/suppositoire.
• *Adultes :* 150 mg/suppositoire.

EN OVULES

• 300 mg/ovule.

Mes conseils d'utilisation

• *Angine rouge :* 2 gouttes sur un comprimé neutre, à sucer 3 fois par jour pendant 7 jours + appliquer 3 gouttes pures sur les ganglions et le cou 3 fois par jour.
• *Bronchite aiguë :* 1 goutte + 1 goutte d'HE d'eucalyptus radié sur un comprimé neutre, à sucer 3 fois par jour pendant 5 jours + appliquer 3 gouttes pures sur le thorax ou le dos 3 fois par jour pendant 5 jours.
• *Mycose des plis :* appliquer 1 goutte + 1 goutte d'HE d'arbre à thé + 5 gouttes d'HV de jojoba sur les zones concernées 2 fois par jour jusqu'à cicatrisation.
• *Problèmes nerveux, déprime :* appliquer 2 gouttes pures sur les plexus solaire, cardiaque, sacré plusieurs fois par jour.
• *Pour hydrater et nourrir la peau :* appliquer matin et soir 2 gouttes diluées dans ¼ de cuillère à café d'HV de bourrache ou d'onagre.

Ses contre-indications et mises en garde

• Attention : cette huile essentielle est **utéro-tonique**, ne l'utiliser qu'en fin de grossesse chez la femme enceinte.

Mon avis

• Très bonne tolérance pour tout le monde, par toutes les voies d'utilisation, peut même s'appliquer pure. Elle peut être associée à toute synergie en massage pour sa bonne odeur de rose.
• Très bien tolérée par la peau et les muqueuses, en pédiatrie et en gynécologie particulièrement. Elle est facile à utiliser, même chez le jeune enfant.
• Très utile en dermatologie et en cosmétologie.
• En cas de rupture de stock à l'échelon mondial, elle peut être remplacée par le bois de Hô, à la composition très voisine.

CAJEPUT

La meilleure contre l'otite

Cajeputier
Melaleuca cajeputii = Melaleuca leucadendron
Famille : Myrtacées
Origine géographique : Inde, Asie du Sud-Est, Indonésie, Philippines, Malaisie, Vietnam, Australie du Nord

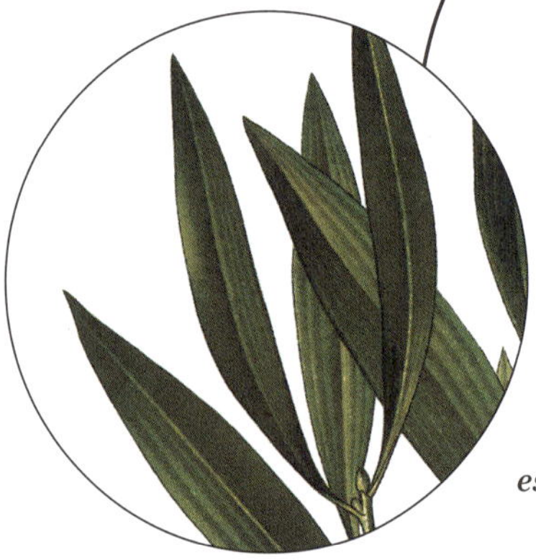

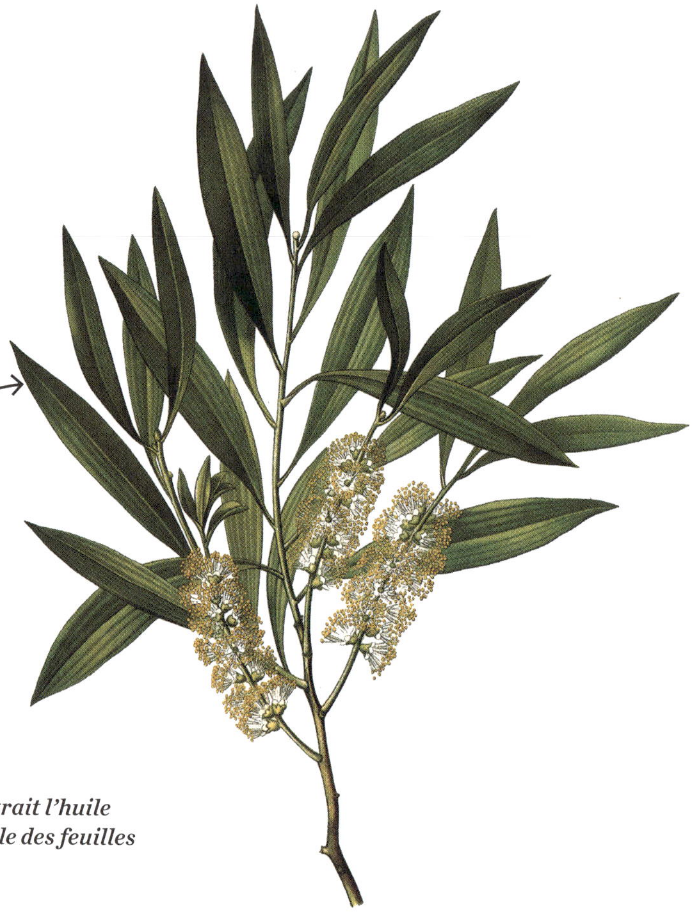

On extrait l'huile essentielle des feuilles

➔ LE VÉGÉTAL

Grand arbre robuste et résistant de la famille des Eucalyptus, de 20 mètres de haut, à l'écorce blanche se détachant facilement, en longues bandes, il pousse à l'état sauvage dans les zones marécageuses, dans le delta du Mékong, et les pays producteurs mentionnés. Ses feuilles sont longues, lancéolées, alternes et coriaces, toujours vertes. Petites fleurs blanches assemblées en grappes.

➔ L'HUILE ESSENTIELLE

- *Organe distillé :* feuilles récoltées avant la floraison et légèrement fermentées après la récolte.
- *Couleur :* incolore à jaune-vert pâle.
- *Odeur :* fraîche, boisée et tonique rappelant à la fois celles de l'eucalyptus et du giroflier.

Sa composition biochimique (proche du niaouli)

- Oxyde 1-8 cinéole 50 à 65 %
- Monoterpènes 5 à 8 % : pinènes, limonène et sesquiterpènes
- Monoterpénols 5 à 10 % : terpinéol, linalol
- Sesquiterpénols : viridiflorol, nérolidol

Ses propriétés

- Antiseptique puissante+++
- Antibactérienne pulmonaire, urinaire, génitale, intestinale
- Remarquable antivirale+++ (cinéole + alcools)
- Antifongique
- Expectorante, balsamique, décongestionnante des voies respiratoires, anticatarrhale+++
- Stimule la sudation en cas de fièvre
- Immunostimulante (augmentation des gammaglobulines)

• Décongestionnante veineuse++
• Radioprotectrice++ (comme le niaouli et l'arbre à thé, ses parentes)
• Anti-inflammatoire, antalgique locale, antinévralgique
• Oestrogen-like (viridiflorol)
• Insectifuge actif 8 heures, insecticide
• Vermifuge
• Tonique nerveuse, revigorante, aide à la concentration

Ses indications

• Infections hivernales bronchopulmonaires, infections catarrhales : refroidissements chez l'enfant, grippe, rhume, bronchite, sinusite, otite aiguë, otite séreuse, bronchite asthmatiforme, fièvre
• Zona, herpès labial+++ et génital+++, verrues génitales, infections à papillomavirus, dysplasie du col de l'utérus+++
• Infections dermatologiques : psoriasis, pityriasis, démangeaisons, dermatoses
• Varice++, hémorroïdes++
• Névrites, névralgies dentaires, névralgies rebelles, douleurs musculaires
• Goutte, rhumatismes, arthrite, courbatures
• Insectes

Ses voies d'utilisation et ses posologies

VOIE ORALE

• 2 gouttes sur un comprimé neutre à sucer 3 fois par jour pendant 7 jours.

VOIE CUTANÉE

• 2 gouttes pures ou diluées dans 2 gouttes d'HV de noisette pour applications très locales.
– Diluée à 25 % pour massages.

VOIE AÉRIENNE

• *Diffusion atmosphérique.*
• *Sur un mouchoir :* respirer 2 gouttes versées sur le mouchoir.
• *En inhalation :* 6 gouttes dans un 1 bol d'eau chaude. Respirer les vapeurs pendant 7 à 10 minutes.

Mes conseils d'utilisation

• *Toux, bronchite, refroidissements :* 10 gouttes diluées dans 10 ml d'HV en friction du cou, du thorax, du dos + diffusions ½ heure 3 fois par jour.
• *Névrite, rhumatisme :* masser les endroits douloureux avec 3 gouttes diluées dans ½ cuillère à café d'HV de millepertuis.
• *Otite :* masser le contour de l'oreille avec 2 gouttes diluées dans 2 gouttes d'HV de millepertuis 3 à 4 fois par 24 heures.
• *Hémorroïde :* appliquer 1 goutte diluée dans ½ cuillère à café d'HV de millepertuis sur l'hémorroïde après chaque toilette et chaque selle.

Ses contre-indications et mises en garde

• Prudence pendant la grossesse et l'allaitement : ne l'utiliser que localement et sur un temps court.
• Par applications locales renouvelées, cette HE peut se révéler irritante, la diluer à 50 % dans une HV.
• Risque d'allergie (limonène) : pratiquer le test du pli du coude (voir p. 259).

Mon avis

• Très proche des autres melaleuca (arbre à thé et niaouli), son grand intérêt réside dans ses effets supérieurs au niveau de l'oreille.
• Chaque fois qu'on ne peut pas utiliser d'eucalyptus globuleux ou de menthe poivrée, chez les jeunes enfants, le niaouli relève le défi.

Associations suggérées

• *Antivirales :* tea tree, niaouli, ravintsara.
• *Antibactériennes :* origans, cannelles.
• *Antitoux :* myrte vert, pin sylvestre, romarin à cinéole.

CAMOMILLE ALLEMANDE

Très bon anti-inflammatoire, antispasmodique

Matricaire, petite camomille
Matricaria recutita, Matricaria chamomilla
Famille : Astéracées
Origine géographique : Europe du Nord, France, Afrique du Nord, Égypte, Hongrie, Balkans

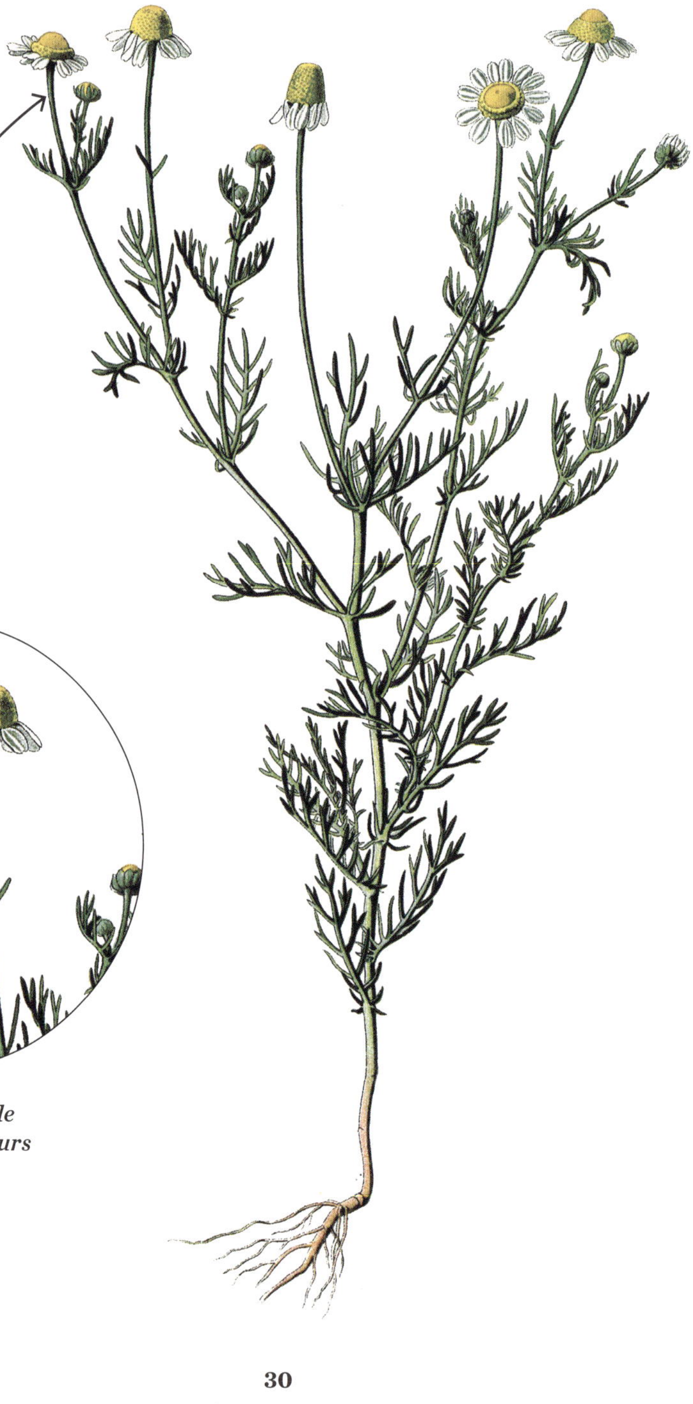

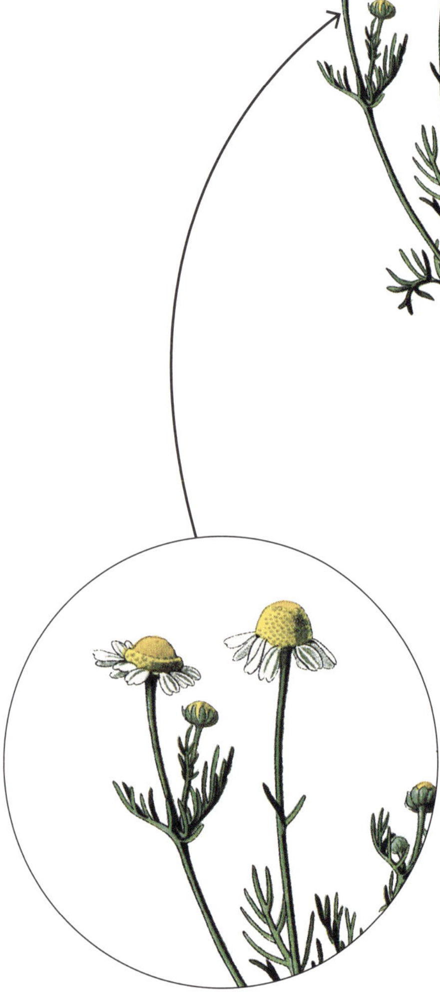

On extrait l'huile essentielle des fleurs

➔ Le végétal

Plante herbacée qui pousse au bord des chemins, à la lisière des champs, avec les coquelicots : spectacle éblouissant. Fleurs au sommet de la tige, pétales blancs en corolles autour du capitule jaune très bombé.

➔ L'huile essentielle

- *Organe distillé :* fleurs.
- *Couleur :* bleu intense.
- *Odeur :* douce, fruitée, très herbacée.

Sa composition biochimique

- Sesquiterpènes 50 % : chamazulène, farnésène, bisabolènes
- Oxydes sesquiterpéniques : oxydes d'α-bisabolol 30 %
- Sesquiterpénols : α-bisabolol 10 %
- Monoterpènes, éthers, coumarines, lactones

Ses propriétés

- Puissante anti-inflammatoire+++ (chamazulène), antispasmodique++
- Cicatrisante, adoucissante cutanée, vulnéraire, stimulante du métabolisme cutané
- Antibactérienne : staphylocoque, streptocoque
- Antimycosique, antivirale
- Antalgique++
- Tranquillisante, calmante, relaxante, équilibrante
- Antihistaminique, antiallergique
- Tonique digestive+
- Hormon-like
- Symbolise l'astre solaire

Ses indications

- Peau : inflammation cutanée, brûlures, prurit+++, couperose, dermatoses, dermatite atopique, eczéma sec++, acné, psoriasis, pityriasis, plaie infectée, ulcère, cicatrices
- Douleurs des règles, aménorrhée due à un gros stress, dysménorrhée
- Douleurs dentaires
- Douleurs musculaires
- Ulcère gastroduodénal++, excès d'acidité gastrique, ballonnements, dyspepsies
- Stress, blocages d'énergie
- Arrêt du tabac

Ses voies d'utilisation et ses posologies

VOIE ORALE

- En perlinguale, 1 goutte 2 fois par jour.

VOIE CUTANÉE

- En compresses, diluée à 20 % dans de l'huile d'amande douce.

Mes conseils d'utilisation

- *Digestion, allergie, sevrage tabagique :* laisser 1 goutte fondre au palais 2 fois par jour.
- *Maladie de peau :* appliquer localement 3 fois par jour.

Ses contre-indications et mises en garde

- Interdite les 3 premiers mois de la grossesse (hormon-like).

Mon avis

- Très bien tolérée par la peau.

CAMOMILLE ROMAINE

La nº 1 antistress des hypersensibles

Camomille noble, camomille d'Anjou
Chamaemelum nobile, Anthemis nobilis
Famille : Astéracées
Origine géographique : pourtour méditerranéen, Europe occidentale, Angleterre, Ouest de la France – Anjou particulièrement –, Belgique, Italie, Espagne, Égypte, Maroc

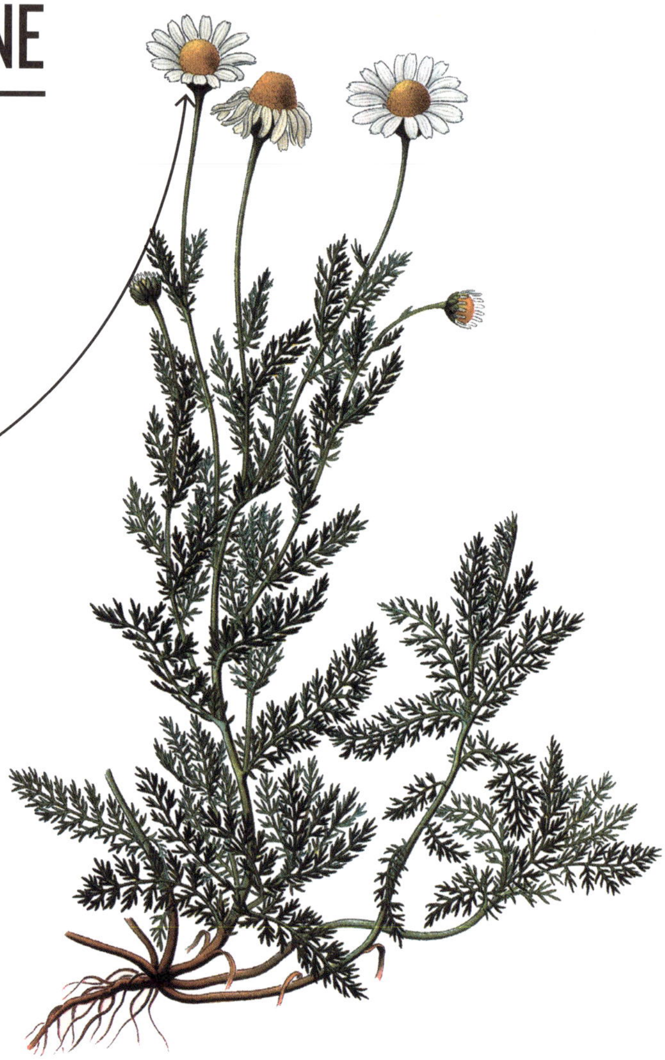

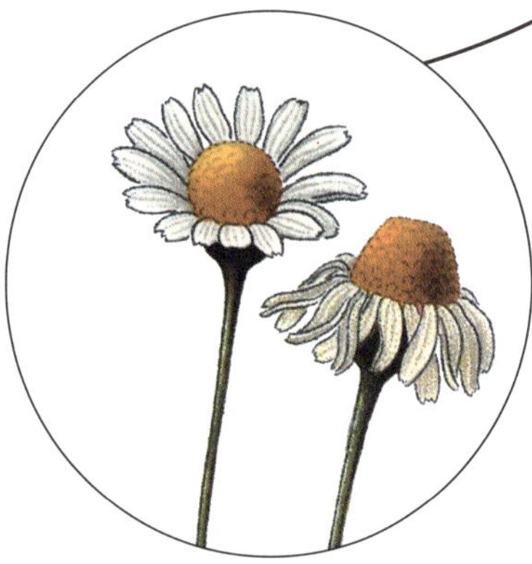

On extrait l'huile essentielle des fleurs

➲ Le végétal

Petite plante herbacée fine et robuste, vivace, de 20 cm de haut. Pousse en tapis couvre-sol sur sols légers et sablonneux, pauvres et secs, en pleine lumière, au soleil, au milieu des chemins, au risque de se faire piétiner, comme dans des endroits plus à l'abri. Tiges frêles, velues, fines feuilles très découpées, persistantes, vert blanchâtre, finement divisées en lobes courts et étroits et disposées en rosettes plumeuses. Comme toutes les Astéracées, anciennes composées, fleurs blanches très sophistiquées, « capitules floraux » odorants, senteur balsamique et herbacée, petits pétales ou « ligules » blancs en plusieurs couches disposées en soleil autour d'un cône jaune au centre. Une des plantes les plus vendues, très appréciée en cosmétologie et en médecine – phytothérapie et aromathérapie.

➲ L'huile essentielle

- Très chère car rendement très faible.
- *Organe distillé :* fleur en pleine floraison.
- *Couleur :* jaune pâle ou légèrement bleutée.
- *Odeur :* parfum exceptionnel, exaltant, rafraîchissant et chaud, herbacé, doux, fleuri, évoquant les fleurs séchées.

Sa composition biochimique

- Esters 80 % : angélates d'isobutyle, d'isoamyle, de méthacryle
- Cétone terpénique : pinocarvone 4 à 13 % (cétone « gentille »)
- Lactones
- Sesquiterpénols : farnésol

Ses propriétés

- Favorise la joie de vivre : c'est un soleil
- Extraordinairement apaisante cutanée et nerveuse. Calme le système nerveux central+++ et apaise le système nerveux autonome : détend, relaxe, équilibre, dénoue, calme, déstresse
- Très anxiolytique
- Parfaitement adaptée aux enfants qu'elle réconforte
- Régularise le rythme cardiaque
- Anti-inflammatoire++
- Antispasmodique physique et psychique très puissante+++
- Préanesthésiante+++, antalgique+++, analgésique
- Antiallergique
- Antiprurigineuse et très bonne cicatrisante
- Apéritive et digestive, facilite l'évacuation de la bile dans l'intestin
- Antiparasitaire interne++ : vermifuge, antifongique

Ses indications

- Nerfs fragiles
- Épuisement professionnel
- Tristesse
- Insomnies, troubles de l'endormissement, sommeil non réparateur
- Chocs nerveux+++, chagrin, traumatismes psychiques, panique, peur de la mort
- Hypersensibilité émotionnelle
- Peur du dentiste, de l'avion
- Baby blues
- État dépressif chez l'inquiet permanent
- Syndrome des jambes sans repos+
- Jeunes enfants : colères, insomnies, sommeil troublé, peurs, « mal au ventre »
- Asthme d'origine nerveuse+, asthme nerveux ou allergique
- Spasmes organiques provoqués par une contrariété, anxiété, nervosité, impatience, agitation, irritabilité, stress, angoisses, comportement hystérique, crises de nerfs
- Arythmie
- Ménopause : sentiment de déperdition vitale
- Syndrome prémenstruel
- Migraine, névralgies (faciales), névrites
- Douleurs liées au stress
- Douleurs de la dentition : poussées dentaires++ (bébé et jeune enfant)
- Préanesthésie d'une intervention chirurgicale ou dentaire, postanesthésie (répare), accouchement++++
- Problèmes digestifs liés au stress, digestion difficile, coliques, crampes d'estomac, de l'intestin diarrhées, constipation, manque d'appétit, anorexie mentale, nausées, foie fatigué, gaz intestinaux
- Parasitoses intestinales : vers et parasites intestinaux++ (oxyures, ascaris, lamblias, ankylostomes)
- Peau délicate soins quotidiens, allergie cutanée, démangeaisons, irritations, rougeurs, peau réactive, eczéma, psoriasis, acné, couperose, inflammations cutanées
- Champignons (Candida, aspergillus)

Ses voies d'utilisation et ses posologies

VOIE ORALE (SUBLINGUALE)

- *Adultes :* 1 goutte sur un comprimé neutre à sucer pour calmer immédiatement les nerfs ; 2 gouttes sur 1 comprimé neutre à sucer 3 fois par jour pendant 3 jours si parasitose intestinale.
- *Enfants :* 1 goutte 2 fois par jour pendant 7 jours.

VOIE CUTANÉE

- *Adultes :* 3 gouttes pures sur le plexus solaire, la nuque, les veines des poignets 3 fois par jour.
  - Diluée à 20 % dans une huile végétale pour massages, 3 fois par jour.
- *Enfants :* 2 gouttes 3 fois par jour diluées dans une huile végétale.

VOIE AÉRIENNE

- Respiration directe au flacon, ou 2 gouttes posées sur l'oreiller. On ne l'utilisera pas en diffusion car elle est très chère.

EN BAIN

- 10 gouttes diluées dans 1 cuillère à dessert de base pour bain, à verser dans l'eau du bain.

Mes conseils d'utilisation

- *Rhinite allergique saisonnière (= rhume des foins) :* 1 goutte sur un comprimé neutre à sucer 3 fois par jour pendant 10 jours.
- *Angoisse, stress :* 1 goutte + 1 goutte d'HE de petit grain bigarade sur un comprimé neutre à sucer 2 à 3 fois par jour pendant 2 à 3 jours + appliquer 2 gouttes sur la plante des pieds, les poignets, le plexus solaire.
- *Enfant très nerveux, agité, effrayé :* appliquer 2 gouttes sur le plexus solaire matin et soir pendant 1 à 2 semaines.
- *Troubles du sommeil :* 1 goutte + 1 goutte d'HE de basilic exotique sur un comprimé neutre à sucer le soir au coucher + sniffer au flacon à l'extinction des feux.
- *Intervention dentaire :* renifler le flacon ouvert la veille et ½ heure avant le rendez-vous.
- *Désintox tabac* : respirer profondément le flacon ouvert à chaque envie d'en « allumer une ».
- *Poussées dentaires des bébés :* appliquer 1 goutte sur la gencive 1 à 2 fois par jour, suivant les besoins.
- *Parasitoses :* absorber 1 goutte sur un comprimé neutre 3 fois par jour pendant 3 jours, lors des périodes de pleine lune et celles d'absence de lune.

Ses contre-indications et mises en garde

- Cette HE contient une cétone certes, mais non agressive, et en petite quantité elle n'est pas considérée comme neurotoxique.
- Elle est bien supportée par la peau mais doit être appliquée en petite quantité et sur de courtes périodes.
- Attention aux falsifications possibles.
- Ne pas la confondre avec la camomille allemande (*Matricaria recutita*), ou avec la camomille marocaine (ormenie mixte), ou encore avec la camomille bleue ou tanaisie (*Tanacetum annuum*) aux propriétés différentes.
- L'hydrolat de camomille peut être utilisé en compresses pour le lavage des yeux en cas d'inflammation du globe oculaire ou des paupières, ou en spray sur une peau irritée.

Associations suggérées

- *Antistress :* néroli, basilic exotique, petit grain bigarade, mandarine.

CANNELLE DE CEYLAN

L'Attila de la bactérie
Anti-infectieuse exceptionnelle, tonique générale

Cinnamomum zeylanicum ou Cinnamomum verum
Famille: Lauracées
Origine géographique: Ceylan, Madagascar, Indonésie, Inde, Chine

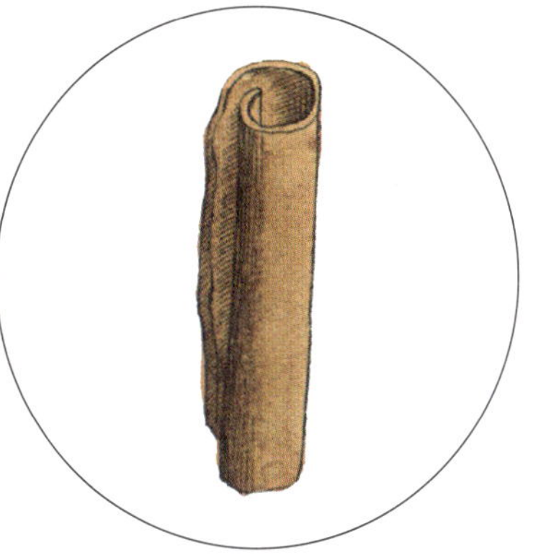

On extrait l'huile essentielle des feuilles et de l'écorce

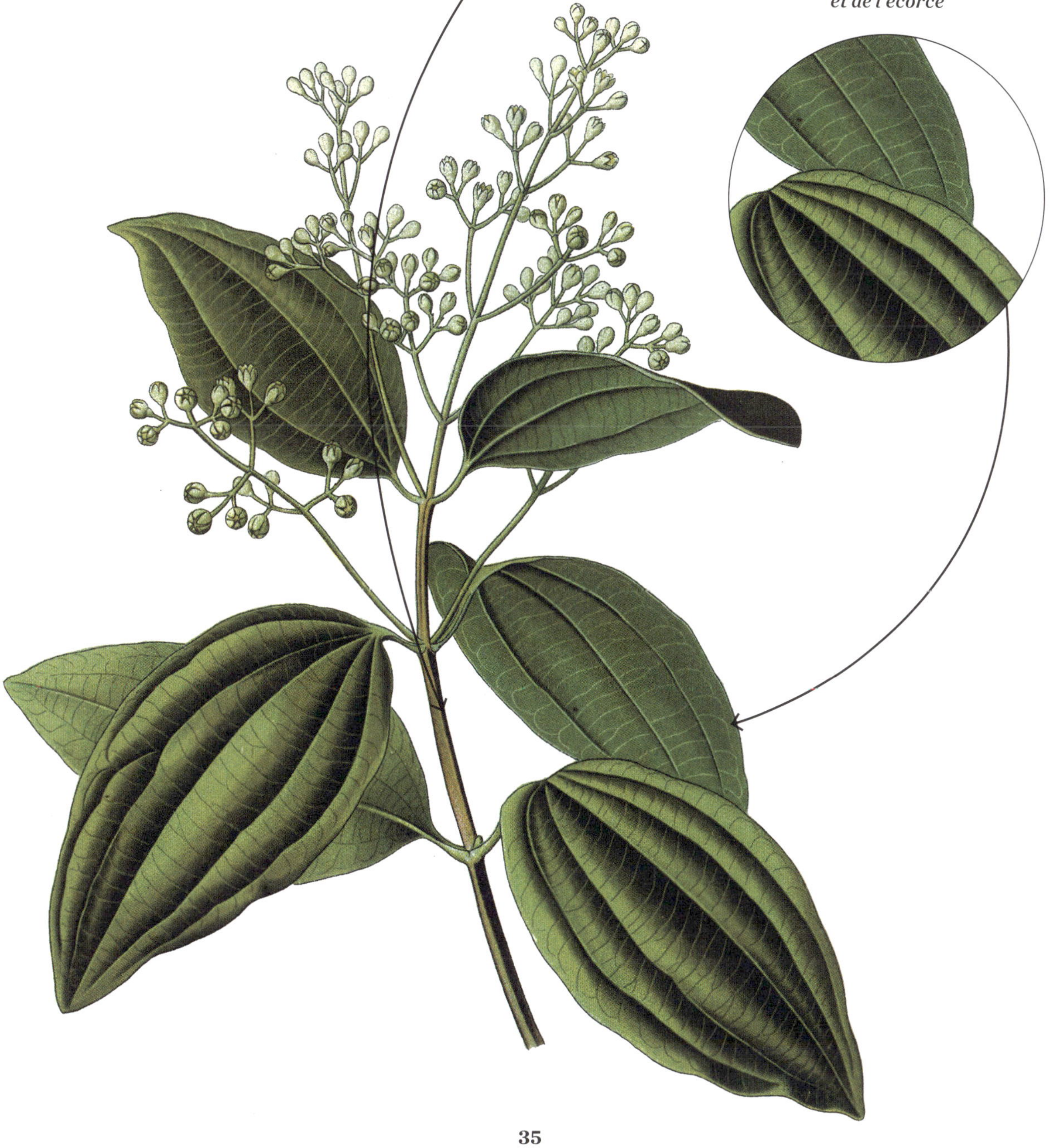

➔ Le végétal

Le cannelier est un grand arbre des forêts tropicales, toujours vert, à grandes feuilles longues et robustes, brillantes à 3 nervures, rouge vif puis vert foncé. Ses fleurs, petites et rondes en grappes, donnent des petites baies rouges à bleu foncé. À la saison des pluies, on prélève l'écorce des jeunes pousses qui s'enroule sur elle-même en tuyaux, appelés cannes en séchant. Les Grecs et les Romains utilisaient déjà feuilles et racine très odorantes comme aphrodisiaque et désinfectant. C'est une épice souvent associée au gingembre. Sa fragrance réchauffante de l'hiver, apporte un sentiment de sécurité. Pour parfumer les vins chauds, les pains d'épices, les desserts lactés, les pommes au four.

➔ Les huiles essentielles

On extrait deux huiles essentielles différentes :

CANNELLE DE CEYLAN ÉCORCE

- *Organe distillé :* morceaux d'écorce séchés (bâtons de cannelle) provenant du tronc et des fortes branches.
- *Couleur :* jaune clair à brun rouge.
- *Odeur :* puissante, chaude, épicée, sucrée.

CANNELLE DE CEYLAN FEUILLES

- *Organe distillé :* feuilles.
- *Couleur :* jaune clair.
- *Odeur :* poivrée (voisine du giroflier).

Leur composition biochimique

- Aldéhyde aromatique : cinnamique : écorce 65 à 75 %, feuille 3 %
- Phénol : eugénol : écorce 5 à 10 %, feuille 80 %
- Esters, monoterpènes, sesquiterpènes, coumarines (peu), éthers

Leurs propriétés

- Anti-infectieuse puissante++++ : la plus puissante des HE. Elle tue 98 % des bactéries et virus : bactéricide à très large spectre d'action++ (staphylocoque, streptocoque, *Escherichia coli*, germes Gram+, *Salmonella typhimurium*, *Clostridium perfrigens*)
- Antivirale
- Antiparasitaire++, vermicide+
- Immunostimulante+
- Fongicide+++ : Candida, aspergillus
- Antiseptique intestinale : l'antidiarrhéique par excellence, antifermentaire
- Favorise le transit intestinal
- Tonique cardiaque et respiratoire, tonique physique et psychique
- Stimulante générale, physique, mentale, sexuelle : donne un coup de fouet aux glandes surrénales
- Neurotonique++ : positivante, réchauffante, euphorisante, stimulante voire excitante à forte dose
- Aphrodisiaque
- Hyperémiante+++
- Coupe-faim
- Renforce les contractions utérines++

Leurs indications

- Infections respiratoires : bronchite aiguë sévère, pleurésie+, bronchite asthmatiforme, sifflante, grippe, coup de froid, rhume
- Infections urinaires : cystite bactérienne+++, colibacillose urinaire+++
- Infections intestinales : diarrhée infectieuse, virale, gastro-entérite, turista, dysenterie, entérocolite, fièvre typhoïde
- Maladies tropicales
- Infections gynécologiques : leucorrhées, salpingite, vaginite
- Candidose
- Constipation, aérocolie, vers, parasites rencontrés dans les régions lointaines à risques : infections et maladies tropicales, amibiase

• Fatigue physique : faiblesse, convalescence, asthénie
• Fatigue psychique : déprime, épuisement nerveux, burn-out, envie de rien
• Libido en berne, impuissance fonctionnelle masculine
• Somnolence, sentiment de solitude, blocages relationnels, personnes introverties
• Dépression nerveuse due au surmenage psychique
• Dépression du post-partum
• Hémogliase

Leurs voies d'utilisation et leurs posologies

VOIE ORALE

• *Adultes :* 1 goutte, 3 fois par jour pendant 5 jours si infection sévère.

VOIE CUTANÉE

• *Adultes :* 1 goutte très diluée dans 10 gouttes d'huile végétale. Concentration maxi : 5 % avec autres HE stimulantes et HV.

EN BAINS DE BOUCHE

• En cas de mycose buccale : 2 gouttes dans 1 cuillère à soupe d'eau pendant 3 minutes, 2 fois par jour.

Mes conseils d'utilisation

• *Diarrhée post-antibiothérapie, gastro-entérite, turista :* 1 goutte + 1 goutte d'HE de romarin à cinéole sur un comprimé neutre à sucer ou avalées avec ½ cuillère à café d'huile d'olive, 3 fois par jour pendant 5 jours.
• *Prévention de la turista :* avaler 1 goutte + 1 goutte d'HE d'arbre à thé avant le départ en voyage, matin et soir pendant et 3 jours après le retour.
• *Constipation :* appliquer 2 gouttes diluées dans 10 gouttes d'HV sur le ventre en massage le soir au coucher.
• *Infection urinaire :* 1 goutte + 1 goutte d'ess. de citron sur 1 comprimé neutre à sucer ou avalées avec ½ cuillère à café d'huile d'olive, 3 fois par jour pendant 7 jours.
• *Fatigue passagère :* 1 goutte + 1 goutte d'HE d'eucalyptus radié sur 1 comprimé neutre à sucer 3 fois par jour pendant 3 jours.
• *Refroidissement :* 1 goutte dans ½ cuillère à café de miel plongée dans un thé une tisane.
• *Cuisine :* 1 goutte parfume un plat pour 5 personnes.

Leurs contre-indications et mises en garde

• Ces huiles essentielles sont interdites aux bébés, aux enfants, aux femmes enceintes ou allaitantes, aux épileptiques et aux asthmatiques.
• **Très dermocaustique**, potentiellement **allergénique** (benzoate de benzyle), cette huile essentielle est réservée à l'adulte et à l'usage oral. Pas d'utilisation prolongée : au-delà de 5 jours demander conseil à un spécialiste de l'aromathérapie.
• Test du pli du coude obligatoire (voir p. 259) si application cutanée nécessaire, même très diluée.

Mon avis

• La plus qualitative est l'huile essentielle de l'écorce de Cannelle de Ceylan.
• Autres cannelles : la cannelle de Chine (*Cinnamomum cassia*) et la cannelle du Vietnam (*Cinnamomum lourerii*), très voisines.

Associations suggérées

• *Anti-infectieuses :* giroflier, origan compact, thym à thymol, carotte, citron.

CARDAMOME

Stimulante de la digestion

Elettaria cardamomum var mysorensis
Famille : Zingibéracées
Origine géographique : Guatemala, Inde, Ceylan, Java, Tanzanie, Vietnam, Cambodge

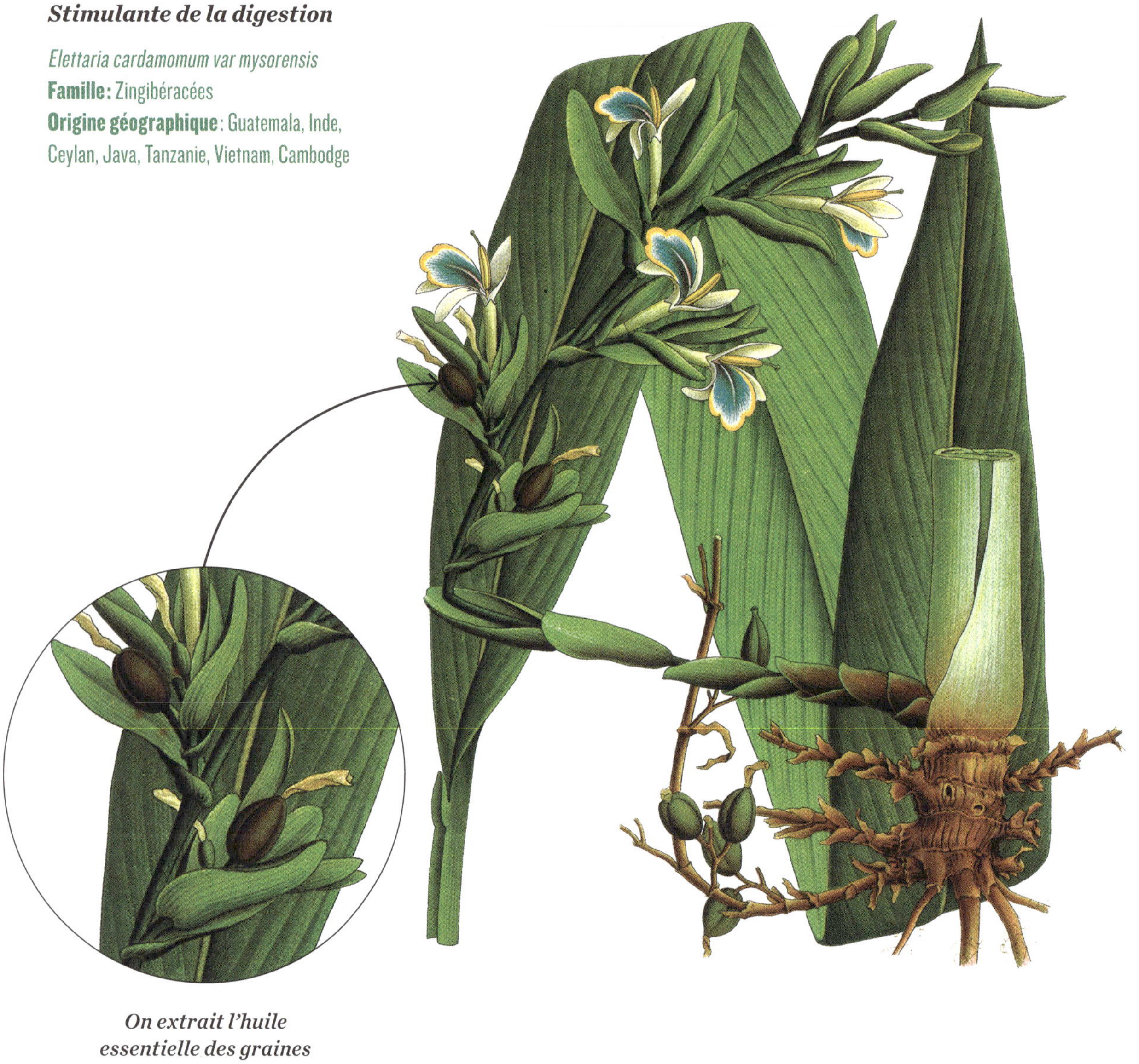

On extrait l'huile essentielle des graines

➔ Le végétal

Plante herbacée à rhizome développé des climats chauds et humides. Épice de la même famille que le gingembre et le curcuma, elle est utilisée en Inde depuis des millénaires comme remède contre les troubles digestifs et pour éteindre le feu. Fruit aromatique en capsule verte, ovale, à trois loges contenant des petites graines noires. Elle parfumait le café du monde arabe, traitait les gorges enflammées et les toux rebelles chez les Romains. Encore aujourd'hui, nous la rencontrons souvent dans la cuisine orientale et asiatique.

➔ L'HUILE ESSENTIELLE

• *Organe distillé :* graines ou semences cueillies avant maturité et écrasées.
• *Couleur :* incolore à jaune clair.
• *Odeur :* chaude, épicée, camphrée, poivrée et citronnée rappelant le gingembre.

Sa composition biochimique

• Esters 40 % : acétates de terpényle, de linalyle
• Oxyde terpénique 45 % : 1-8 cinéole
• Alcools : linalol
• Terpènes, aldéhydes

Ses propriétés

• Antispasmodique+
• Tonique digestive, carminative+++, apéritive
• Antispasmodique digestive, gastrique et intestinale, antivomitive
• Vermifuge+ (= anthelmintique)
• Anti-inflammatoire neuromusculaire, antalgique
• Antivirale, antibactérienne, antifongique
• Expectorante+++
• Stimulante pour l'esprit et le cœur, revigorante, et calmante nerveuse : rééquilibrante
• Cardiotonique

Ses indications

• Insuffisances digestives : digestion lente, fermentations intestinales, flatulences, gaz intestinaux, ballonnements, ulcères
• Coliques, colopathies fonctionnelles, colite spasmodique+++
• Mauvaise haleine
• Verminoses
• Mal des transports, vomissements
• Spasmes urinaires, gynécologiques
• Crampes, courbatures musculaires
• Bronchites catarrhales+++
• Cardialgie d'origine neurovégétative+ ou dyspeptique

Ses voies d'utilisation et ses posologies

VOIE ORALE

• *Adultes :* 2 gouttes 3 fois par pendant 7 jours.
• *Enfants :* 1 goutte 3 fois par jour pendant 7 jours.

VOIE CUTANÉE

• *Adultes :* 3 gouttes pures pour applications très locales 3 fois par jour.
  – Diluée à 50 % pour massages, 3 fois par jour.
• *Enfants :* 2 gouttes diluées à 20 % 3 fois par jour.

Mes conseils d'utilisation

• *Haleine* (ail...) : 1 goutte sur un comprimé neutre à sucer.
• *Digestion lente :* 2 gouttes sur un comprimé neutre à sucer 3 fois par jour pendant 5 jours.
• *Gaz, flatulences :* appliquer 5 gouttes diluées dans 1 cuillère à café d'HV de macadamia en massages doux sur l'abdomen, 3 fois par jour jusqu'à disparition.
• *Courbatures musculaires :* masser les muscles douloureux avec 5 gouttes diluées dans 5 gouttes d'HV de macadamia.
• *Cuisine :* 1 goutte parfume un plat pour 5 personnes.

Ses contre-indications et mises en garde

• Pas de contre-indications majeures.

Mon avis

• Cette huile essentielle est très bien tolérée par la peau.

CARROTTE

L'HE de la peau, du foie et de la vésicule biliaire

Carotte élevée, carotte cultivée
Daucus carota var sativa
Famille : Apiacées
Origine géographique : Europe, France, Corse, Afrique du Nord, Maroc, Asie, Inde, Chine, Russie, États-Unis

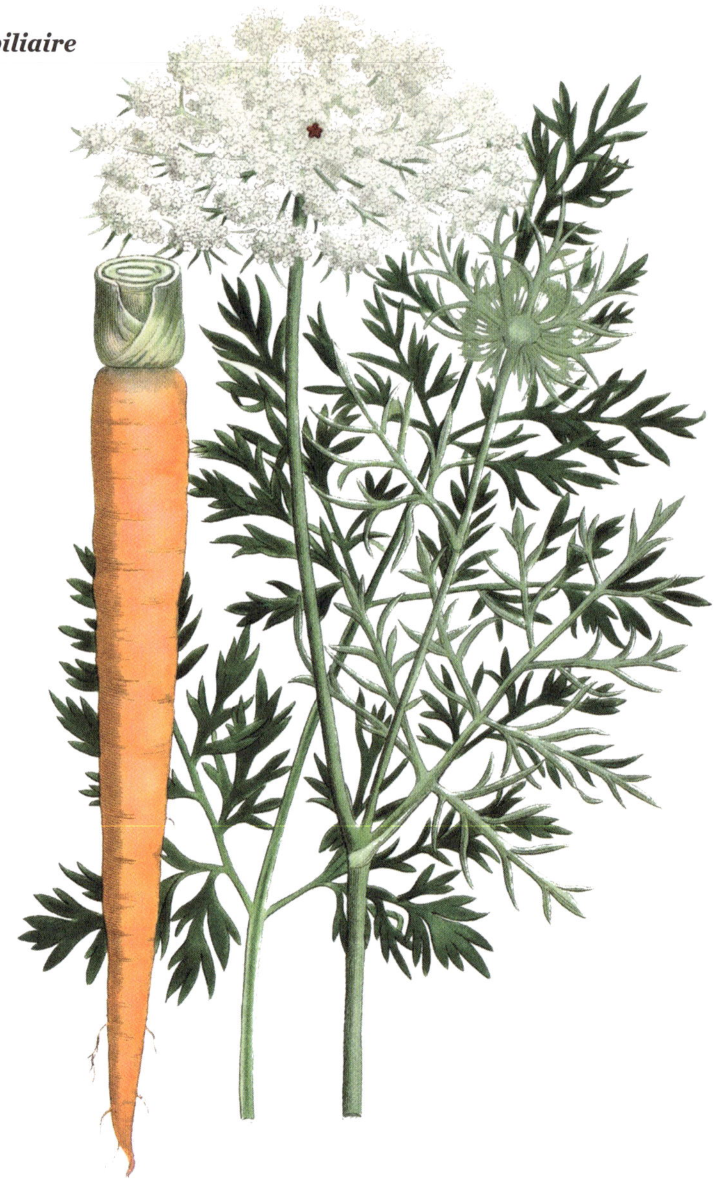

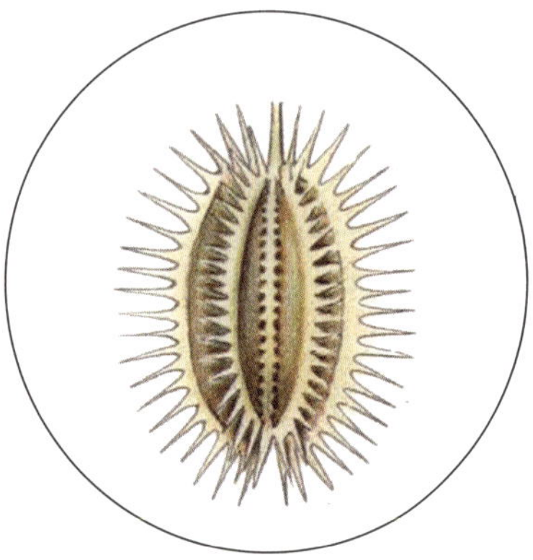

On extrait l'huile essentielle de la semence

➔ Le végétal

Plante herbacée bisannuelle des zones tempérées, pousse dans les prairies humides, cultivée en Europe depuis fort longtemps. Ses feuilles sont très divisées, ses fleurs petites, blanches, regroupées en ombelles. Le cœur central est pourpre. Ses fruits sont couverts d'aiguillons qui dégagent une odeur fine si on les écrase.

➔ L'huile essentielle

- *Organe distillé :* semence ou plante verte en graines.
- *Couleur :* jaune pâle à ambrée.
- *Odeur :* douce et chaude, épicée, terreuse.

Sa composition biochimique

- Alcools sesquiterpéniques : carotol 50 %, daucol
- Monoterpènes : pinènes, sabinène
- Sesquiterpènes : bisabolène 10 %, daucène
- Alcools monoterpéniques
- Phénol méthyl-éthers : asarone
- Esters

Ses propriétés

- Régénérante de la cellule hépatique+++, pancréatique++, rénale++, détoxiquante+, dépurative hépatorénale++, draine foie et reins, hypocholestérolémiante+ (fait baisser le taux de cholestérol), aide au transit intestinal
- Régénérante cutanée+++, vitalise l'hypoderme, raffermit et rajeunit la peau, renforce son système de défense, éclaircit le teint, cicatrisante
- Tonique générale, stimulante, hypertensive : fait grimper la tension
- Endocrinomodulante
- Neurotonique+
- Phlébotonique

Ses indications

- Insuffisance hépatique++, suites d'hépatites toxiques, virales+, ou médicamenteuses, suites de traitements lourds, abcès hépatiques (staphylococciques), cirrhoses++
- Constipation, indigestion
- Cholestérol LDL élevé+
- Rétention d'eau, cellulite
- Peau : peau sèche, enflammée, abîmée, brûlures et cicatrices post-brûlures, acné, couperose, eczéma, psoriasis, furoncle, dartres+, crevasses, gerçures, escarres (prévention), ulcères cutanés, intertrigo, protection contre le soleil, rides, taches de vieillesse, soin des peaux atones et matures, soins des bébés et jeunes enfants
- Neurasthénie+
- Hypotension

Ses voies d'utilisation et ses posologies

VOIE ORALE

- *Adultes :* 2 gouttes 2 fois par jour pendant 7 jours.
- *Enfants :* 1 goutte 2 fois par jour pendant 7 jours.

VOIE CUTANÉE

- *Adultes :* 2 gouttes pures pour applications très locales, 3 fois par jour.
  - Diluée pour massages, 3 fois par jour.
- *Enfants :* 1 goutte pure ou diluée 3 fois par jour.

Mes conseils d'utilisation

- *Cicatrisation :* appliquer 1 goutte diluée dans 2 gouttes d'HV de calendula 2 fois par jour.
- *Escarres :* appliquer 1 goutte + 1 goutte d'HE de laurier noble + 1 goutte d'HE de myrrhe 2 à 3 fois par jour suivant la gravité du cas.
- *Suite de traitements médicamenteux :* 1 goutte + 1 goutte d'ess. de citron jaune sur un comprimé neutre à sucer 2 fois par jour pendant 7 jours.
- *Brûlures bénignes :* appliquer sur la zone concernée 1 goutte + 1 goutte d'HE de lavande officinale diluées dans 5 gouttes d'HV de millepertuis 2 fois par jour jusqu'à cicatrisation.
- *Couperose :* ajouter 1 goutte + 1 goutte d'HE d'hélichryse italienne à la crème de soin ou à 3 gouttes d'HV de calophylle et appliquer sous la crème de jour ou de nuit.
- *Soins des peaux sèches :* appliquer 1 goutte + 1 goutte d'HE de géranium rosat diluées dans 4 à 5 gouttes d'HV de rose musquée matin et soir.

Ses contre-indications et mises en garde

- Pas de contre-indication, mais ne l'utiliser que sur une courte période par voie orale.

CÈDRE DE VIRGINIE

Décongestionnante veineuse remarquable

Genévrier de Virginie, cèdre rouge
Juniperus virginiana
Famille : Cupressacées
Origine géographique : États-Unis, Canada, partout maintenant

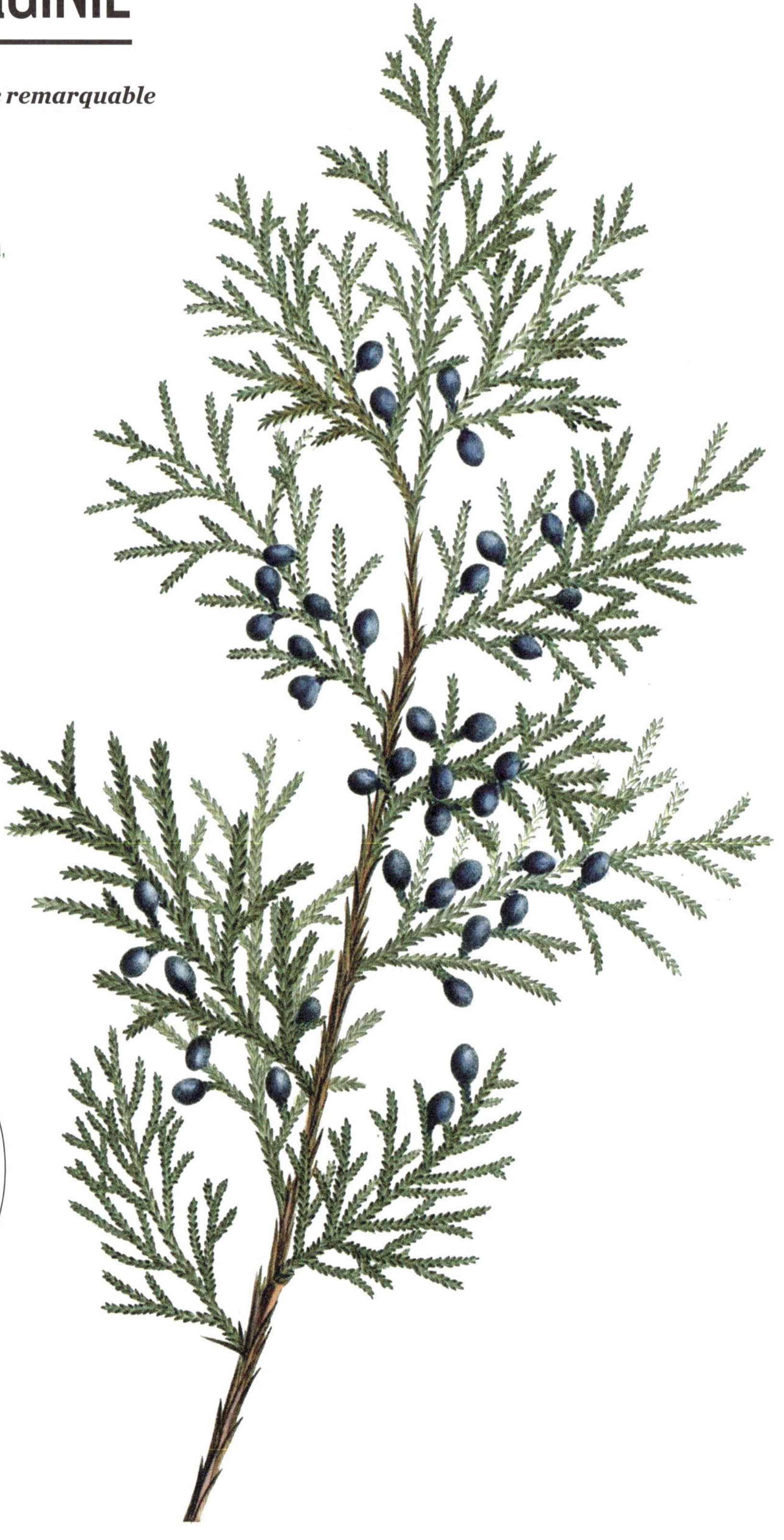

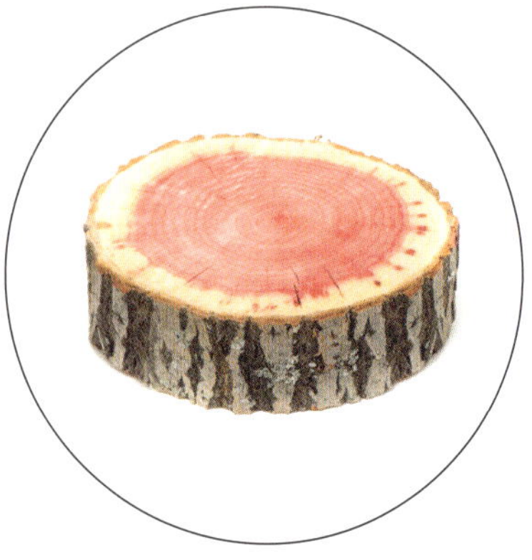

On extrait l'huile essentielle du coeur du bois

➔ Le végétal

Arbre de forme conique de 20 à 30 mètres de haut. Il pousse dans les régions montagneuses d'Amérique du Nord.

➔ L'huile essentielle

• *Organe distillé* : cœur du bois en copeaux.
• *Couleur* : incolore à jaune clair.
• *Odeur :* boisée, balsamique, avec une légère note de tabac.

Sa composition biochimique

• Sesquiterpènes 50 à 60 % : cédrènes, thujopsène
• Sesquiterpénols 30 à 40 % : cédrol, widdrol

Ses propriétés

• Décongestionnante veineuse++, phlébotonique++, tonique lymphatique
• Draineuse rénale
• Neurorégulatrice ortho et parasympathique+, aide à retrouver confiance en soi, rééquilibrante émotionnelle
• Régénérante cutanée, antipelliculaire

Ses indications

• Toutes congestions veineuses et lymphatiques : hémorroïdes internes et externes++, varices++, cellulite
• Soins cutanés et capillaires : cuir chevelu pelliculaire, gras, hyperséborrhéique
• Déséquilibre psychique : angoisses, tension nerveuse, abattement

Ses voies d'utilisation et ses posologies

VOIE ORALE

• *Adultes :* 1 goutte 3 fois par jour pendant 7 jours.
• *Enfants :* 1 goutte 2 fois par jour pendant 7 jours.

VOIE CUTANÉE

• *Adultes :* 2 gouttes 3 fois par jour diluées dans 10 gouttes d'HV de calophylle.
• *Enfants :* 1 goutte 3 fois par jour diluées dans 10 gouttes d'HV de calophylle.

VOIE AÉRIENNE

• En diffusion : quelques gouttes en synergie.

Mes conseils d'utilisation

• *Pellicules :* 2 fois par semaine, ajouter 1 goutte à la dose habituelle de shampooing, laisser agir 2 minutes avant de rincer.
• *Cellulite, peau d'orange :* appliquer 1 goutte + 1 goutte d'HE de palmarosa + 1 goutte d'HE de laurier noble diluées dans 1 cuillère à café d'HV de calophylle en massage 2 fois par jour, 10 jours par mois.
• *Varices :* appliquer 3 gouttes diluées dans 1 cuillère à café d'HV de calophylle en massages locaux, en insistant bien sur la varice 3 fois par jour.

Ses contre-indications et mises en garde

• Cette huile essentielle est **toxique pour les reins** à doses élevées ou sur une période prolongée par voie générale.
• Elle est potentiellement **neurotoxique**.
• Elle est interdite aux épileptiques, aux femmes enceintes ou allaitantes, aux bébés et aux jeunes enfants.

Mon avis

• En réalité ce « cèdre » est un genévrier.
• Cette huile essentielle est très bien tolérée par la peau.

Associations suggérées

• *Pour massages circulatoires :* cyprès de Provence, niaouli, hélichryse italienne.
• *Pour les soins des cheveux pelliculeux :* ylang-ylang, lavande officinale.
• *Pour les soins des cheveux aux racines grasses :* cyprès de Provence.

CÈDRE DE L'ATLAS

Puissante HE de l'autorité
Anticellulite et mange-graisses, tonique veineuse et lymphatique, antimites

Cèdre de l'Atlantique, cèdre du Maroc
Cedrus atlantica
Famille : Pinacées ou Abiétacées
Origine géographique : Maroc, Liban, contreforts des Pyrénées

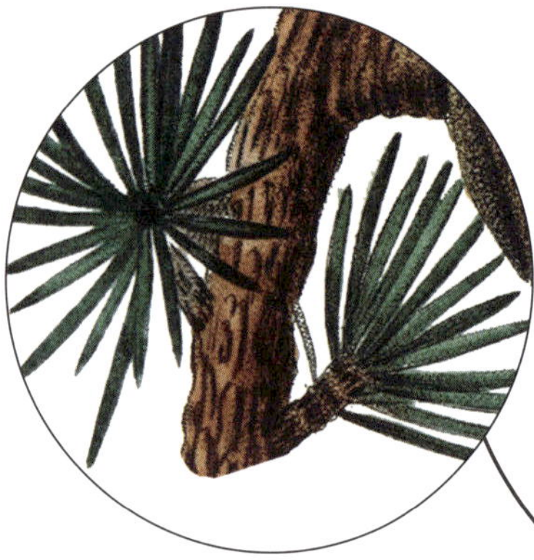

On extrait l'huile essentielle du bois

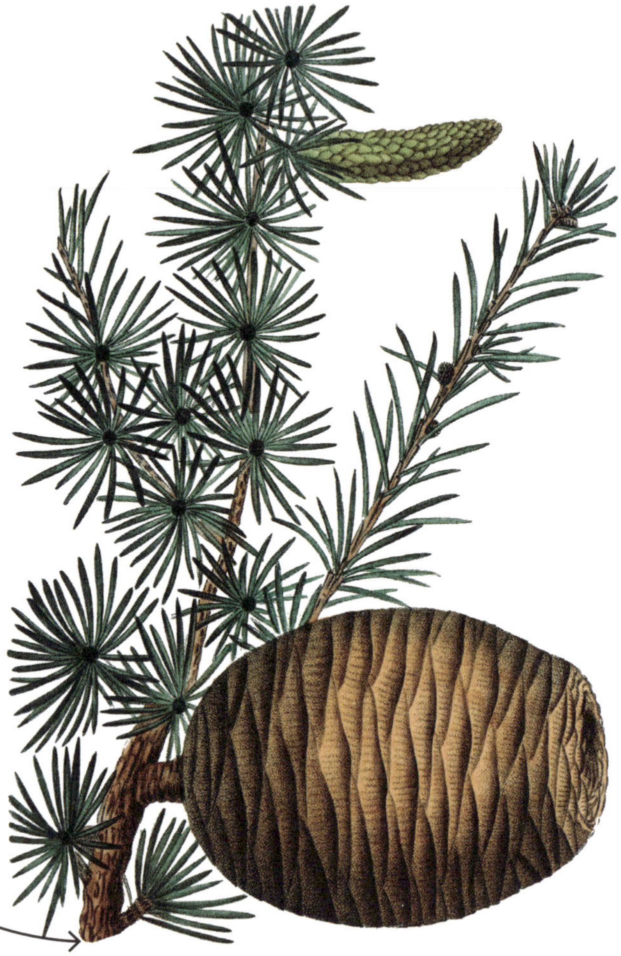

➔ Le végétal

Immense conifère de 50 mètres au tronc puissant, au port étalé, au feuillage persistant du pourtour méditerranéen. Vénéré depuis l'Antiquité pour la qualité de son bois dur, résistant aux intempéries, imputrescible, répulsif pour les insectes, on l'a utilisé pour construire des palais, meubles, sarcophages. Symbole de longévité et de solidité, il vit 1 500 ans. Son bois très résistant est rouge-brun. Il existe d'autres espèces voisines : cèdre du Liban et cèdres de l'Himalaya, d'Inde et du Népal. Au Liban il n'en reste que très peu.

➔ L'huile essentielle

- *Organe distillé :* copeaux de bois.
- *Couleur :* jaune miel.
- *Odeur :* résineuse, chaude, boisée, balsamique.

Sa composition biochimique

- Sesquiterpènes + 50 % : himachalènes
- Sesquiterpénols 30 % : atlantol
- Cétones sesquiterpèniques 10 % : atlantones
- Oxydes

Ses propriétés

- Tonique veineuse et lymphatique, décongestionnante veineuse et lymphatique+, facilite le drainage lymphatique, décongestionnante prostatique

- Régénératrice artérielle++, soutient le système artériel, régénératrice du tissu vasculaire
- Antihistaminique+ cutanée, antiprurigineuse, respiratoire
- Antiseptique respiratoire, mucolytique, expectorante
- Antiseptique urinaire, génitale+
- Cicatrisante
- Lipolytique+++ : déstocke les graisses
- Puissante activité neuropsychique, ancre, augmente la résistance au stress, équilibre le psychisme quand on souffre d'états psychologiques dissociés, soigne la toxicomanie, redonne confiance en soi dans les situations de changements profonds lorsqu'il faut changer ses habitudes, antidépressive, anxiolytique, harmonisante
- Antiparasitaire cutanée et capillaire, antimites, anti-vers du bois
- Symbolise la force et le calme

Ses indications

- Dermatose allergique+, démangeaisons, eczéma sec+, psoriasis
- Vergetures, cellulite+++, rétention hydrolipidique++
- Taches de vieillesse cutanées
- Cheveux gras, pellicules, mycoses du cuir chevelu, poux, gale, insectes
- Toux, bronchite, asthme, rhume des foins, pollinose, rhinite allergique
- Cystite, gonorrhée
- Congestion et stase veineuse : jambes lourdes, hémorroïdes
- Artériosclérose++, hypertension
- Épisodes dépressifs
- Toxicomanie : sevrage
- Timidité, manque de confiance en soi, peur de la séparation
- Aide les personnes âgées à retrouver les mots

Ses voies d'utilisation et ses posologies

VOIE CUTANÉE

- Toujours diluée à 20 % en massages locaux des zones cellulitiques
- 1 goutte pure sur le plexus solaire le matin pour assumer son rôle autoritaire avec calme et justesse.

VOIE AÉRIENNE

- *Diffusion :* 2 gouttes dans une synergie de 10 gouttes au total.
- *Inhalation :* 2 gouttes, pas plus parmi les 6 gouttes d'HE nécessaires.

Mes conseils d'utilisation

- *Pour retrouver les mots et faciliter l'élocution chez les personnes âgées :* appliquer 1 goutte sur la nuque matin et soir pendant 3 semaines, repos 1 semaine et reprendre.
- *Contre les mites :* verser 2 gouttes sur un morceau de bois de cèdre dans les armoires, renouveler régulièrement 1 à 2 fois par semaine.
- *Contre la cellulite :* appliquer 2 gouttes + 2 gouttes d'HE de cyprès de Provence + 2 gouttes d'ess. de pamplemousse diluées dans 1 cuillère à café d'HV de calophylle matin et soir, sans s'exposer au soleil ensuite.
- *Rhume des foins :* respirer à même les flacons de cèdre, de cyprès de Provence et d'estragon.

Ses contre-indications et mises en garde

- La véritable huile essentielle de cèdre de l'Atlas ne contient pas de thuyone au contraire de celles d'autres bois de conifères, ce qui les rend neurotoxiques et abortives (falsifications possibles : bien choisir les bonnes HE).
- Attention : ne pas le confondre avec le cèdre de Virginie, ni surtout avec le thuya ou le cèdre blanc du Canada très fortement neurotoxique, mortel.
- À utiliser surtout en externe, en massage. Indispensable dans toute synergie anticellulite.

Associations suggérées

- *Anticellulitique :* zestes d'agrumes, cyprès de Provence.

CÉLERI ODORANT

Draineuse hépatorénale

Céleri cultivé, ache des marais
Apium graveolens var dulce
Famille : Apiacées
Origine géographique : France, Inde, Chine, Maghreb

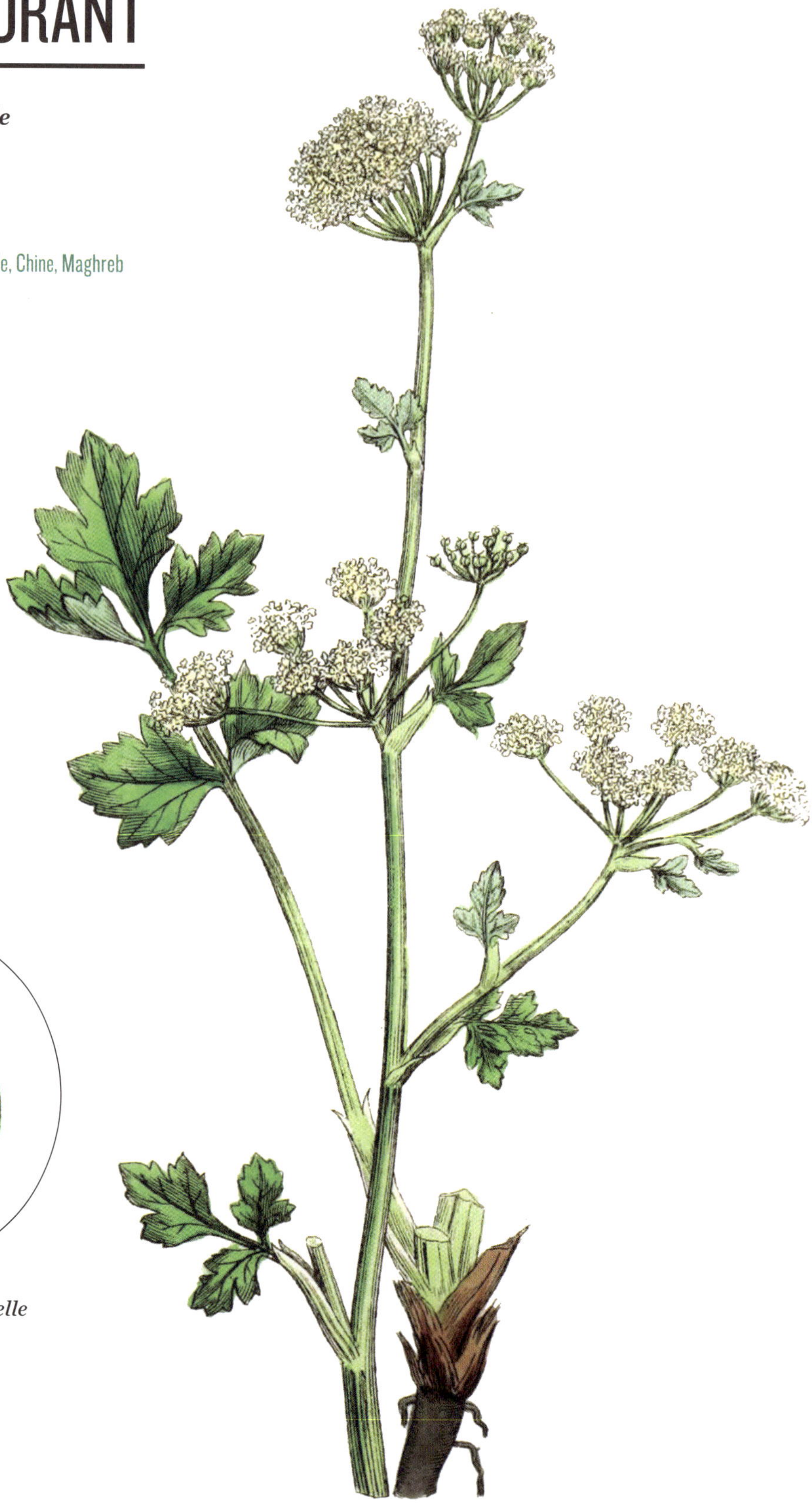

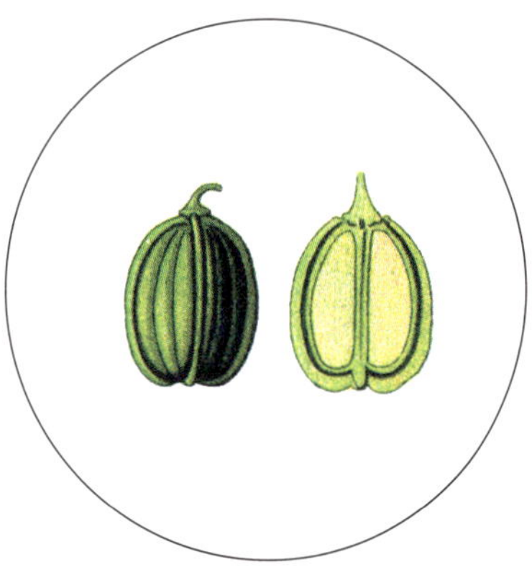

On extrait l'huile essentielle des semences

➔ Le végétal

Plante herbacée bisannuelle, poussant sur les terrains humides. Tige longue portant de grandes feuilles décoratives et dentelées et des fleurs disposées en ombelles. Graines très petites et très parfumées.

➔ L'huile essentielle

- *Organe distillé :* semences.
- *Couleur :* jaune clair.
- *Odeur :* chaude, épicée, de potage.

Sa composition biochimique

- Monoterpènes : limonène 80 %
- Sesquiterpènes : sélinènes
- Phtalides : dihydroligustilide
- Éthers coumariniques

Ses propriétés

- Régénération des cellules hépatiques et des fonctions rénales
- Tonique digestive, stimulante hépatique++++, apéritive
- Stimulante rénale++++, antiseptique urinaire+++
- Antipigmentaire++
- Immunostimulante
- Stimulante générale+++, myotonique
- Veinotonique et vasoconstrictrice
- Anxiolytique, calmante++ mais neurotonique
- Anaphrodisiaque

Ses indications

- Mauvaise haleine, inappétence, digestion lente
- Suites d'infections hépatiques ou rénales+++
- Hémorroïdes+
- Taches pigmentaires de vieillesse++
- Fatigue, asthénie++, instabilité, troubles du sommeil, déconcentration, stress, anxiété+
- Surexcitation sexuelle

Ses voies d'utilisation et ses posologies

VOIE ORALE

- 1 goutte 2 fois par jour pendant 7 jours.

VOIE CUTANÉE

- Diluée à 20 %.

Mes conseils d'utilisation

- *Mauvaise haleine, flatulences :* 1 goutte sur un comprimé neutre à sucer 2 à 3 fois par jour pendant 1 semaine.
- *Taches de vieillesse :* ajouter 1 goutte dans la dose quotidienne de crème de nuit.

Ses contre-indications et mises en garde

- Cette huile essentielle est **phototoxique** : éviter toute exposition solaire après application.
- Elle doit provenir de la graine et non de la plante entière non grainée qui, elle, est neurotoxique et abortive (cétones), à exclure pendant la grossesse, l'allaitement et chez les jeunes enfants.

Associations suggérées

- *Antitaches :* livèche, citron.

CISTE LADANIFÈRE À PINÈNE

L'HE de la plaie qui saigne, premier secours
Cicatrisante et régénératrice de la peau

Ciste à gomme
Cistus ladaniferus pineniferum
Famille : Cistacées
Origine géographique : pourtour méditerranéen, Sud de la France, Corse, Portugal, Espagne, Italie, Turquie, Grèce, Syrie, Crète, Chypre

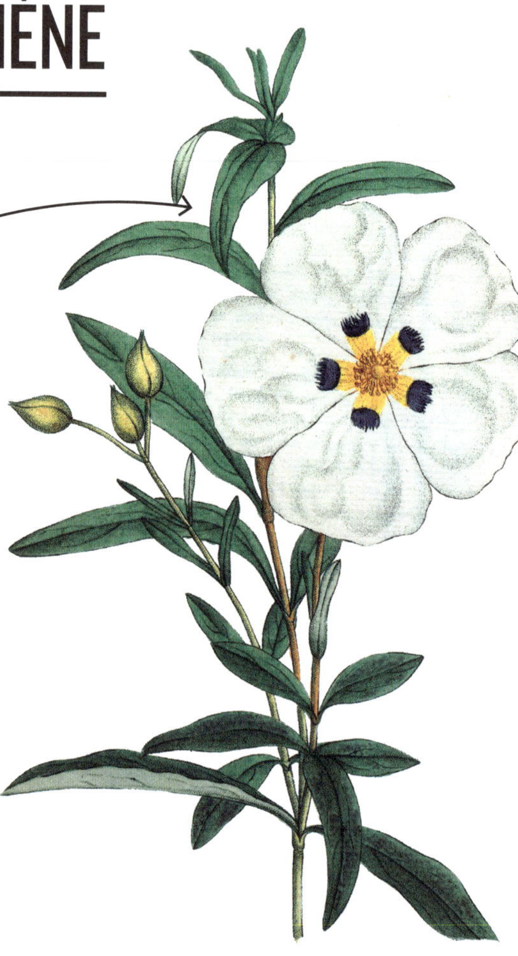

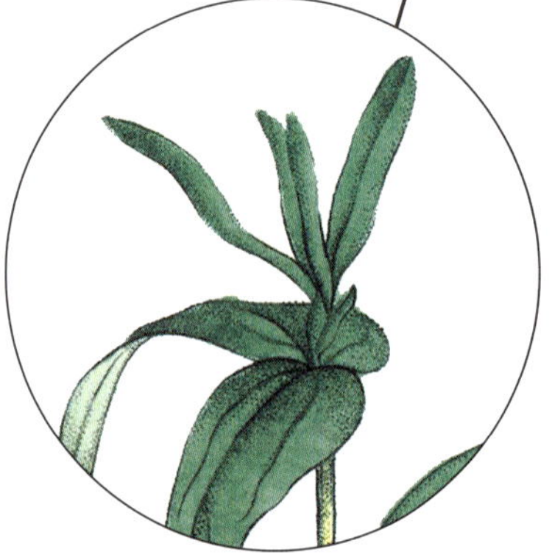

On extrait l'huile essentielle des feuilles et rameaux feuillés

➲ LE VÉGÉTAL

Le ciste est un arbuste sauvage des terrains pauvres et chauds du bassin méditerranéen, typique du maquis corse et du paysage du Sud. Feuilles lancéolées vert brillant dessus, blanchâtres dessous. Grandes fleurs frêles et froissées blanches et roses, très parfumées, odeur sauvage, alors qu'on le récolte dans la barbe des boucs qui l'accroche au passage grâce à la gomme – glu – sécrétée par ce végétal, « le ladanum ». Autrefois le ciste était utilisé par les Égyptiens et les Juifs en fumigations rituelles et le ladanum en onguent de beauté. Encore très prisé en parfumerie pour la fabrication des parfums chyprés et ambrés. On se sert de la gomme en extrait aqueux comme cicatrisant.

➲ L'HUILE ESSENTIELLE

• *Organe distillé :* feuilles et rameaux feuillés.
• *Couleur :* incolore.
• *Odeur :* forte, chaude, ambrée, poivrée, épicée, résineuse, un peu âcre.

Sa composition biochimique

• Monoterpènes : α-pinène 50 %, camphène
• Phénols : eugénol, thymol
• Alcools, esters, sesquiterpènes, sesquiterpénols, aldéhydes, cétones, lactones, acides

Ses propriétés

• Hémostatique+++ : stoppe les saignements

• Astringente+++, cicatrisante+++, antiparasitaire, tonique cutanée, raffermit la peau, la protège des écarts de température
• Anti-infectieuse, antibactérienne à large spectre++, antimycosique
• Puissante antivirale, virucide+++
• Immunomodulante : modère les réactions inflammatoires et immunitaires de l'organisme
• Équilibrante nerveuse parasympathique++, tonique nerveuse
• Antidépressive
• Dissout les blocages psychiques, redonne du baume au cœur, réchauffe l'âme

Ses indications

• Hémorragies+++, épistaxis, blessures, plaies sanguinolentes, coupures, crevasses, escarres, intertrigo
• Règles hémorragiques, saignements entre les règles, hémorroïdes qui saignent
• Prévention du vieillissement de la peau, vergetures, rides
• Démangeaisons d'origine nerveuse, psoriasis
• Mycoses, dermatite atopique, ulcères variqueux
• Gros bras post-mastectomie
• Vie en conditions extrêmes de température
• Maladies infantiles virales+++ : coqueluche, varicelle, rougeole, scarlatine
• Maladies virales+++ : grippe, rhume
• Maladies auto-immunes de l'appareil locomoteur, dysfonctionnement du système immunitaire : rhumatismes inflammatoires, polyarthrite rhumatoïde+, sclérose en plaques++
• Rectocolite hémorragique, maladie de Crohn
• Prévention de l'artérite+++
• DNV (dystonie neurovégétative) : troubles des fonctions vitales d'origine nerveuse : insomnies, épuisement, choc nerveux, deuil, blessures psychologiques
• Frigidité
• Manque de confiance en soi
• Méditation

Ses voies d'utilisation et ses posologies

VOIE ORALE

• 1 goutte sous la langue matin et soir pendant 10 jours pour réguler le système nerveux.

VOIE CUTANÉE

• 2 gouttes pures sur la plaie ou sur une mèche de coton dans la narine qui saigne.
• Diluée à 20 % pour applications sur le corps, à 5 % pour le visage.

Mes conseils d'utilisation

• *Coupure qui saigne, peau arrachée, plaie sanguinolente :* appliquer 1 goutte + 1 goutte d'HE de lavande officinale.
• *Épistaxis (nez qui saigne) :* 1 goutte + 1 goutte d'HE de géranium rosat d'Égypte ou Bourbon sur une mèche de coton introduite dans la narine qui fuit, laisser en place 3 minutes.
• *Rides :* ajouter 1 goutte à la dose quotidienne des crèmes de jour et de nuit.
• *Plaie :* appliquer 2 gouttes pures sur la plaie 2 à 3 fois par jour.
• *Immunité :* 1 goutte sur un comprimé neutre à sucer matin et soir pendant 10 jours par mois.

Ses contre-indications et mises en garde

• Cette HE peut interagir avec des médicaments anticoagulants. Demander conseil à votre thérapeute qui connaît votre dossier médical.
• Utiliser toujours en petites quantités.

Associations suggérées

• *Anti-vieillissement de la peau :* bois de rose ou de Hô, géranium rosat, rose de Damas dans HV de rose musquée.
• *Plaies sanguinolentes :* immortelle, lavandes, géranium Bourbon.

CITRON JAUNE OU VERT

La nettoyeuse
Antiseptique des voies aériennes, détoxifiante hépatique

Citrus limonum, Citrus limon
Famille : Rutacées
Origine géographique : Chine, Inde, Afrique du Sud, Brésil, Argentine, pourtour méditerranéen : Grèce, Italie, Sicile, Espagne, Corse, Menton

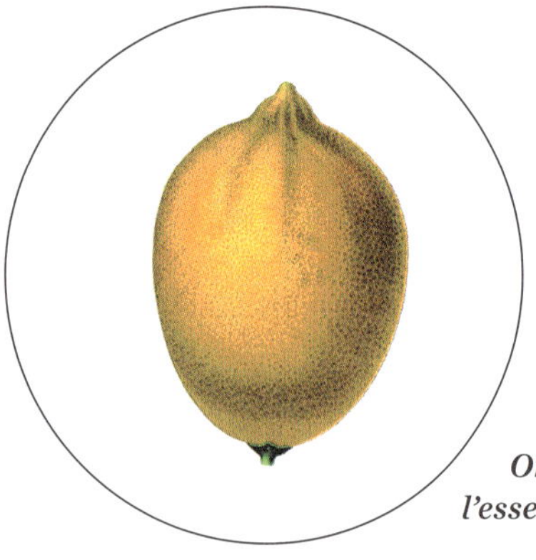

On extrait l'essence du zeste

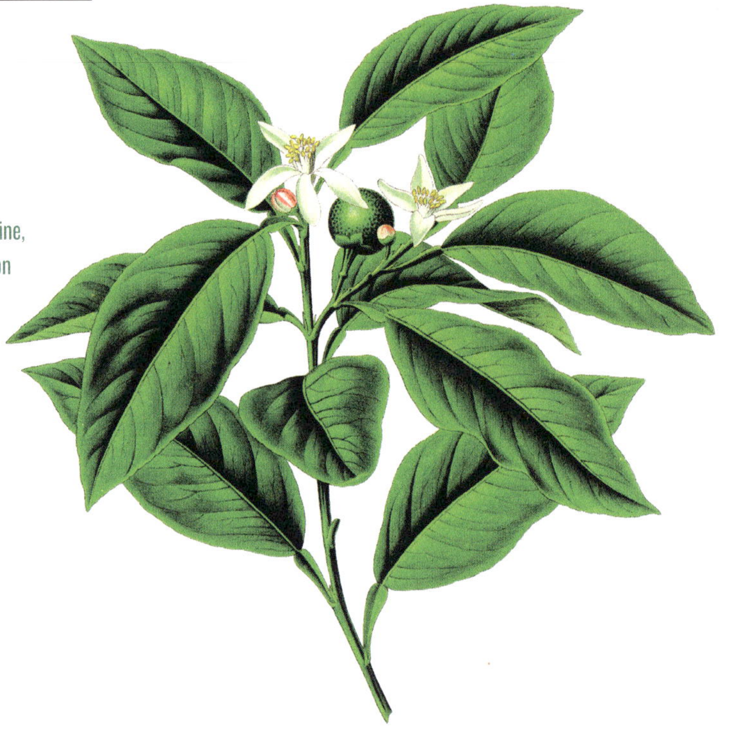

Le végétal

Arbuste de 5 à 10 mètres de haut qui pousse sur des sols légèrement acides et bien drainés. Ses feuilles sont persistantes, ovales, aiguës, dentelées, vert foncé, coriaces, vernissées, très odorantes quand on les froisse. Ses fleurs sont blanches et parfumées. Ses fruits acides, jaune vif, présents toute l'année. Le citronnier est un hybride du pamplemousse, du cédrat et de la lime. Il y a deux récoltes par an, celle d'hiver est la plus qualitative. Il symbolise la propreté et la fraîcheur.

L'essence

- *Organe exprimé à froid :* zeste du fruit cueilli avant pleine maturité.
- *Couleur :* jaune vif ou jaune-vert pale.
- *Odeur :* fraîche, fruitée, acidulée, typique.

Sa composition biochimique

- Monoterpènes 90 % : limonène, β-pinène, terpinènes
- Sesquiterpènes, alcools, aldéhydes, coumarines, furocoumarines

Ses propriétés

- Antiseptique de l'air++, anti-infectieuse, bactéricide (streptocoques)+++, antivirale, immunostimulante, fébrifuge
- Fluidifiante sanguine, augmente la résistance des capillaires = action vitamine P-like, stimulante circulatoire
- Préventive des accidents d'origine hypertensive du diabétique
- Stimulante digestive+, carminative, stomachique+, antinauséeuse
- Protectrice et tonique hépatique++, soutient foie et pancréas, dépurative, drainante
- Purifiante corporelle
- Diurétique, limite la rétention hydrolipidique et déstocke les graisses

• Litholytique++
• Anti-inflammatoire (pour plaie enflammée)
• Stimulante physique
• Stimulante psychique : régulatrice nerveuse, stabilise l'humeur, booste les facultés mentales, aiguise l'esprit, stimule la créativité, restaure la vitalité, purifiante mentale

Ses indications

• Désinfection des locaux
• Refroidissement, bronchite, fièvre, toute infection respiratoire
• Immunité faible
• Convalescence
• Petite insuffisance hépatique fonctionnelle+++, lithiase+, nausées+, maux des transports, détoxication hépatique, flatulences, digestions lentes
• Coliques néphrétiques++, calculs rénaux
• Suites de traitements médicamenteux
• Rétention d'eau, surpoids, excès alimentaires
• Hémogliase+, artériosclérose
• Prévention du diabète
• Prévention de l'hypertension
• Insuffisance veineuse+ : jambes lourdes, phlébite, varicosités, thrombose, fragilité capillaire, saignements de nez
• Anxiété, épuisement, manque de confiance en soi, enfants « chagrins », grincheux
• Préparation d'examen, cerveau encombré, intoxiqué, difficultés de concentration
• Cauchemars, sommeil agité
• Dépression hivernale

Ses voies d'utilisation et ses posologies

VOIE ORALE

• *Adultes :* 2 gouttes 3 fois par jour pendant 7 jours.
• *Enfants :* 1 goutte 3 fois par jour pendant 7 jours.

VOIE CUTANÉE

• Diluée à 20 % dans une HV.
Pas de soleil après son application.

VOIE AÉRIENNE

• Diffusion : quelques gouttes en synergie (encens, ravintsara, eucalyptus radié).

Mes conseils d'utilisation

• *Assainissement de l'air :* 15 gouttes dans un diffuseur électrique pour ½ heure de diffusion.
• *Mal des transports :* 1 goutte sur un comprimé neutre à sucer 10 minutes avant le départ, à répéter au cours du trajet.
• *Mauvaise haleine* : 2 gouttes dans un verre d'eau tiède en bains de bouche, ou 1 goutte sur le dentifrice étalé sur la brosse à dents.
• *Excès de table :* 1 goutte + 1 goutte d'HE de menthe poivrée sur un comprimé neutre à sucer après les repas trop copieux ou gras.
• *Drainage :* 1 goutte + 1 goutte d'HE de romarin à verbénone sur un comprimé neutre à sucer 2 fois par jour pendant 10 jours.

Ses contre-indications et mises en garde

• Cette essence est **dermocaustique** : ne pas l'appliquer pure sur la peau. Concentration maxi : 20 % sur le foie ou 5 % sur les jambes.
• Elle est **phototoxique** : ne pas l'appliquer même diluée avant une exposition solaire.
• Ne pas associer sa prise à celle d'anticoagulants.

Mon avis

• Outre toutes ses propriétés assainissantes reconnues, des chercheurs travaillent sur son action antitumorale.
• À associer à toutes prises orales prolongées d'HE difficiles à métaboliser (phénols, aldéhyde cinnamique) : thym à thymol, origans, sarriette, giroflier, cannelles...

Associations suggérées

• *Contre la cellulite, les mauvaises graisses :* cèdre de l'Atlas, autres zestes d'agrumes dilués à 20 % dans une HV en externe ; romarin à verbénone, thym à thujanol, livèche, céleri en interne.

CITRONNELLE DE CEYLAN, CITRONNELLE DE JAVA

Les antimoustiques
Anti-inflammatoires remarquables

Cymbopogon narduus, Cymbopogon winterianus
Famille : Poacées
Origine géographique : Sud-Est asiatique, Ceylan, Java, Inde

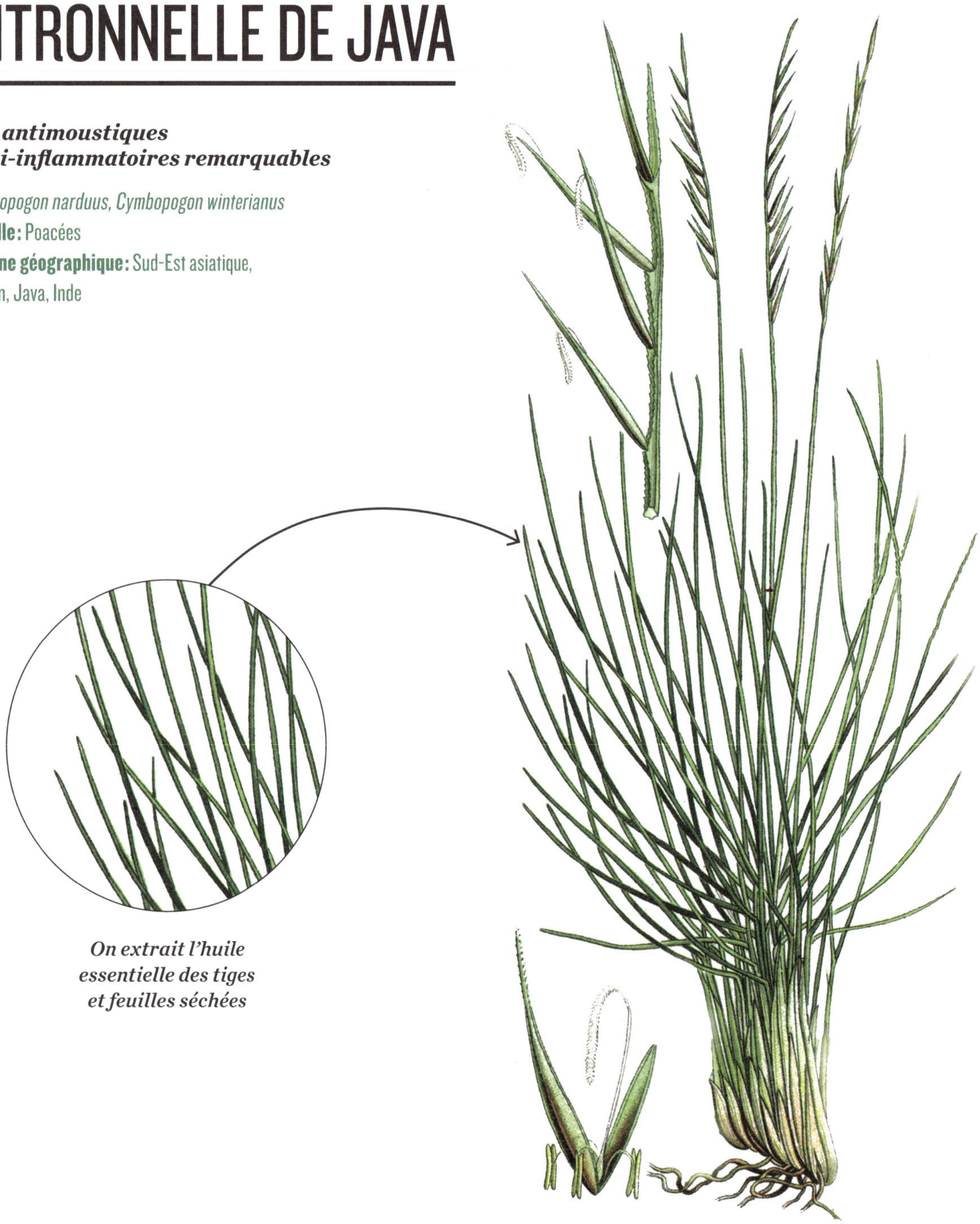

On extrait l'huile essentielle des tiges et feuilles séchées

➔ LE VÉGÉTAL

Grandes herbes vivaces aromatiques à longues feuilles étroites. Elles poussent en touffes dans les régions chaudes et humides des tropiques.

Les citronnelles sont utilisées depuis très longtemps pour éloigner les moustiques. Elles font partie du genre des Cymbopogons aux propriétés voisines : *Palmarosa C martinii, Lemongrass C flexuosus.*

➔ Les huiles essentielles

- *Organes distillés :* tiges et feuilles séchées.
- *Couleur :* jaune clair.
- *Odeur :* fraîche, herbacée, citronnée, évoquant la mélisse.

Leur composition biochimique

- Alcools monoterpéniques 35 % : géraniol, bornéol, citronnellol
- Phénol méthyl éthers 9 % : méthyl-isoeugénol
- Aldéhydes 5 à 15 %
- Terpènes : pinène, camphène
- Esters

Leurs propriétés

- Bactéricides++, antiseptiques : assainissent l'air de ses microbes et de sa pollution++ et désodorisantes
- Insectifuges+ = répulsives pour les moustiques
- Antiparasitaires
- Antifongiques
- Remarquables anti-inflammatoires+++, excellentes antalgiques percutanées, antiprurigineuses, décontractantes musculaires+
- Antispasmodiques+++

Leurs indications

- Arthrite++, rhumatisme++, tendinite, douleurs musculaires
- Colite spasmodique++, entérocolite infectieuse++, douleurs pelviennes+++, congestion du petit bassin
- Transpiration excessive
- Mycoses cutanées, mycoses interdigitales
- Prévention antimoustiques, antipuces, antipoux et piqûres d'insectes, démangeaisons des piqûres
- Odeurs de tabac, de cuisine, air vicié : périodes d'épidémies

Leurs voies d'utilisation

VOIE CUTANÉE

- *Adultes :* 1 ou 2 gouttes pures sur une petite surface 3 fois par jour.
  - Diluée à 20 % pour massages 3 fois par jour.
- *Enfants :* 2 gouttes 3 fois par jour diluées à 20 %.

Mes conseils d'utilisation

- *Panaris :* appliquer 1 goutte sur le panaris à l'aide d'un Coton-Tige 3 fois par jour jusqu'à disparition.
- *Pour éloigner les moustiques :* appliquer 1 goutte d'HE + 1 goutte d'HE de géranium odorant + 1 goutte d'HE de lavande officinale sur la nuque et les parties découvertes du corps. Répéter l'application sur la peau, sur les vêtements, très souvent car la rémanence est médiocre. Et en diffuser 10 minutes par heure.
- *Après la piqûre :* appliquer 1 goutte sur le bouton.
- *Tendinite :* masser avec 3 gouttes diluées dans 15 gouttes d'HV de jojoba 3 fois par jour pendant 2 à 3 jours.

Leurs contre-indications et mises en garde

- Pas de contre-indications majeures.

Mon avis

La citronnelle de Madagascar (*Cymbopogon giganteus*), beaucoup plus grande, a une odeur et des propriétés différentes des autres citronnelles.

Associations suggérées

- *Anti-inflammatoires* : katafray, eucalyptus citronné, lemongrass.

CUMIN

Digestive de premier plan

Cuminum cyminum
Famille: Apiacées
Origine géographique: Vosges, Afrique du Nord, Égypte, Turquie, Syrie, Amérique, Inde

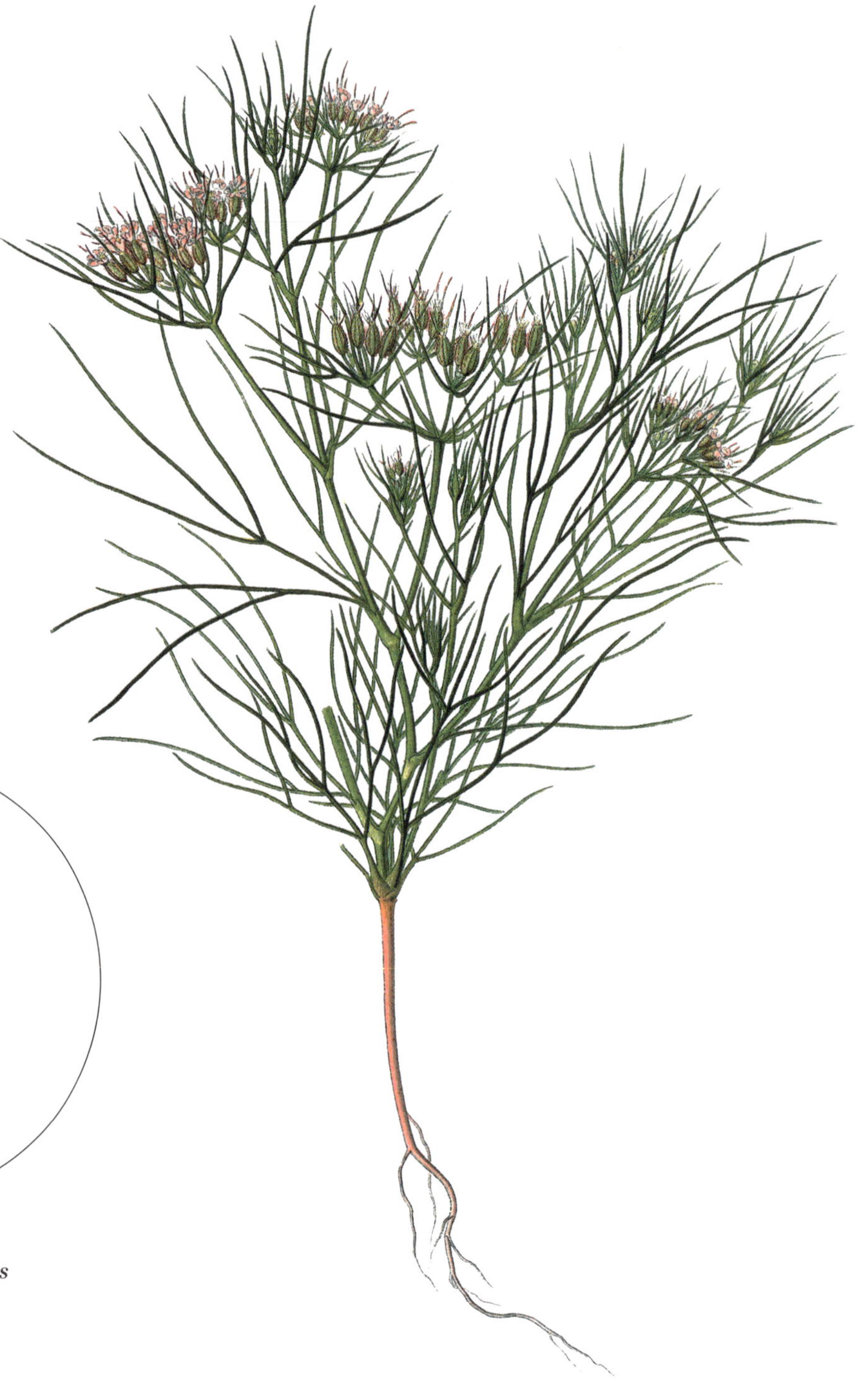

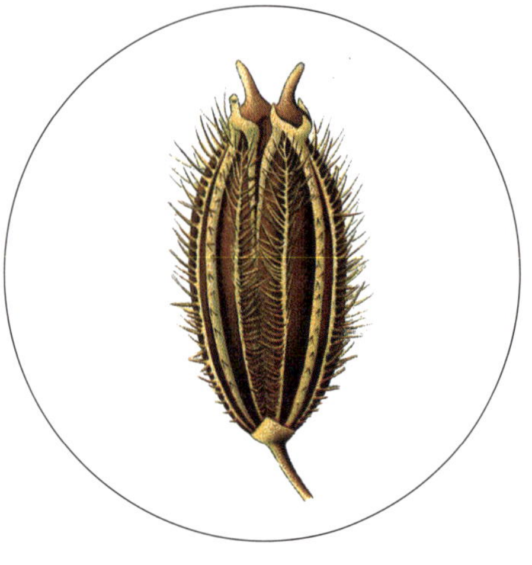

On extrait l'huile essentielle des semences

➔ LE VÉGÉTAL

Plante herbacée annuelle, de 30 cm de haut, tige striée, feuilles filiformes, fleurs roses ou blanches regroupées en ombelles, fruits bruns de 5 mm par paires, voisins de ceux du fenouil et de l'anis. Le cumin a toujours été reconnu pour ses propriétés digestives et chez les Grecs, ses graines trônaient sur la table comme sel et poivre chez nous. C'est une épice très utilisée dans les cuisines indienne et orientale (il entre dans la composition du curry) et sur les tables du Mexique et d'Afrique du Nord. Il parfume le gouda, l'édam. Il entre aussi en toute petite quantité dans beaucoup de parfums pour hommes pour sa fragrance sensuelle.

➔ L'HUILE ESSENTIELLE

• *Organe distillé :* semences.
• *Couleur :* incolore, jaune ou brunâtre.
• *Odeur :* forte, chaude et douce à la fois, herbacée et anisée.

Sa composition biochimique

• Aldéhydes aromatiques 30 % : cuminaldéhyde
• Monoterpènes 30 à 60 %
• Sesquiterpènes
• Alcools terpéniques
• Aldéhydes terpéniques

Ses propriétés

• Tonique digestive, eupeptique, carminative+++, apéritive++, antispasmodique+, stimulante du transit intestinal, antispasmodique et anti-inflammatoire++ intestinale
• Anti-inflammatoire articulaire++
• Sédative, calmante++, relaxante, rassurante, antidépressive
• Tonique physique et mentale
• Aphrodisiaque : le cuminaldéhyde à caractère phéromonal (légère odeur de transpiration) agit sur le plan sexuel mais aussi sur les rapports humains

Ses indications

• Troubles digestifs+++ : colite, douleurs abdominales, renvois, aérophagie, gaz intestinaux, ballonnements, dyspepsie, entérocolite inflammatoire ou spasmodique+
• Hépatite virale+
• Constipation
• Hyperthyroïdie++
• Douleurs articulaires, arthrite, rhumatismes, tensions musculaires+
• Frigidité
• Insomnies
• Asthme, respiration sifflante

Ses voies d'utilisation et ses posologies

VOIE ORALE

• 1 goutte 2 fois par jour pendant 7 jours maximum.

VOIE CUTANÉE

• Diluée à 20 % pour applications locales antalgiques.

Mes conseils d'utilisation

• *Constipation :* 1 goutte matin et soir sur 1 comprimé neutre à sucer ou dans un peu d'huile d'olive pendant 1 semaine.
• *Douleurs intestinales :* 1 goutte sur un comprimé neutre à sucer en fin de repas.
• *Choucroute, couscous, tagine, poulet, carottes :* ajouter 2 gouttes diluées dans 1 cuillère à café d'huile d'olive en fin de préparation.

Ses contre-indications et mises en garde

• Cette huile essentielle est très intéressante mais ne pas l'utiliser en grande quantité ou sur une période prolongée : elle peut devenir « **stupéfiante** » à doses fortes.
• Elle est **dermocaustique**.
• Ne pas confondre l'HE de cumin et l'HE de carvi, également digestive mais qui contient beaucoup de cétone, donc beaucoup plus délicate à utiliser.

Mon avis

Peut être introduite en cuisine, par exemple dans l'huile d'olive pour les salades, comme d'autres HE très parfumées et digestives.

CURCUMA

La détox hépatique
Anti-inflammatoire, antidouleur

Safran des Indes = turméric
Curcuma longa, Curcuma domestica
Famille : Zingibéracées
Origine géographique : Inde (Népal), Indonésie, Birmanie, Madagascar, La Réunion, Chine, Ta wan, Japon, Afrique, Île Maurice

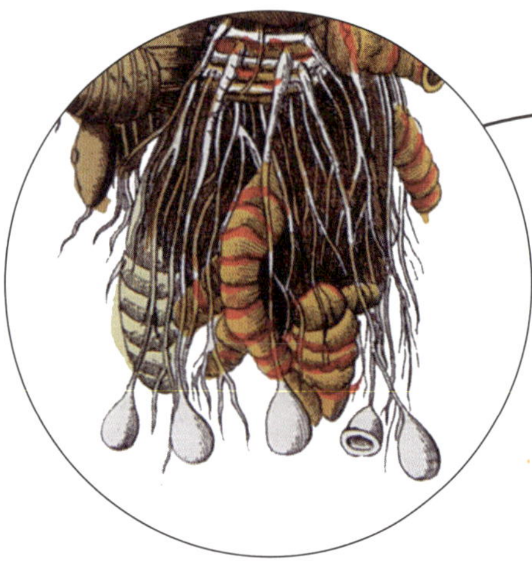

On extrait l'huile essentielle du rhizome

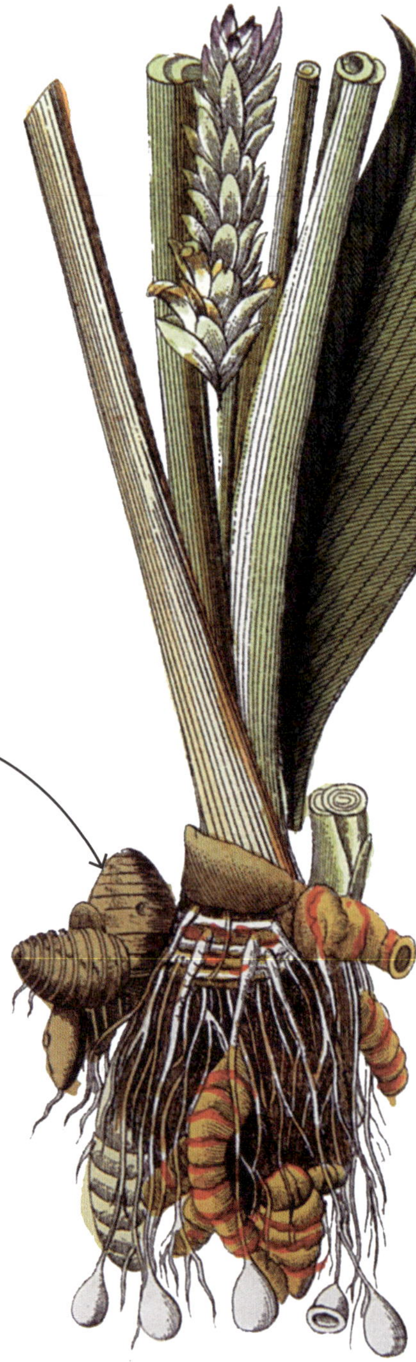

➔ Le végétal

Plante herbacée vivace de 1 mètre de haut. Les feuilles larges engainent la tige florale. Son rhizome est jaune orangé (comme le gingembre), ses feuilles lancéolées, son inflorescence dense et à calices en cloche. Saveur brûlante, odeur agréable, dense. Entre dans les cuisines indienne, thaïe, cambodgienne. Fait partie des épices du curry. Le curcuma est connu en médecine comme anti-inflammatoire, antioxydant, tonique digestif. Il est aussi utilisé en cosmétologie. Il symbolise la purification.

➔ L'HUILE ESSENTIELLE

• *Organe distillé :* rhizome broyé et séché ou rhizome frais (donne une HE plus puissante).
• *Couleur :* jaune.
• *Odeur :* douce, épicée, boisée.

Sa composition biochimique

• Cétones sesquiterpéniques 60 % = turmerones
• Terpènes : phellandrènes, curcumènes
• Sesquiterpènes : zingibérène 25 %
• Alcools : bornéol, turmérol
• Oxydes : 1-8 cinéole

Ses propriétés

• Cicatrisante
• Anti-inflammatoire ostéoarticulaire+++, antalgique+
• Anti-inflammatoire de la muqueuse digestive (estomac, intestin), stimulante digestive+, carminative+, stimulante hépatobiliaire+, cholérétique++, parasiticide intestinale++, vermifuge++
• Antioxydante
• Aphrodisiaque

Ses indications

• Tube digestif : insuffisance digestive et hépatobiliaire+, lourdeurs digestives
• Aérocolie+, ballonnements, gaz, gastrites, suites d'ulcères gastroduodénaux
• Maladies inflammatoires intestinales chroniques, colopathies fonctionnelles, colite douloureuse+, spasmodique+
• Verminoses++
• Peau : dermatoses : ulcères, escarres, acné enflammée, eczéma, psoriasis, brûlures
• Inflammations articulaires, douleurs locales : rhumatismales, articulaires, musculaires, crampes

Ses voies d'utilisation et ses posologies

VOIE ORALE

• *Adultes :* 1 à 2 gouttes 2 fois par jour pendant 7 jours.

VOIE CUTANÉE

• 1 goutte 3 fois par jour diluées dans 5 gouttes d'HV pendant 7 jours.

Mes conseils d'utilisation

• *Digestion difficile :* 1 goutte sur un comprimé neutre à sucer ou dans une petite cuillère d'huile d'olive en début de repas.
• *Foie engorgé :* appliquer 3 gouttes diluées dans ¼ de cuillère à café d'HV sur la région du foie matin et soir pendant 10 jours + avaler 1 goutte + 1 goutte d'ess. de citron dans un peu d'huile d'olive matin et soir pendant 7 jours.
• *Douleurs intestinales :* 1 goutte sur un comprimé neutre à sucer 3 fois par jour pendant 3 à 5 jours.
• *En cuisine :* 1 goutte dans un plat pour 5 personnes.

Contre-indications et mises en garde

• Cette HE est **abortive** et **neurotoxique**, elle est donc interdite aux femmes enceintes ou allaitantes, aux bébés, aux enfants et aux épileptiques.
• Pas d'utilisation prolongée.
• Elle est irritante voire allergisante à forte dose.
• Elle est très puissante : à utiliser plutôt sur conseil professionnel.

Associations suggérées

• *Anti-inflammatoires :* eucalyptus citronné, gaulthérie couchée, katafray.
• *Digestives :* poivre noir, cannelles, menthe poivrée.

CYPRÈS TOUJOURS VERT

L'HE de la circulation veineuse
Très antitussive, anticellulitique, décongestionnante prostatique

Cyprès de Provence, cyprès d'Italie
Cupressus sempervirens var stricta
Famille: Cupressacées
Origine géographique:
pourtour méditerranéen,
France, Provence, Italie,
Maroc, Algérie, Espagne,
Portugal, les de la mer Égée,
Asie mineure, Inde, Chine

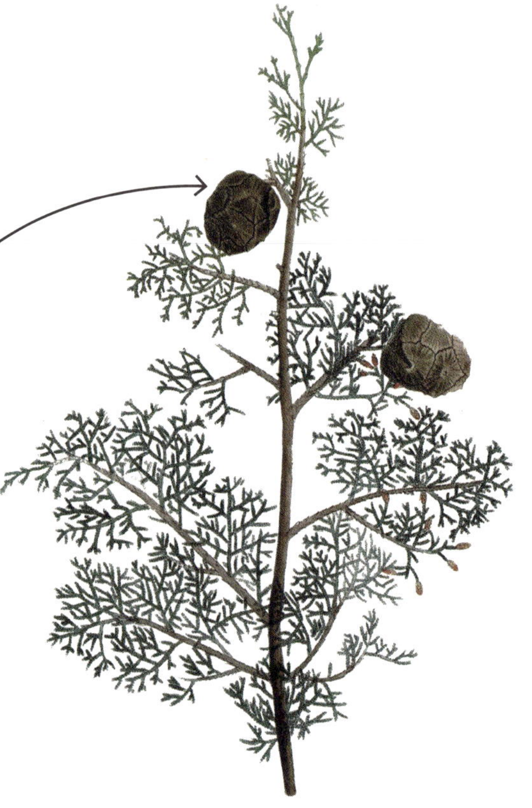

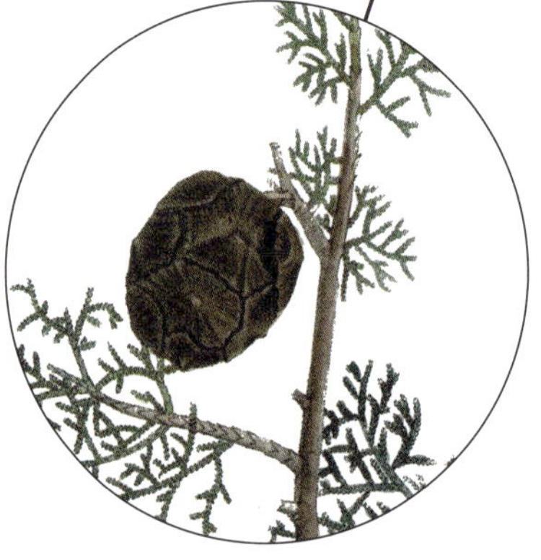

On extrait l'huile essentielle des rameaux feuillés et cônes

➔ Le végétal

Grand conifère indestructible des collines méditerranéennes, élancé, à la cime en pointe, mesurant jusqu'à 50 mètres. Son feuillage est persistant, l'arbre est toujours vert. Gardien de nos cimetières et temples, il vit jusqu'à 2 000 ans. Ses feuilles sont petites, en forme d'écailles triangulaires, ses inflorescences coniques. Il est associé au deuil, à l'éternité, à la vie après la mort. Il symbolise la flamme sacrée. Le paradis pour certains, la mort pour d'autres.

➔ L'huile essentielle

• *Organe distillé :* jeunes rameaux feuillés frais et cônes.
• *Couleur :* jaune clair à brun clair.
• *Odeur :* résineuse, boisée, puissante.

Sa composition biochimique

• Monoterpènes 70 % : α-pinène, delta 3 carène
• Sesquiterpénols 10 % : cédrol
• Esters, alcools monoterpéniques, acides, sesquiterpènes

Ses propriétés

• Bactéricide, mycobactéricide BK++, antifongique
• Vasodilatatrice sur les bronches, antispasmodique, excellente antitussive+++
• Anti-inflammatoire, antiprurigineuse, antihistaminique
• Phlébotonique, décongestionnante et tonique veineuse et lymphatique+++, vasoconstrictrice+ : favorise la résorption des œdèmes des membres inférieurs et de la cellulite.
• Œstrogen-like, emménagogue
• Déstocke les graisses, drainante lymphatique
• Détranspirante, désodorisante
• Hémostatique+, décongestionnante du petit bassin, décongestionnante prostatique++
• Neurotonique+, régule le fonctionnement de l'appareil neurovégétatif, recentre, renforce le caractère, c'est une butée qui aide à se structurer et à trouver sa propre ligne de

conduite, opère un redressement, augmente la capacité de concentration, aiguise l'esprit
• Répulsive pour les insectes

Ses indications

• Toux sèche, d'irritation, toux rebelle, toux persistante, spasmodique, du fumeur, toux qui traîne, coqueluche+, pleurésie, tuberculose pulmonaire+++, aphonie, laryngite, pharyngite, rhinite allergique (+ HE cèdre de l'Atlas)
• Petit bassin congestionné, douleurs des règles, syndrome prémenstruel
• Adénome prostatique+++, congestion de la prostate
• Cellulite, drainage lymphatique
• Énurésie++ chez l'enfant
• Insuffisance veineuse, œdème des jambes+++, varices+++, hémorroïdes externes, internes+++, hématome+, couperose, jambes lourdes
• Démangeaisons cutanées
• Transpiration excessive nerveuse (pieds)
• Deuil, indécision, surmenage nerveux, asthénie++, personnes qui ont du mal à y voir clair dans leur vie, cyclothymie, sautes d'humeur, hyperactivité, distraction, difficultés de concentration
• Asthénie+
• Insectes

Ses voies d'utilisation et ses posologies

VOIE ORALE

• *Adultes :* 2 gouttes 3 fois par jour pendant 7 jours.
• *Enfants :* 1 goutte 3 fois par jour pendant 7 jours.

VOIE CUTANÉE

• *Adultes :* 3 gouttes sur le plexus nerveux 3 fois par jour.
  – Diluée à 20 % dans une HV en friction de la plante des pieds, en massage des jambes, de la zone pelvienne, du périnée, 3 fois par jour.
• *Enfants :* 2 gouttes diluées dans une HV 3 fois par jour.

VOIE AÉRIENNE

• Diffusion en synergie.
• À respirer au flacon.

EN BAIN

• 10 gouttes diluées dans 1 cuillère à café de base pour bain à verser dans l'eau du bain. Se sécher sans se rincer.

Mes conseils d'utilisation

• *Toux spasmodique, enrouement :* 2 gouttes sur un comprimé neutre à sucer ou dans 1 cuillère à café de sirop 3 à 4 fois par jour.
• *Hémorroïdes :* 1 goutte + 1 goutte d'HE de niaouli sur un comprimé neutre à sucer 3 fois par jour pendant 7 jours.
• *Jambes lourdes :* appliquer 2 gouttes + 2 gouttes d'HE d'hélichryse italienne dans 10 gouttes d'HV de calophylle en massage des jambes de la cheville au genou 2 fois par jour.
• *Bleus, hématomes :* appliquer 1 goutte, 1 à 3 fois le jour J.
• *Cheveux gras :* ajouter 2 gouttes + 2 gouttes d'ess. de citron dans la dose quotidienne du shampooing jusqu'à nette amélioration.
• *Pour trouver le courage d'avancer :* 3 à 4 inspirations profondes au flacon ouvert.
• *Énurésie, congestion prostatique :* appliquer 2 gouttes diluées dans ½ cuillère à café d'HV sur le bas-ventre, 10 jours de suite.

Ses contre-indications et mises en garde

• Cette huile essentielle est interdite aux épileptiques, aux femmes enceintes ou allaitantes, en cas de cancer hormono-dépendant, fibrome, hyperœstrogénie : mastose, seins gonflés, tendus, douloureux.

Associations suggérées

• *Contre l'insuffisance veineuse et la cellulite :* cèdre de l'Atlas, citron, menthe poivrée.

ENCENS

Pour la méditation et l'élévation de l'esprit
Cicatrisante et régénérante cutanée, soins palliatifs

Oliban
Boswellia carterii,
Boswellia sacra, olibanum
Famille : Burséracées
Origine géographique :
Inde, Péninsule arabique, Corne de l'Afrique : Somalie, Éthiopie, Érythrée, Oman, Yémen

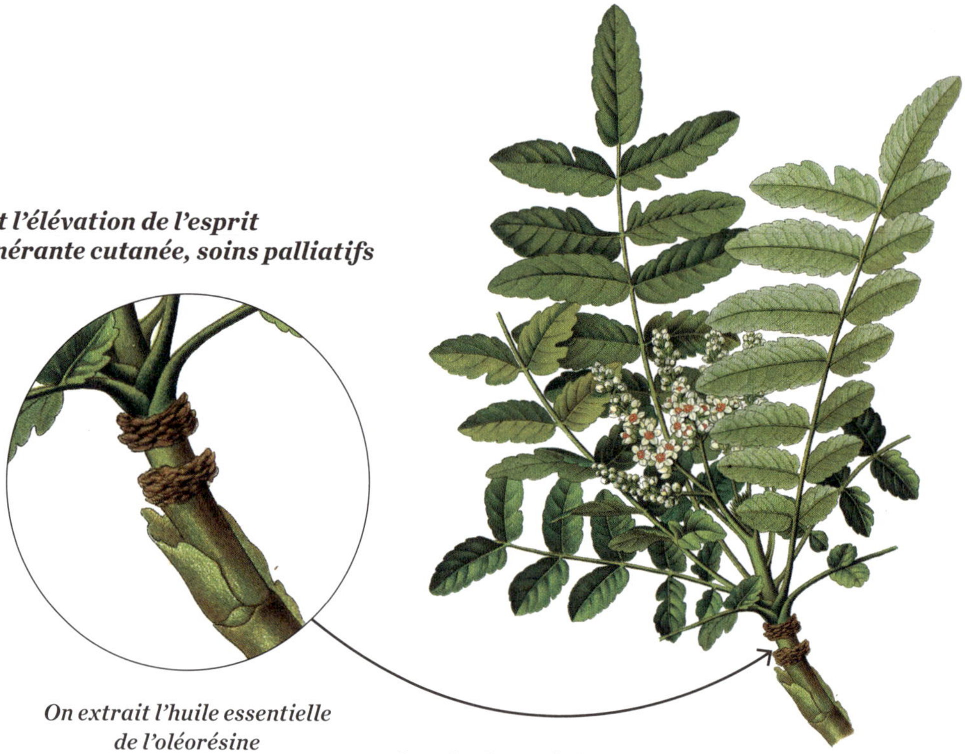

On extrait l'huile essentielle de l'oléorésine

➔ Le végétal

Petit arbre à plusieurs troncs ramifiés d'où partent des branches dressées verticalement jusqu'à 5 mètres de haut. Il pousse dans les contrées semi-désertiques du Nord de la Somalie, sans feuilles souvent. Une résine blanchâtre exsude du tronc de l'arbre mâle incisé par lambeaux et durcit au contact de l'air pour former des larmes d'encens beige à marron.

➔ L'huile essentielle

• *Organe distillé :* gomme-résine (= oléorésine), appelée larmes d'encens.
• *Couleur :* incolore à brun clair ou même foncé.
• *Odeur :* pointue et résineuse, évoquant la térébenthine pour l'encens du Yémen ; ronde, balsamique, sucrée, résineuse pour celui d'Érythrée.

Sa composition biochimique

• Monoterpènes 40 % Yémen, 5 % Érythrée : pinène, sabinène, limonène, β-myrcène
• Esters 55 % Érythrée : acétate d'octyle + incensol
• Alcools : bornéol
• Alcool-cétones : olibanol
• Alcool-oxyde : incensoloxyde
• Sesquiterpènes

Ses propriétés

• Antiseptique, mucolytique, expectorante++, anti-infectieuse et décongestionnante des voies respiratoires, immunostimulante++++
• Antifongique, astringente et cicatrisante+++, raffermissante et régénératrice de la peau
• Tonique nerveuse, énergisante, exaltante en même temps que calmante, réconfortante, apaisante, relaxante, anxiolytique, antidépressive, inspirante, gomme les anciens traumatismes, invite à la réflexion, à la méditation, au voyage intérieur
• Corticomimétique : anti-inflammatoire articulaire, musculaire, antalgique
• Antispasmodique, endocrinostimulante (encens d'Érythrée)

Ses indications

• Maux de tête, maux de gorge, douleurs des règles, arthrose, arthrite, rhumatismes, tendinites, rigidités et tensions musculaires, Crohn

- Infections respiratoires virales et bactériennes, bronchites catarrhales, asthme++, sinusite, laryngite, rhume, rhinite
- Dermatologie : soins cutanés, acné, plaies, mycoses, cicatrices, rides
- Émotions, troubles psychiques, stress, blues, angoisse, paranoïa, lassitude, déprime, dépression++, angoisses, peur du changement, peur d'évoluer, choc émotionnel, deuil, soins palliatifs
- Baisse d'immunité+++, faiblesse physique et psychique
- Convalescence
- Troubles menstruels, syndrome de la ménopause (encens d'Érythrée)

Ses voies d'utilisation et ses posologies

VOIE ORALE

- *Adultes :* 2 gouttes 3 fois par jour pendant 7 jours.
- *Enfants :* 1 goutte 3 fois par jour pendant 7 jours.

VOIE CUTANÉE

- *Adultes :* appliquer 3 gouttes 3 fois par jour diluées (terpènes) dans 15 gouttes d'HV sur le plexus nerveux pour les troubles psychiques, le long de la colonne vertébrale. Appliquer 3 gouttes pures sur le thorax, dans le dos pour la bronchite.
- *Enfants :* 2 gouttes 3 fois par jour.

VOIE AÉRIENNE

- Diffusion++++ en synergie : ravintsara, eucalyptus radié pour l'immunité et pour assainir l'air ; myrrhe pour la réflexion, la méditation.

EN BAIN

- 10 gouttes diluées dans 1 cuillère à café de base pour bain à verser dans l'eau du bain

Mes conseils d'utilisation

- *Maux de tête, dépression :* 2 gouttes sur un comprimé neutre à sucer 3 fois dans la journée : pendant 1 jour pour les maux de tête, pendant 10 jours pour la dépression.
- *Rhume :* fumigations avec 4 gouttes + 2 gouttes d'HE d'eucalyptus radié dans 1 bol d'eau frémissante. Respirer les vapeurs pendant 7 à 10 minutes. Ne pas sortir dans les 2 heures qui suivent.
- *Maux de gorge :* 1 goutte + 1 goutte d'HE d'eucalyptus citronné sur un comprimé neutre ou 1 cuillère à café de miel de thym ou d'eucalyptus à sucer 3 fois par jour.
- *Douleurs articulaires :* appliquer 2 gouttes + 2 gouttes d'HE de gaulthérie couchée diluées dans 10 gouttes d'HV d'arnica ou de millepertuis sur les articulations douloureuses 2 à 3 fois par jour pendant 7 jours.
- *Pour aider à choisir, prendre des décisions importantes :* appliquer 2 gouttes pures sur le plexus solaire et dans le bas du dos.
- *Défenses immunitaires faibles :* appliquer 2 gouttes diluées dans 10 gouttes d'HV sur le thorax.
- *Pour dépression, stress intense, soins palliatifs :* mélanger dans un petit flacon 1 ml d'HE d'encens, 1 ml d'HE de myrte vert, 1 ml d'HE de néroli et 15 ml d'HV. Appliquer quelques gouttes du mélange sur la plante des pieds, le plexus et les poignets.

Ses contre-indications et mises en garde

- Pas de contre-indications majeures.

Mon avis

- Ne pas brûler de bâtonnets parfumés qui sont rarement constitués de la véritable résine d'encens, et toute élévation de température est nuisible : développement d'éléments toxiques dans l'atmosphère (formaldéhyde, benzène).
- L'encens du Yémen est plus adapté aux troubles physiques, l'encens d'Érythrée au psychisme.

Associations suggérées

- *Psy :* petit grain bigarade, néroli, camomille romaine, rose de Damas.

ÉPINETTE NOIRE

Pour la recharge d'énergie

Picea mariana
Famille : Abiétacées
Origine géographique : Canada (Québec), Alaska, Amérique du Nord

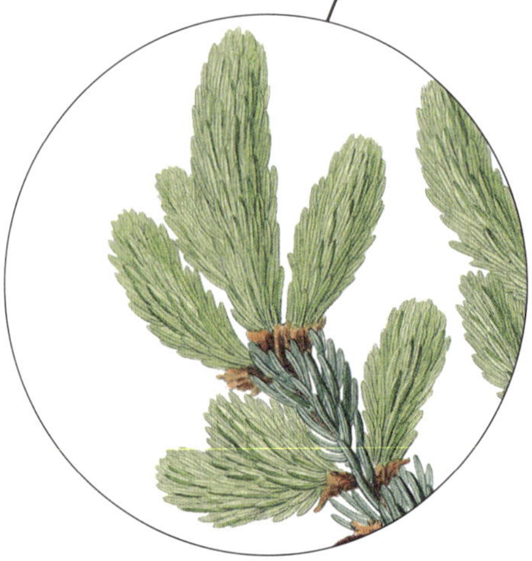

On extrait l'huile essentielle des jeunes rameaux et aiguilles

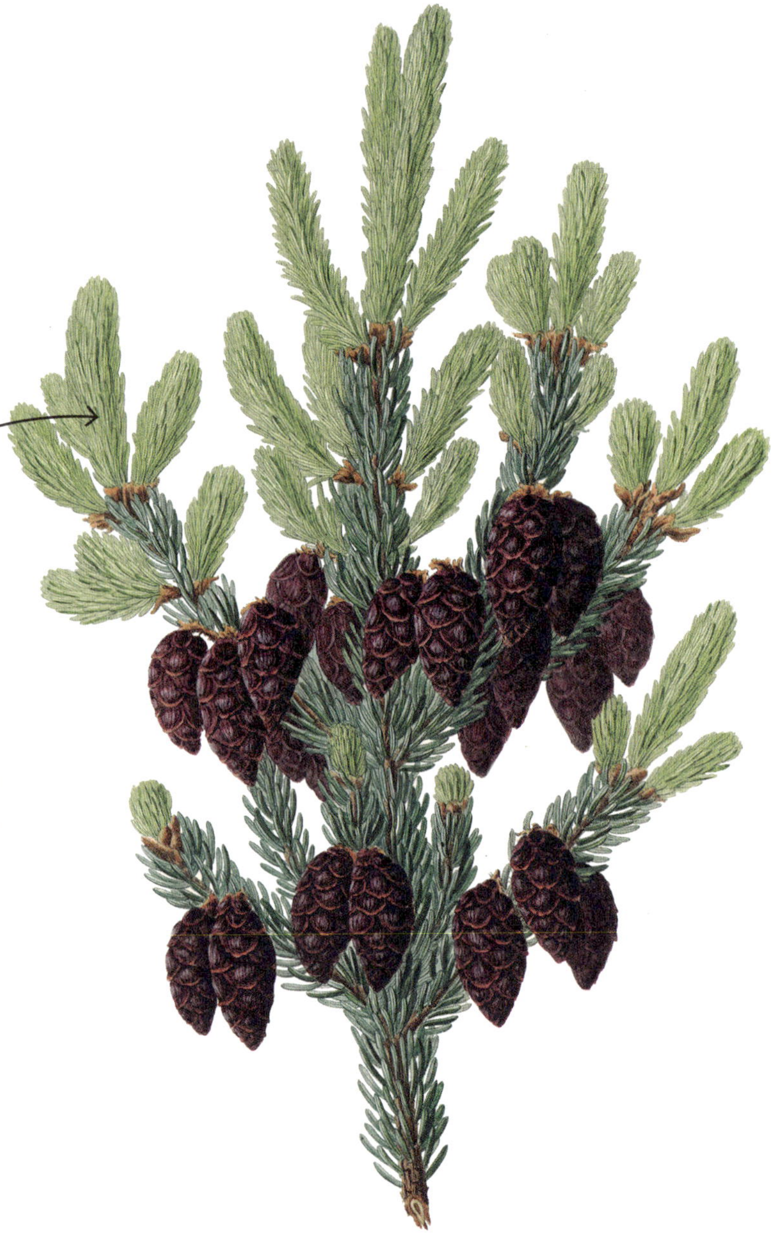

➔ Le végétal

Conifère pyramidal de 10 à 20 mètres de haut courant dans les forêts canadiennes et américaines du Nord. Pousse sur un sol sec, sablonneux. C'est notre sapin de Noël. Écorce et rameaux rugueux. Feuilles : aiguilles vert-bleu piquantes. Fruits : pommes de pin pendantes. Sert à la fabrication de pâte à papier, de meubles et accessoirement pour l'extraction de son essence.

➔ L'huile essentielle

- *Organe distillé :* jeunes rameaux et aiguilles.
- *Couleur :* incolore à jaune pâle.
- *Odeur :* balsamique des pins.

Sa composition biochimique

- Terpènes 50 % : camphène, pinènes, carène, limonène, alcools, sesquiterpènes
- Esters 40 % : acétate de bornyle

Ses propriétés

• Antiseptique aérienne, anti-infectieuse (voies respiratoires)
• Antifongique, antiparasitaire (lamblia, ankylostome)
• Cortison-like : stimule la sécrétion de cortisol
• Tonique générale : physique, psychique
• Immunostimulante
• Recharge le plexus solaire
• Freine la thyroïde
• Antispasmodique
• Anti-inflammatoire ostéo-articulaire

Ses indications

• Bronchite+++, sinusite, toux
• Entérites candidosiques, entérites parasitaires
• Prostatite inflammatoire++
• Asthénie+++, coups de pompe+++
• Immunodépression
• Hyperthyroïdie
• Rhumatismes articulaires, musculaires
• Acné, psoriasis, mycose

Ses voies d'utilisation et ses posologies

VOIE ORALE

• 2 gouttes sur ½ cuillère à café de miel d'eucalyptus ou de thym 3 fois par jour pendant 5 jours.

VOIE CUTANÉE

• 2 gouttes pures sur les reins.
• 3 gouttes diluées dans ¼ de cuillère à café d'HV en massage du thorax et du dos.

Voie aérienne

• *Diffusion assainissante.*
• *Flacon :* 3 à 4 inspirations profondes au flacon ouvert.
• *Mouchoir :* respirer 2 gouttes versées sur le mouchoir = décongestionnante.
• *Fumigation désinfectante :* 6 gouttes dans un 1 bol d'eau frémissante. Respirer les vapeurs pendant 7 à 10 minutes. Ne pas sortir dans les 2 heures qui suivent.

EN BAIN

• 10 à 15 gouttes diluées dans 1 cuillère à café de base pour bain à verser dans la baignoire déjà remplie d'eau chaude. Y rester 20 minutes avant de se sécher sans se rincer.

Mes conseils d'utilisation

• *Bronchite :* appliquer 3 gouttes diluées dans 5 gouttes d'HV sur le dos et les bronches 3 fois par jour + 2 gouttes sur un comprimé neutre à sucer 3 fois par jour pendant 5 jours + bain aromatique tous les 2 jours.
• *Sinusite :* appliquer 2 gouttes diluées dans 2 gouttes d'HV sur le front, les tempes, les ailes du nez 3 fois par jour + inhaler 6 gouttes dans un inhalateur ou un bol d'eau chaude pendant 10 minutes avant le coucher.
• *Grande fatigue :* appliquer 2 gouttes pures sur les reins en sortant de la douche le matin et 2 gouttes à midi (éviter le soir) pendant 10 jours.

Ses contre-indications et mises en garde

• Éviter la voie orale en cas d'atteinte du rein (néphrite).
• Diluer suffisamment avant d'appliquer sur une grande surface (terpènes).

Associations suggérées

• *Toniques :* citron, laurier noble, basilic exotique.
• *Antiseptiques respiratoires :* eucalyptus, myrtes, thyms, romarin à cinéole.

ESTRAGON

Idéale pour les asthmatiques, les spasmés
Antiallergique, antispasmodique puissante, digestive

Herbe-au-dragon
Artemisia dracunculus
Famille : Astéracées
Origine géographique : Europe occidentale, Hongrie, France, Provence, Italie, Afrique du Nord, États-Unis, Moyen-Orient, Asie, Asie centrale

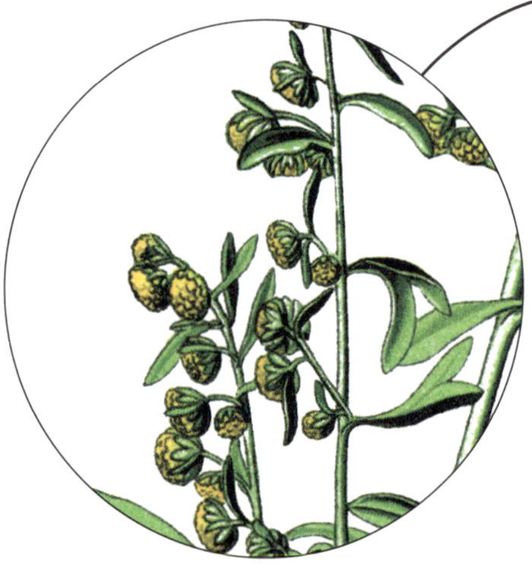

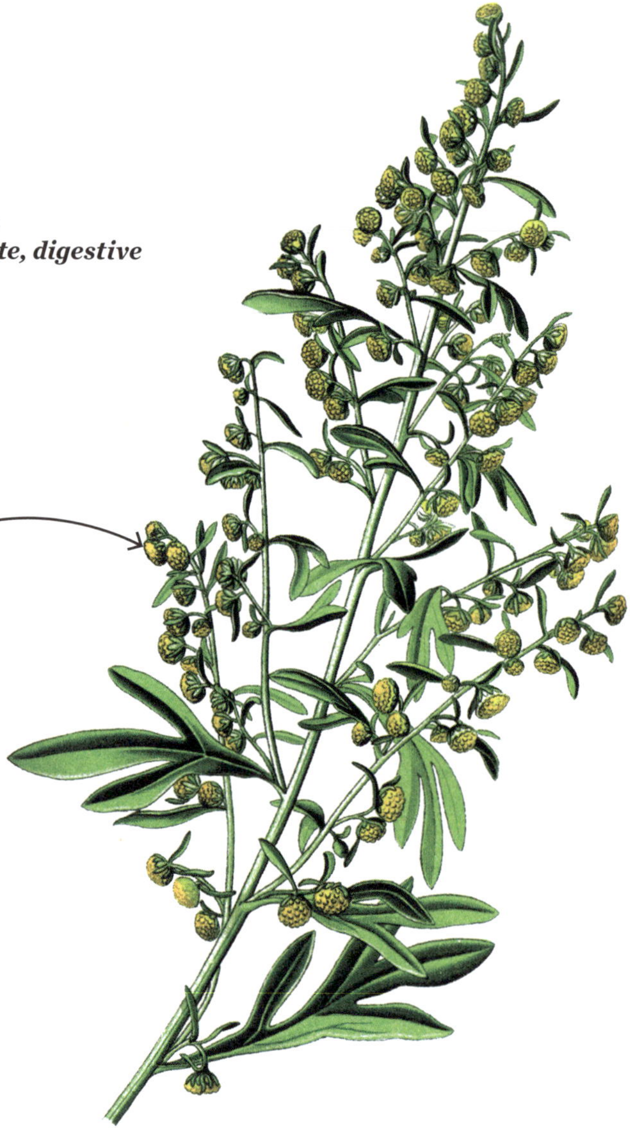

On extrait l'huile essentielle des parties aériennes fleuries

Le végétal

L'estragon est utilisé depuis 1 000 ans par les médecins arabes pour ses propriétés antispasmodiques gynécologiques et digestives. Plante vivace, herbacée, buissonnante, haute de moins de 1 mètre. Fleurit en mai, juin dans les régions chaudes. Tiges raides et dressées, feuilles lisses, allongées, étroites, à l'odeur forte. Utilisé comme condiment dans de nombreuses préparations d'accompagnement et en parfumerie. Autrefois, on lui attribuait volontiers un pouvoir antidémoniaque. L'estragon symbolise la victoire sur ses monstres intérieurs, imaginaires, les dragons, pour vivre sans peur.

L'huile essentielle

- *Organe distillé :* parties aériennes fleuries broyées.
- *Couleur :* incolore, à peine jaune ou jaune vert.
- *Odeur* : forte, fraîche, épicée, anisée, un peu aigre.

Sa composition biochimique

- Phénol méthyl-éthers : méthyl- chavicol 60 à 75 %
- Monoterpènes : ocimènes
- Coumarines (peu)

Ses propriétés

• Actions gastro-intestinales : antifermentaire+++, tonique et antispasmodique digestive, apéritive, eupeptique, carminative, hépatique, cholérétique
• Antibactérienne et antivirale+++, immunostimulante
• Remarquable antispasmodique neuromusculaire+++ et utérine++
• Anti-inflammatoire+
• Excellente antiallergique++ pour un traitement de terrain
• Régule le système nerveux central, tonique nerveuse, aide à positiver, enracine, relaxante, calmante, anxiolytique+
• Actions hormonales

Ses indications

• Maux de ventre quelle qu'en soit la cause. Troubles digestifs+++ : manque d'appétit, anorexie+, digestions lentes et pénibles, hoquet, aérophagie+++, éructations, gaz intestinaux, ballonnements+, fermentations intestinales, colites spasmodiques+++, spasmes intestinaux, infections intestinales, crampes et douleurs d'estomac, nausées, mal des transports+, constipation, diarrhées
• Douleurs gynécologiques, douleurs des règles, douleurs prémenstruelles+++, dysménorrhées+, congestion et spasmes du bas-ventre
• Allergies respiratoires, rhume des foins++, asthme allergique+, toux nerveuse
• DNV, tensions nerveuses, anxiété, angoisse, nervosité, insomnies d'origine nerveuse, faiblesse psychique, déprime, stress, nervosité, spasmophilie++++
• Douleurs amplifiées par le stress, névrites
• Douleurs articulaires, douleurs rhumatismales, sciatique+, tensions et crampes musculaires, contractures, douleurs de sciatique
• Massages sportifs

Ses voies d'utilisation et ses posologies

VOIE ORALE (PERLINGUALE)

• 2 gouttes dans un peu d'huile d'olive à avaler 3 fois par jour pendant 7 jours.

VOIE CUTANÉE

• Diluée à 20 % en massages locaux.

VOIE AÉRIENNE

• Diffusion en synergie pour détendre l'atmosphère avec mandarine ou lavande officinale.

Mes conseils d'utilisation

• *Douleurs prémenstruelles :* appliquer 1 goutte diluée dans 5 gouttes d'HV en massage du bas-ventre.
• *Allergie au pollen, rhume des foins :* appliquer 2 gouttes sur le plexus solaire + 1 goutte sur le palais, et respirer régulièrement le flacon ouvert.
• *Asthme allergique :* appliquer 1 goutte diluée dans 5 gouttes d'HV sur le thorax, le plexus solaire+ respirer 2 gouttes versées sur le mouchoir 3 à 4 fois par jour.
• *Anorexie :* appliquer 3 gouttes sur le plexus solaire et l'estomac 20 minutes avant le repas.
• *Cuisine :* préparer son huile d'olive-colza aromatisée. Verser 20 à 80 gouttes dans 1 litre d'huile selon le goût de chacun. Parfait ingrédient diététique, antistress, digestif, spasmolytique et... délicieux. 1 goutte parfume un plat pour 4 personnes.

Contre-indications et mises en garde

• Les huiles essentielles d'estragon et de basilic sont très voisines. Par voie cutanée le basilic peut se révéler plus dermocaustique, l'estragon présente des effets hormonaux plus marqués. À utiliser très parcimonieusement.

Associations suggérées

• *Digestives :* menthe poivrée, angélique semences, citron.

EUCALYPTUS À FLEURS MULTIPLES À CRYPTONE

L'antivirale et antibactérienne de la sphère génito-urinaire

Eucalyptus cumin

Eucalyptus polybractea cryptonifera

Famille : Myrtacées

Origine géographique : Australie, France

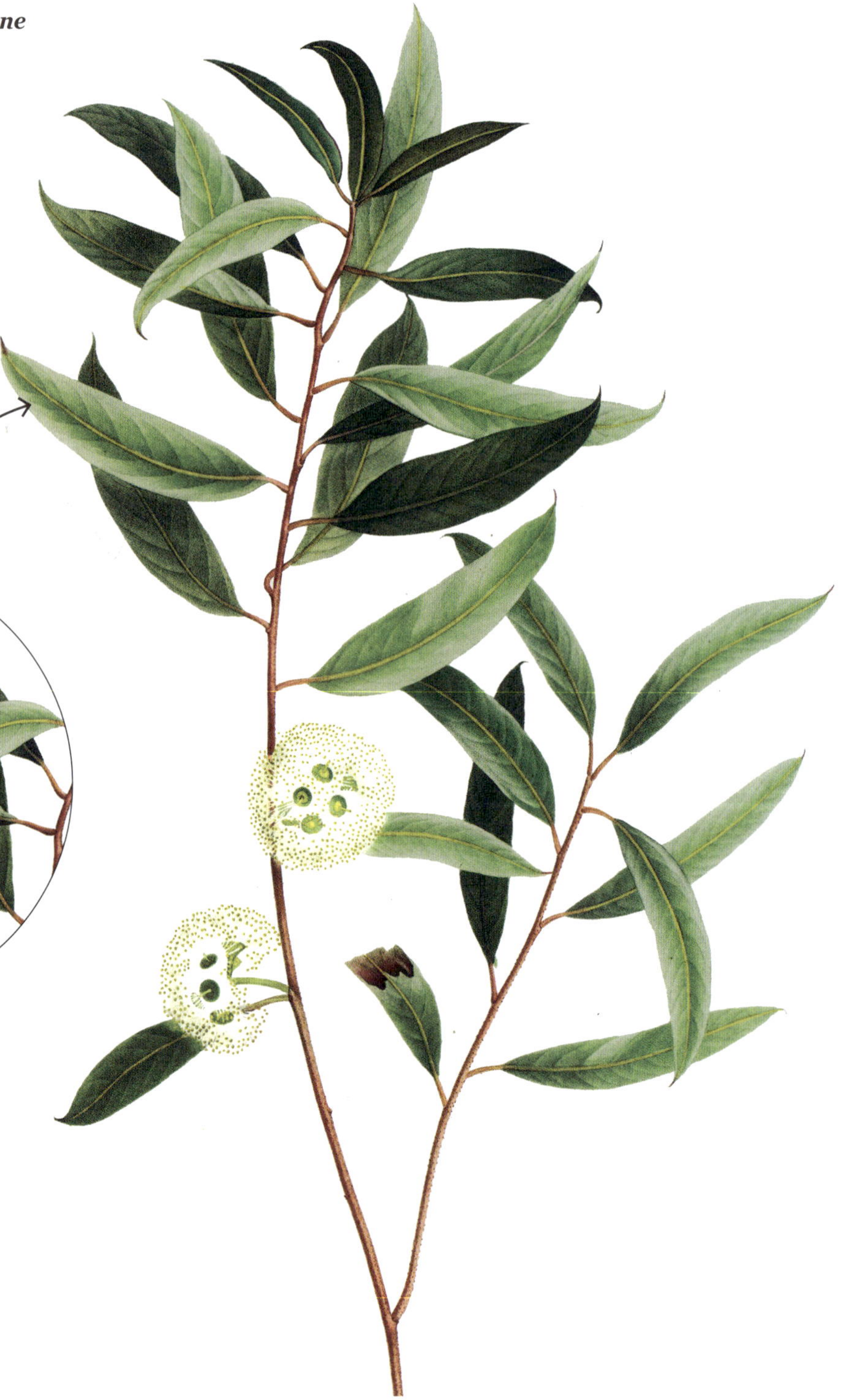

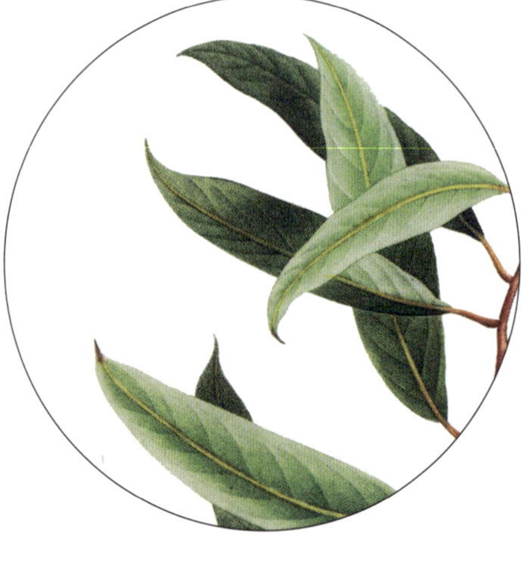

On extrait l'huile essentielle des feuilles

➔ Le végétal

Voir le végétal traité à la fiche « Eucalyptus radié » (p. 74).

➔ L'huile essentielle

- *Organe distillé :* feuilles.
- *Couleur :* jaune.
- *Odeur :* épicée, florale, poivrée.

Sa composition biochimique

- Cétones : cryptone 40 %, pipéritone
- Oxyde : 1-8 cinéole 10 %
- Monoterpènes : p. cymène 30 %
- Aldéhydes terpéniques et aromatiques : phellandral, cuminal
- Alcools, phénols

Ses propriétés

- Exceptionnelle antibactérienne et antivirale gynécologique et urinaire (chlamydiae, gonocoque), virucide+++
- Anti-infectieuse et décongestionnante respiratoire, expectorante+, mucolytique+++, anticatarrhale
- Parasiticide (amibes), antipaludéenne++
- Décongestionnante prostatique++

Ses indications

- Infections gynécologiques : condylomes vénériens+++ (verrues génitales), papillomavirus++, dysplasie du col de l'utérus
- Infections urinaires : cystite, urétrite gonococcique ou chlamydienne, prostatite virale++ et congestive++, varicocèle, épididymites
- Maladies tropicales : paludisme++, dysenteries, kystes amibiens, entérocolite amibienne++, amibiases
- Névralgies+, névrite virale+
- Infections ORL : bronchite, rhinite, rhino-pharyngite, asthme hors crise, pneumonie, catarrhe
- Infections intestinales : colites

Ses voies d'utilisation et ses posologies

VOIE ORALE

- 1 à 2 gouttes 2 fois par jour pendant 7 jours.

VOIE CUTANÉE

- Diluée à 20 % pour applications locales.

Mes conseils d'utilisation

- *Papillomavirus :* insérer 1 ovule (250 mg HE) matin et soir pendant 3 semaines + appliquer 3 gouttes + 2 gouttes d'HE de niaouli diluées dans 10 gouttes d'HV sur le bas-ventre matin et soir pendant 3 semaines + avaler 1 gélule à 30 mg d'HE et 20 mg d'origan compact aux 3 repas pendant 20 jours.
- *Verrues :* appliquer 1 goutte sur la verrue au Coton-Tige matin et soir pendant 30 jours.

Ses contre-indications et mises en garde

- Cette huile essentielle est **abortive** et **neurotoxique** à fortes doses : elle est interdite aux femmes enceintes ou allaitantes, aux bébés et aux jeunes enfants.
- Pas d'usage prolongé.

Associations suggérées

- *Antibactériennes, antivirales :* niaouli, ravintsara, origan compact, cannelle de Ceylan.

EUCALYPTUS CITRONNÉ À CITRONNELLAL

La décontracturante
Anti-inflammatoire, antispasmodique, insectifuge, antiprurit, antifongique

Eucalyptus citriodora citronnellalifera
Famille : Myrtacées
Origine géographique : Australie, Chine, Vietnam, Inde, Amérique du Sud (Brésil), Madagascar, Afrique

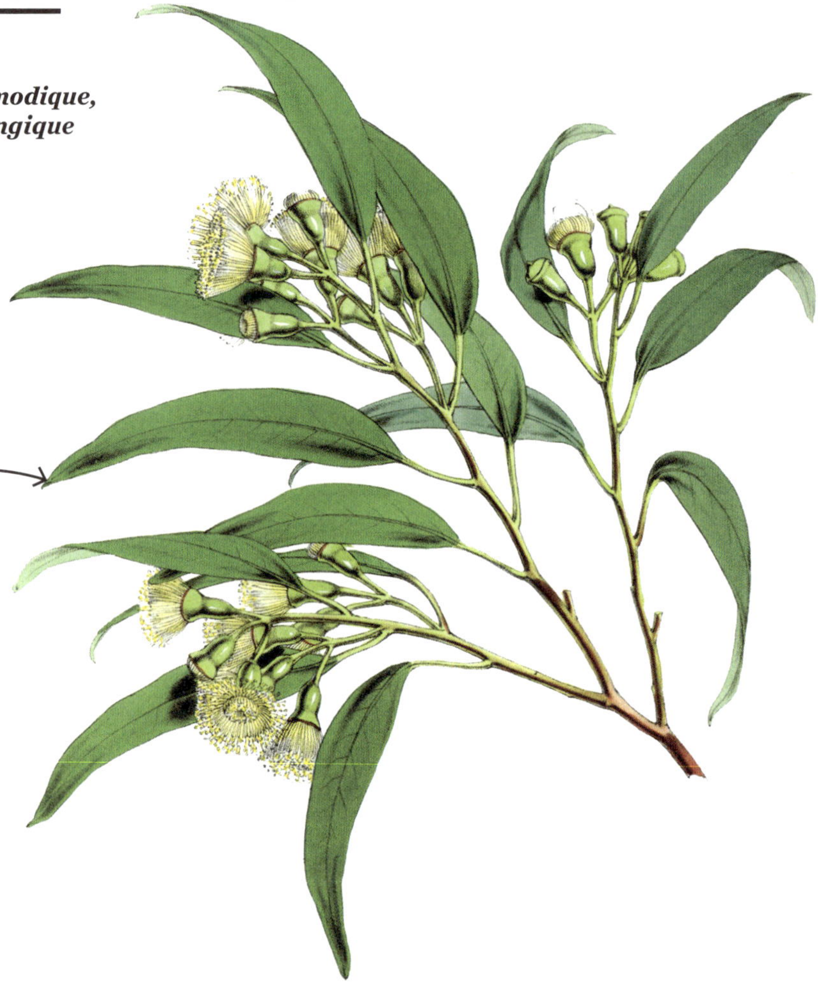

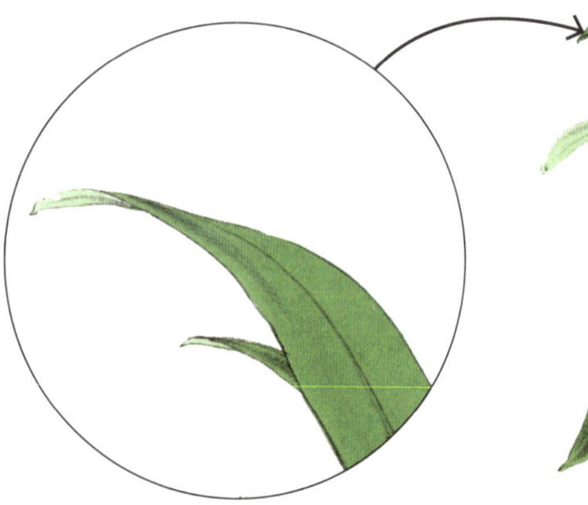

On extrait l'huile essentielle des feuilles

➔ Le végétal

Grand arbre élancé de 25 à 50 mètres de hauteur, large tronc à l'écorce rose clair. Rameaux rougeâtres portant des feuilles de formes variables en fonction de son âge, longues et étroites à l'âge adulte, qui sentent la citronnelle au froissement. Fleurs crème et petits fruits comme des grains de poivre groupés en bouquets. Connu des Aborigènes pour soigner les refroidissements, la fièvre et les plaies infectées.

➔ L'huile essentielle

- *Organe distillé :* feuilles fraîches.
- *Couleur :* incolore à jaune pâle.
- *Odeur :* fraîche, caractéristique des eucalyptus avec une note citronnée.

Sa composition biochimique

- Aldéhydes terpéniques : citronnellal 40 à 80 %
- Monoterpénols : citronnellol 20 %, linalol
- Sesquiterpènes, sesquiterpénols
- Esters

Ses propriétés

- Anti-inflammatoire+++, antirhumatismale+++, antispasmodique, antalgique+++
- Répulsive idéale++, insectifuge++
- Anti-infectieuse, antibactérienne, antivirale+++, antifongique++
- Anti-inflammatoire et anti-infectieuse urinaire+ et génitale+
- Antihypertensive
- Relaxante et sédative nerveuse et tonique cérébrale
- Adoucissante cutanée+, antidémangeaisons

Ses indications

- Tout traumatisme physique : entorse, tendinite, torticolis, sciatique
- Douleurs articulaires et musculaires++ : rhumatismes, arthrite+++, arthrose, polyarthrite rhumatoïde, syndrome cervical, névralgies intercostales++, syndrome du canal carpien
- Inflammation de la sphère urogénitale : cystites, infections gynécologiques (vaginite), pertes blanches, prostatite
- Règles douloureuses
- Maux de tête, maux de gorge
- Troubles cutanés : irritation cutanée+, démangeaisons+++, zona+, mycoses, pied d'athlète
- Prévention moustiques, piqûres d'insectes (moustiques)
- Hypertension (traitement de terrain)

Ses voies d'utilisation et ses posologies

VOIE CUTANÉE

- *Adultes :* 3 gouttes pures pour applications locales.
  – Diluée à 20 % dans une HV pour massages.
- *Enfants :* 2 gouttes 3 fois par jour diluées dans une HV.

VOIE AÉRIENNE

- Diffusion en synergie : antimoustiques et pour clarifier l'esprit.

Mes conseils d'utilisation

- *Maux de gorge :* appliquer 2 gouttes sur la gorge et les maxillaires 3 fois par jour jusqu'à sédation de la douleur.
- *Tendinite :* appliquer en massage 5 gouttes diluées dans ½ cuillère à café d'HV d'arnica 2 fois par jour pendant 4 à 5 jours.
- *Torticolis aigu :* appliquer 2 gouttes + 2 gouttes d'HE de romarin à camphre + 2 gouttes d'HE de gaulthérie couchée diluées dans 10 gouttes d'HV d'arnica sur la nuque et les trapèzes matin et soir pendant 48 heures.
- *Névralgies intercostales :* appliquer 5 gouttes 1 à 2 fois par jour suivant la gravité du cas (résultat rapide) + bain aromatique : mélanger 10 gouttes + 3 gouttes d'HE de térébenthine diluées dans 1 cuillère à café de base pour bain et verser dans l'eau. Rester 30 minutes et en sortir sans se rincer.
- *Hypertension :* appliquer matin et soir 3 gouttes sur le plexus solaire ou le long de la colonne vertébrale pendant 1 semaine.

Contre-indications et mises en garde

- Non toxique en usage externe, **toxique** en usage interne. Peut être irritante en usage externe sur les peaux sensibles.

Associations suggérées

- *Anti-inflammatoires :* gaulthérie couchée, hélichryse italienne, HV arnica.
- *Insectifuges :* citronnelles, géranium rosat.

EUCALYPTUS GLOBULEUX

La spécialiste des bronches
Antiseptique respiratoire, très expectorante

Eucalyptus, gommier bleu
Eucalyptus globulus
Famille : Myrtacées
Origine géographique :
Australie, Tasmanie, bassin méditerranéen, Espagne, Portugal, France, Équateur, Brésil, Chine, Inde (Népal), Afrique, Madagascar

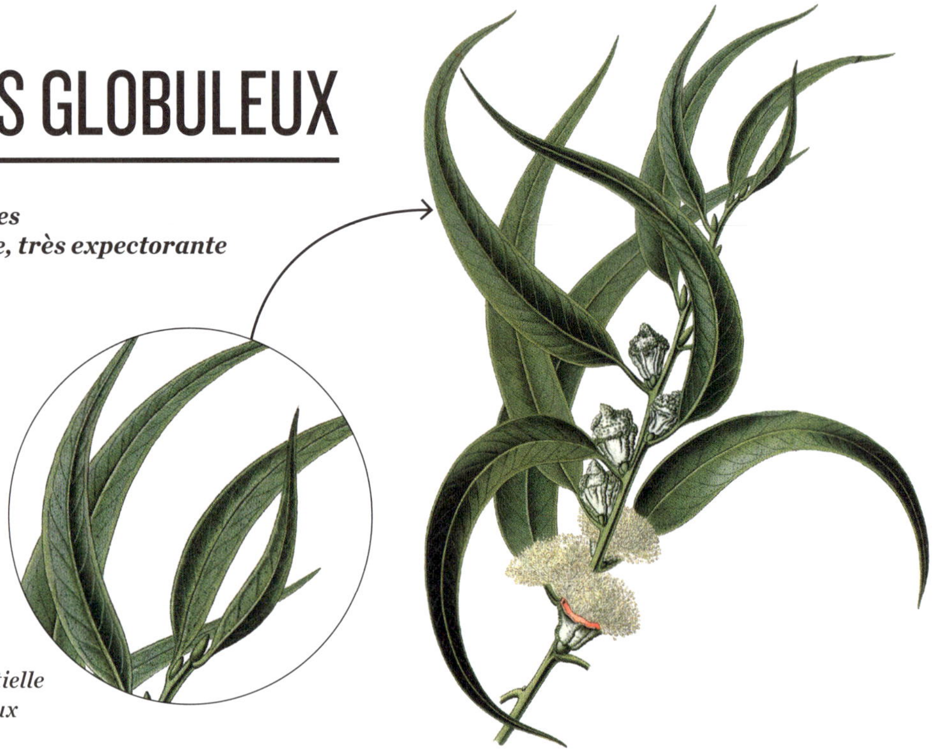

On extrait l'huile essentielle des feuilles et rameaux

➲ Le végétal

Grand arbre (50 mètres) originaire d'Australie, mais se développe dans de nombreux autres pays. Appelé globuleux à cause de la forme de son fruit. Écorce gris-bleu, longues feuilles gris-bleu également, étroites, lancéolées, très aromatiques, fleurs solitaires donnant des fruits en cônes. Pousse dans les zones marécageuses qu'il assèche car très assoiffé et donc prévient le paludisme dans ces régions tropicales.

➲ L'huile essentielle

- *Organe distillé :* feuilles fraîches et rameaux.
- *Couleur :* incolore à jaune clair.
- *Odeur :* fraîche bien connue, un peu camphrée, piquante et âcre.

Sa composition biochimique

- Oxyde terpénique : 1-8 cinéole 60 à 80 %
- Monoterpènes 5 à 20 % : pinène, limonène
- Sesquiterpènes
- Alcools : α-terpinéol
- Sesquiterpénols
- Aldéhydes, cétones (traces de pinocarvone)

Ses propriétés

- Anti-infectieuse des voies respiratoires : bactéricide (colibacille++, staphylocoque doré+++, pneumocoque, streptocoques), antiseptique aérienne+
- Puissante expectorante+++ et mucolytique : fluidifiante des sécrétions bronchiques, facilite leur élimination (crachats), décongestionnante des voies respiratoires, fébrifuge
- Assèche les bronches+ des personnes sensibles
- Fongicide+ (Candida++)
- Parasiticide
- Virucide++
- Anti-infectieuse cutanée
- Facilite l'oxygénation du sang
- Déodorante
- Insectifuge : moustiques, vermine

Ses indications

- Toute congestion respiratoire. C'est la plus efficace en cas d'infection pulmonaire :

à privilégier en cas d'infection ORL basse (bronches), refroidissement, bronchite+++, bronchite chronique, broncho-pneumonie+, catarrhe, rhinite, rhino-pharyngite+++, laryngite, sinusite+, otite, grippe++, amygdalite+, angine, insuffisance respiratoire, emphysème
- Adénite infectieuse
- Fièvre
- Inflammations cutanées d'origine bactérienne++ ou mycosique+++
- Cystites
- Jambes lourdes, rétention d'eau

Ses voies d'utilisation et ses posologies

VOIE ORALE

- 2 gouttes dans 1 cuillère à café de miel de thym ou de romarin, 4 fois par jour pendant 7 jours.

VOIE CUTANÉE

- 3 gouttes pures sur le thorax, le dos, autour des oreilles, sur le front, le bas-ventre.
  - Diluée à 20 % pour soins du corps ou massages.

VOIE AÉRIENNE

- *Fumigation ou inhalation :* 6 gouttes dans un 1 bol d'eau chaude. Respirer les vapeurs pendant 7 à 10 minutes. Ne pas sortir dans les 2 heures qui suivent.
- *Mouchoir :* 2 gouttes sur un mouchoir à respirer.
- *Diffusion atmosphérique :* en association avec ravintsara, encens, citron.

EN BAIN

- 15 gouttes diluées dans 1 cuillère à café de base pour bain à verser dans l'eau du bain. Se sécher sans se rincer.

VOIE RECTALE

- *Enfants de + de 7 ans :* 100 mg/suppositoire.
- *Adultes :* 150 mg/suppositoire.

Mes conseils d'utilisation

- *Jambes lourdes :* verser 5 gouttes dans une poignée de gros sel à jeter dans l'eau chaude (bidet, bassine) puis diluées à 20 % pour un massage des jambes, soit 5 gouttes dans 1 cuillère à café d'HV.
- *Infections ORL ou pulmonaires :* appliquer 3 gouttes pures sur le thorax, le dos, autour des oreilles, sur le front + 1 goutte sur un comprimé neutre à sucer 4 fois par jour pendant 5 jours.
- *Infections urinaires :* appliquer 3 gouttes diluées dans 3 gouttes d'HV sur le bas-ventre 3 fois par jour pendant 4 à 5 jours.
- *Refroidissement :* appliquer 3 gouttes diluées dans 1 cuillère à café d'HV sur thorax, le dos, le cou, derrière les oreilles 2 à 3 fois dans la journée.

Contre-indications et mises en garde

- C'est la plus efficace des HE en cas d'infection ORL basse (bronches) sévère, mais elle est délicate à utiliser : très asséchante, elle peut provoquer des quintes de toux.
- Elle est interdite aux bébés, aux jeunes enfants et aux asthmatiques.
- Réservée aux adultes et aux grands enfants.
- **Toxique** à doses élevées.
- Préférer l'HE d'eucalyptus radié, en général, plus douce, moins irritante des voies respiratoires.
- Ne pas l'associer à un traitement homéopathique.
- L'HE d'eucalyptus globuleux est souvent rectifiée par une deuxième distillation qui permet de standardiser son taux d'oxyde (1-8 cinéole) dans le but d'améliorer l'odeur, cela modifie donc sa composition biochimique et la rend moins active. Une HE doit contenir toutes ses molécules constitutives, même si certaines sont en quantité très faible.

Associations suggérées

- *Antiseptiques respiratoires :* saro, ravintsara, myrte, niaouli.

EUCALYPTUS « MENTHOLÉ »

Puissante antibactérienne et expectorante

Eucalyptus dives à pipéritone
Eucalyptus dives piperitoniferum
Famille : Myrtacées
Origine géographique : Australie du Sud-Est, Afrique du Sud

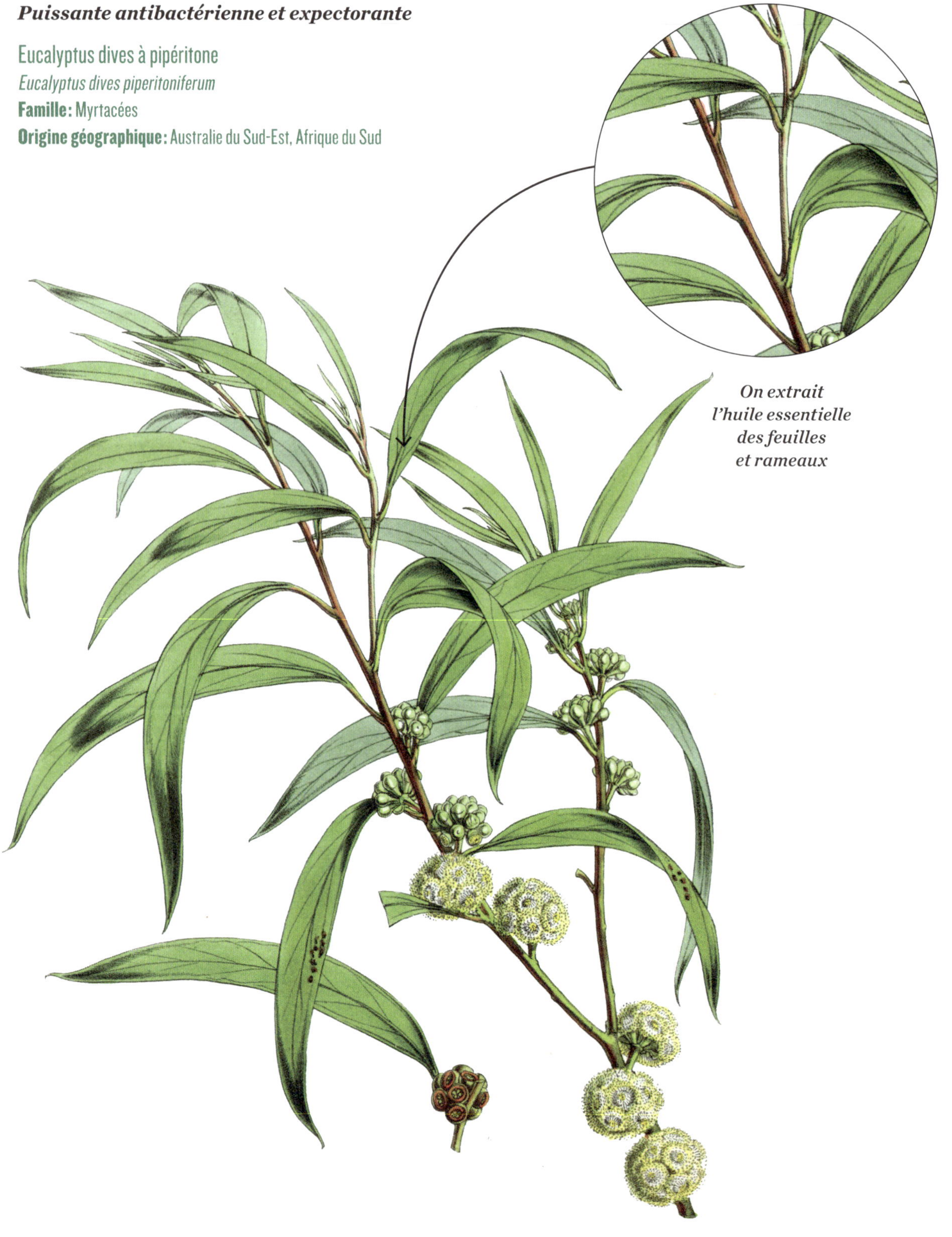

On extrait l'huile essentielle des feuilles et rameaux

➔ Le végétal

Petit arbre d'Australie du Sud-Est. Feuilles ovales et lancéolées à l'odeur épicée. Il sert à la production de menthol synthétique.

➔ L'huile essentielle

- *Organe distillé :* feuilles, rameaux.
- *Couleur :* incolore.
- *Odeur :* fraîche, poivrée, mentholée.

Sa composition biochimique

- Monoterpénones : pipéritone jusqu'à 35 à 50 %
- Monoterpènes : phellandrènes 30 % et sesquiterpènes
- Monoterpénols : linalol, pipéritol, terpinène-4-ol
- 0 menthol !

Ses propriétés

- Antiseptique respiratoire, gynécologique, urinaire
- Bactéricide ORL+++, expectorante et mucolytique+++, anticatarrhale+++
- Antiseptique des voies génitales : bactéricide génitale++
- Forte activité décongestionnante et antalgique dans les états inflammatoires
- Diurétique, draineuse de l'urée, de l'acide urique et régénératrice de la cellule rénale
- Élimine les excès de sébum, évite les rétentions lipidiques

Ses indications

- Bronchite++++, encombrement bronchique, angine cryptique+, otite+, sinusite+
- Inflammation de la muqueuse intestinale+
- Néphrite++, urémie++
- Vaginite+++, leucorrhées+++ (= pertes blanches)
- Cellulite++
- Acné, soins des peaux grasses

Ses voies d'utilisation et ses posologies

VOIE ORALE

- 1 à 2 gouttes 2 fois par jour pendant 7 jours.

VOIE CUTANÉE

- Diluée à 20 % en massages locaux.

VOIE AÉRIENNE

- *Inhalation :* 6 gouttes dans un bol d'eau chaude.

Mes conseils d'utilisation

- *Sinusite, otite, bronchite :* appliquer 2 gouttes diluées dans une HV sur les sinus, les maxillaires, autour des oreilles, sur le thorax 3 à 4 fois par jour pendant 4 à 5 jours + respirer 6 gouttes versées dans un bol d'eau frémissante pendant 10 minutes. Ne pas sortir dans les 2 heures qui suivent.
- *Vaginite, cystite, néphrite :* appliquer 3 gouttes diluées dans une HV sur le bas-ventre et les reins 3 fois par jour pendant 1 semaine.

Ses contre-indications et mises en garde

- Réservée aux adultes.
- **Neurotoxique** et **abortive** à fortes doses, elle est interdite aux femmes enceintes ou allaitantes, aux bébés, aux jeunes enfants et aux personnes diabétiques.
- Pas d'utilisation prolongée.

EUCALYPTUS RADIÉ

Confort respiratoire
Antiseptique respiratoire

Eucalyptus officinal
Eucalyptus radiata cineolifera
Famille : Myrtacées
Origine géographique : Australie, Afrique du Sud, Maroc, Madagascar, France, Espagne, Portugal, Italie, Amérique du Nord et du Sud, Asie
Autres eucalyptus : phellandra, smithii, staigeriana

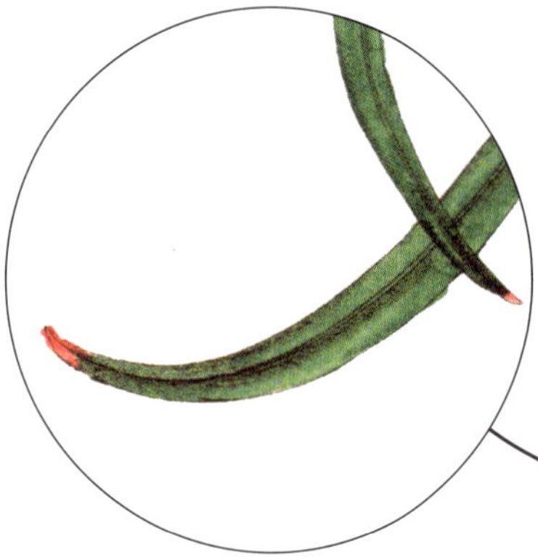

On extrait l'huile essentielle des feuilles

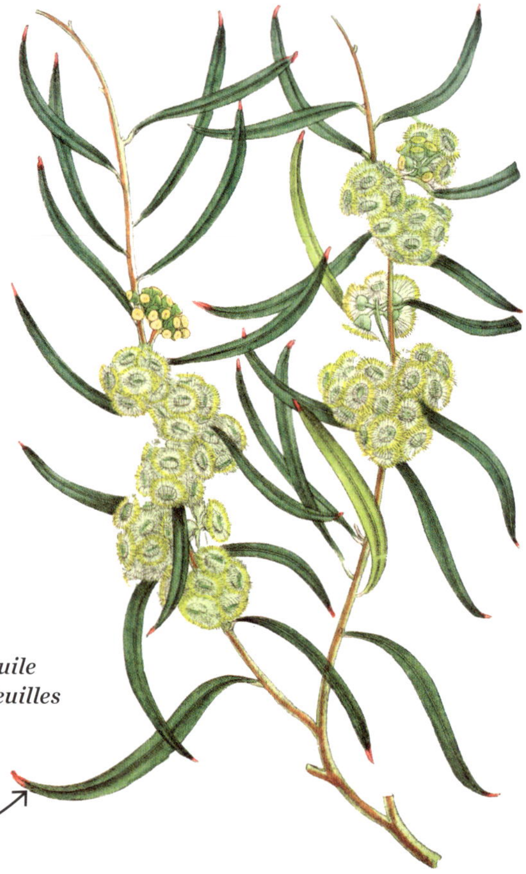

➔ LE VÉGÉTAL

Arbre plus petit que le globuleux (30 mètres), tronc gris bleu, feuilles persistantes, vert olive arrondies, puis lancéolées lorsqu'elles sont adultes, porteuses de glandes sécrétrices d'essence. Au froissement, odeur de menthe poivrée, de fruits, de piments. Comme le globuleux, il est originaire d'Australie, et d'Afrique du Sud, mais s'est très bien acclimaté à nos pays méditerranéens. Les koalas se nourrissent exclusivement de ses feuilles. Il apprécie les sols marécageux des hauteurs subtropicales qu'il draine en absorbant énormément d'eau, assainissant son environnement et contribuant à lutter contre la malaria.

➔ L'HUILE ESSENTIELLE

- *Organe distillé :* feuilles fraîches.
- *Couleur :* incolore à jaune pâle, fluide.
- *Odeur :* fine, fraîche, forte et camphrée, très agréable, caractéristique de l'eucalyptol. C'est de tous les eucalyptus, le plus doux et de meilleure odeur.

Sa composition biochimique

- Oxyde terpénique : 1-8 cinéole = « eucalyptol » 70 %
- Monoterpénols : 10 % α-terpinéol, géraniol, linalol
- Monoterpènes 10 %
- Aldéhydes 8 % : citrals : géranial, citronnellal
- Esters

Ses propriétés

- Antibactérienne++ : bactéricide+, antiseptique aérienne+++, aseptise l'atmosphère en période d'épidémie
- Décongestionnante des sinus, des muqueuses : aide à bien respirer

Excellente mucolytique et expectorante, décongestionnante nasale, fluidifiante :

favorise le confort et l'hygiène des voies respiratoires, nez, gorge, bronches. Empêche le nez de couler : anticatarrhale++++
- Antivirale+++, antifongique, fébrifuge, immunostimulante+++
- Antiseptique des voies urinaires
- Anti-inflammatoire, cicatrisante
- Tonique générale et psychique

Ses indications

- Toutes affections respiratoires virales ou bactériennes : refroidissement, rhume+++, bronchite+, toux+++, grippe+++, otite, rhino-pharyngite+, angine, fièvre, congestion respiratoire chronique
- Cystite, vaginite, endométriose
- Infections cutanées : acné...
- Fatigue chronique+ asthénie, frilosité

Ses voies d'utilisation et ses posologies

VOIE ORALE

- *Adultes :* 2 gouttes 3 fois par jour dans 1 cuillère à café de miel d'eucalyptus, de thym ou de romarin pendant 7 jours.
- *Enfants :* 1 goutte 3 fois par jour dans 1 cuillère à café de miel d'eucalyptus, de thym ou de romarin pendant 7 jours.

VOIE CUTANÉE

- *Adultes :* 3 gouttes pures pour applications très locales 3 fois par jour.
  - Diluée dans une HV pour massages.
- *Enfants :* 2 gouttes 3 fois par jour, diluées dans une HV.

VOIE AÉRIENNE

- *Diffusion :* 10 gouttes pures ou en synergie avec encens, pin, sapin, citron, ravintsara, pendant 10 minutes.
- *Sur un mouchoir :* verser 3 gouttes et respirer.
- *Inhalation :* 6 gouttes dans un 1 bol d'eau chaude. Respirer les vapeurs pendant 7 à 10 minutes. Ne pas sortir dans les 2 heures qui suivent.

EN BAIN

- 15 gouttes diluées dans 1 cuillère à café de base pour bain à verser dans l'eau du bain. Se sécher sans se rincer.

VOIE RECTALE

- *Bébés :* 50 mg/suppositoire.
- *Enfants :* 75 mg/suppositoire.
- *Adultes :* 150 mg/suppositoire.

Administrer 2 suppositoires par jour pendant 5 à 6 jours.

Mes conseils d'utilisation

- *Toux grasse :* 2 gouttes sur 1 cuillère à café de miel de thym à sucer 3 fois par jour pendant 5 jours.
- *Sinusite :* 1 goutte + 1 goutte d'HE de marjolaine des jardins sur un comprimé neutre à sucer 3 fois par jour pendant 5 jours.
- *Bronchite :* appliquer 3 gouttes + 3 gouttes d'HE d'arbre à thé sur le thorax 2 à 3 fois par jour pendant 5 jours.
- *Fièvre :* 2 gouttes sur un comprimé neutre à sucer 2 à 3 fois par jour + verser 10 gouttes diluées dans 1 cuillère à café de base pour bain dans l'eau du bain déjà coulé et y rester 20 minutes. En sortir sans se rincer.
- *Faiblesse immunitaire :* 2 gouttes sur un comprimé neutre à sucer 1 fois par jour pendant 10 jours par mois.

Ses contre-indications et mises en garde

- Pas de contre-indication pour cette HE très bien tolérée : c'est la plus facile à utiliser même chez les tout-petits.
- Très sûre d'emploi et très douce elle n'agresse pas la peau. Cependant chez les bébés et les jeunes enfants on la diluera à 50 % dans une HV avant l'application.
- Attention aux asthmatiques et aux épileptiques tout de même.

Associations suggérées

- Ravintsara, saro, niaouli, bois de Hô.

FENOUIL DOUX

Apéritive et digestive
Relaxe les intestins

Foeniculum vulgare var dulce, capillaceum
Famille : Apiacées
Origine géographique : Inde, Europe, Hongrie, France, Afrique du nord

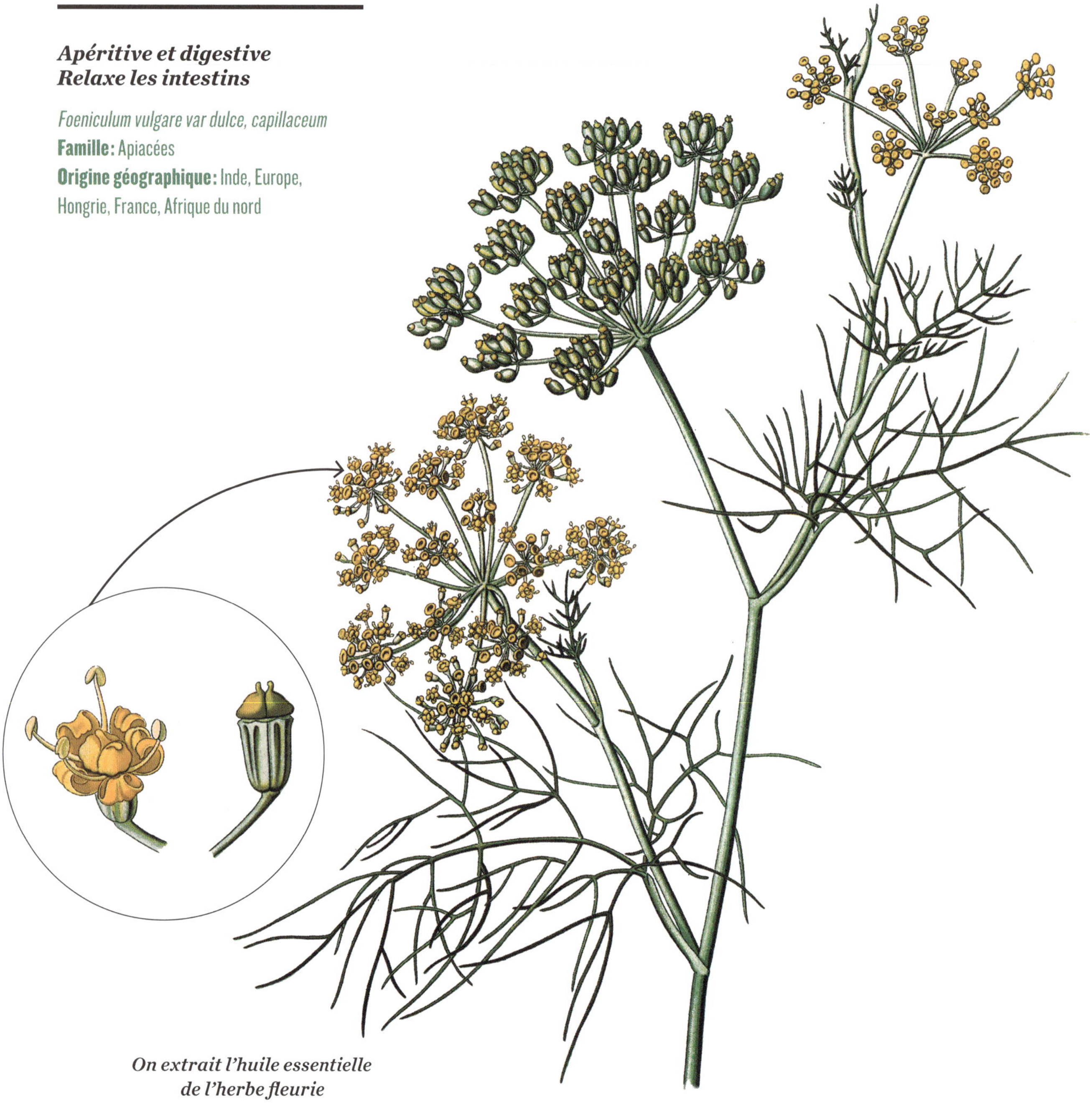

On extrait l'huile essentielle de l'herbe fleurie

➔ Le végétal

Plante annuelle, haute de 1,50 à 2 mètres, tiges en forme de bulbes, feuilles très fines à leur sommet, fleurs jaunes regroupées en ombelles. Il est connu depuis l'Antiquité pour ses propriétés thérapeutiques dans les troubles gastro-intestinaux et les affections des voies respiratoires.

➲ L'HUILE ESSENTIELLE

- *Organe distillé :* herbe fleurie.
- *Couleur :* incolore.
- *Odeur :* anisée, épicée, chaude, sucrée.

Sa composition biochimique

- Phénol méthyl-éthers : anéthol 50 à 70 %, méthyl chavicol = estragol
- Monoterpènes, monoterpénols, oxydes
- Furocoumarines et coumarines
- Aldéhydes
- Cétones

Ses propriétés

- Antispasmodique et analgésique digestive, cardiovasculaire, neuromusculaire+++, stimulante digestive, stimulante hépatobiliaire, cholagogue, cholérétique, carminative++, apéritive, cicatrisante de la muqueuse digestive, équilibre la flore intestinale
- Vermifuge
- Œstrogen-like+++, emménagogue, galactogène (= augmentation de la sécrétion lactée), facilite l'accouchement
- Psychoactive+++, tonique nerveuse, cardiaque, respiratoire
- Antispasmodique cardiovasculaire, neuromusculaire, analgésique
- Tonique cardiaque
- Diurétique+
- Bactéricide, antiseptique, anti-inflammatoire, antalgique, mucolytique, expectorante

Ses indications

- Troubles digestifs accompagnés de spasmes et tous troubles ayant trait à la digestion : digestions lentes, dyspepsies, aérophagie, gaz, flatulences, constipation, nausées, gastralgies, anorexie, colite, spasmes intestinaux, indigestion, verminoses, parasitoses
- Problèmes féminins : aménorrhée+++, absence de règles, règles irrégulières, règles douloureuses, oligoménorrhées+++ (= règles insuffisantes), préménopause, troubles de la ménopause, lactation insuffisante
- Cardialgies, palpitations, éréthisme cardiovasculaire
- Douleurs ostéoarticulaires, rhumatismes, lombalgies+, lumbago, crampes musculaires
- Toux spasmodiques, asthme+, bronchite asthmatiforme+, congestion pulmonaire++, dyspnée d'origine nerveuse+, spasmophilie+
- Cellulite

Ses voies d'utilisation et ses posologies

VOIE ORALE

- C'est la plus appropriée : 1 goutte 2 fois par jour pendant 7 jours.

VOIE CUTANÉE

- Diluée à 20 % en massages.

Mes conseils d'utilisation

- *Coliques du nourrisson :* appliquer 1 goutte diluée dans 5 gouttes d'HV sur le ventre après les repas.
- *Ballonnements (adultes) :* avaler 1 goutte en fin de repas.

Ses contre-indications et mises en garde

- **Toxique** à doses élevées : épileptisante. À utiliser sur une courte période ou avec un conseil professionnel.
- Mais massage du ventre du bébé colitique très possible.

Associations suggérées

- *Anticellulitiques :* cèdre de l'Atlas, pamplemousse, hélichryse italienne.

GAULTHÉRIE COUCHÉE ET GAULTHÉRIE ODORANTE

Les anti-inflammatoires

Wintergreen
Gaultheria procumbens
(=Gaultheria graveolens),
Gaultheria fragrantissima
Famille : Éricacées
Origine géographique :
Amérique du Nord, Canada (Gaulthérie couchée), Chine, Népal (Gaulthérie odorante)

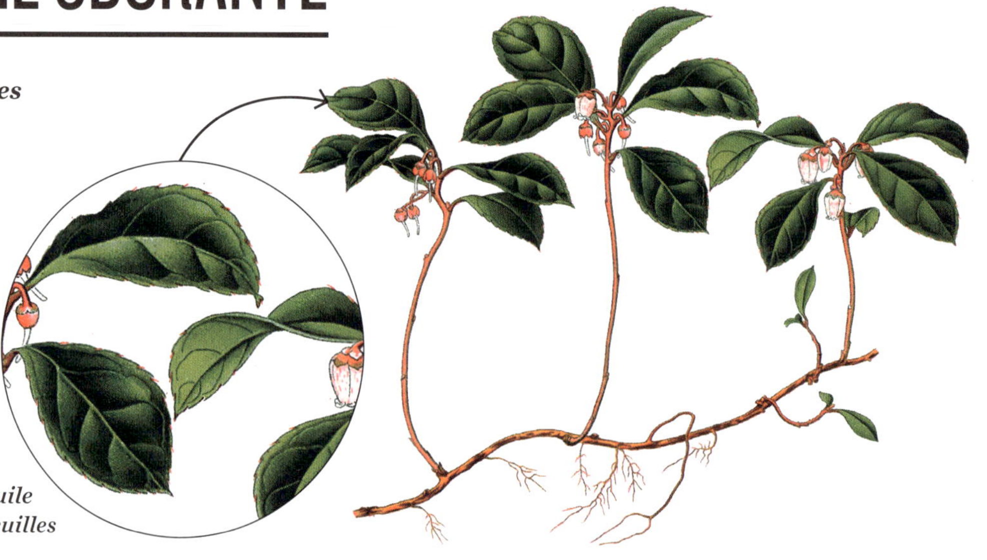

On extrait l'huile essentielle des feuilles

➔ Le végétal

Bruyère d'Amérique du Nord, petit sous-arbrisseau rampant de 15 cm de haut. Pousse dans les régions humides et froides, dans les bois et forêts, les marais acides et sablonneux. Larges feuilles persistantes, aux pétioles rouges, finement dentelées, groupées à l'extrémité des tiges raides, très odorantes quand on les brise. Fleurs blanches à rose pâle, en forme de petites clochettes solitaires et situées à la base des feuilles. Fruits : fausses baies rouges très odoriférantes en hiver. Les Amérindiens l'utilisent depuis des siècles pour soulager les douleurs articulaires et faire baisser la fièvre. Les Indiens, les Inuits du Canada l'utilisent pour ses propriétés antidouleur, antifièvre, pour lutter contre les migraines, les inflammations douloureuses de toutes origines. Au Canada, les infusions de feuilles se consomment couramment en boisson et en gargarismes.

➔ L'huile essentielle

• *Organe distillé :* parties aériennes, feuilles macérées préalablement 1 nuit dans l'eau chaude pour libérer le salicylate de méthyle, précurseur de l'aspirine.
• *Couleur :* incolore ou jaunâtre, parfois rougeâtre.
• *Odeur :* caractéristique très aromatique, chaude des vestiaires des sportifs, car elle entre dans la composition de nombreux baumes et lotions de massages.
• Rendement très bon, d'où son prix peu élevé.
• Ces deux HE peuvent se subtiliser sans crainte : même composition, mêmes propriétés, mêmes indications.

Leur composition biochimique

• Ester aromatique : salicylate de méthyle jusqu'à 99 %
• Sesquiterpènes, terpènes, esters, alcools

Leurs propriétés

• Puissantes antalgiques, antispasmodiques+++ et anti-inflammatoires+++ par voie percutanée :

c'est la friction ou le massage qui va libérer le salicylate de méthyle. Chauffent localement le muscle
- Fébrifuges, réchauffantes
- Vasodilatatrices+, permettent une meilleure circulation sanguine au niveau de la tête et du cœur, hypotensives
- Hépatoprotectrices et stimulantes+++, régénératrices de la cellule hépatique
- Draineuse urinaire (gaulthérie odorante)
- Enivrantes psychiques

Leurs indications

- Tous états inflammatoires : douleurs, tensions et crampes musculaires, tendinite, élongation, déchirure musculaire, entorse, douleurs ostéoarticulaires, arthrose, arthrite+, rhumatisme musculaire, rhumatisme, polyarthrite rhumatoïde+, épicondylite, mal de dos
- Sportifs : préparation à l'effort physique, réparation des dégâts, fractures
- Douleurs des règles, syndrome prémenstruel
- Douleurs de la cystite, colite néphrétique, crise de goutte, calculs
- Coronarite (crise et traitement)+++
- Hypertension
- Céphalées hépatiques ou circulatoires
- Petite insuffisance hépatique++

Leurs voies d'utilisation

VOIE ORALE

- Rarement : sur conseil médical, pour stimuler le foie. Mais attention : c'est de l'aspirine presque pure.

VOIE CUTANÉE

- *Adultes :* 3 gouttes pures sur une petite surface 3 fois par jour.
  - Diluée à 50 % pour applications locales, diluées à 0,5 % pour massages (1 ou 2 gouttes dans 1 cuillère à café d'HV), 3 fois par jour.
- *Enfants :* 2 gouttes 3 fois par jour diluées dans une HV.

Mes conseils d'utilisation

- *Tendinite, entorse, contusion :* appliquer 3 gouttes + 2 gouttes d'HE d'hélichryse italienne diluées dans 5 gouttes d'HV de millepertuis en massages 3 fois par jour pendant 1 semaine.
- *Sciatique :* appliquer 2 gouttes + 2 gouttes d'HE de lemongrass diluées dans 10 gouttes d'HV de millepertuis sur le trajet de la douleur 2 à 3 fois par jour.
- *Courbatures :* appliquer 2 gouttes diluées dans 10 gouttes d'HV d'arnica avant l'effort physique pour éviter les crampes, ou après pour les soulager.
- *Douleurs des règles :* appliquer 2 gouttes + 2 gouttes d'HE de sauge sclarée + 2 gouttes d'HE d'eucalyptus citronné diluées dans 10 gouttes d'HV de millepertuis sur le bas-ventre 2 à 3 fois par jour.

Leurs contre-indications et mises en garde

- Ces huiles essentielles sont interdites aux personnes allergiques à l'aspirine. Attention : ne pas les avaler sans le conseil d'un professionnel.
- Achetez vos HE de gaulthérie chez un professionnel de confiance, sinon risque d'ajout de salicylate de méthyle synthétique.
- Les diluer car leurs effets révulsifs et vasodilatateurs peuvent les rendre dermocaustiques si appliquées sur une surface étendue : 2 gouttes diluées dans 8 gouttes d'HV de calendula (adoucissante), de millepertuis (anti-inflammatoire), d'arnica (antalgique).
- Les molécules présentes à l'état de traces à côté du salicylate de méthyle rendent l'HE de gaulthérie bien tolérée par la peau.

Associations suggérées

- *Anti-inflammatoires* (tendinites, douleurs) : eucalyptus citronné, genévrier, katafray, lemongrass, citronnelles, hélichryse italienne dans HV d'arnica ou de millepertuis.

GENÉVRIER COMMUN

Anti-inflammatoire articulaire, tonique surrénalienne

Genévrier érigé
Juniperus communis var communis
Famille : Cupressacées
Origine géographique : pourtour Méditerranée, France, Balkans, Bulgarie, Slovénie, Crète, Italie, Espagne, Grèce, Autriche

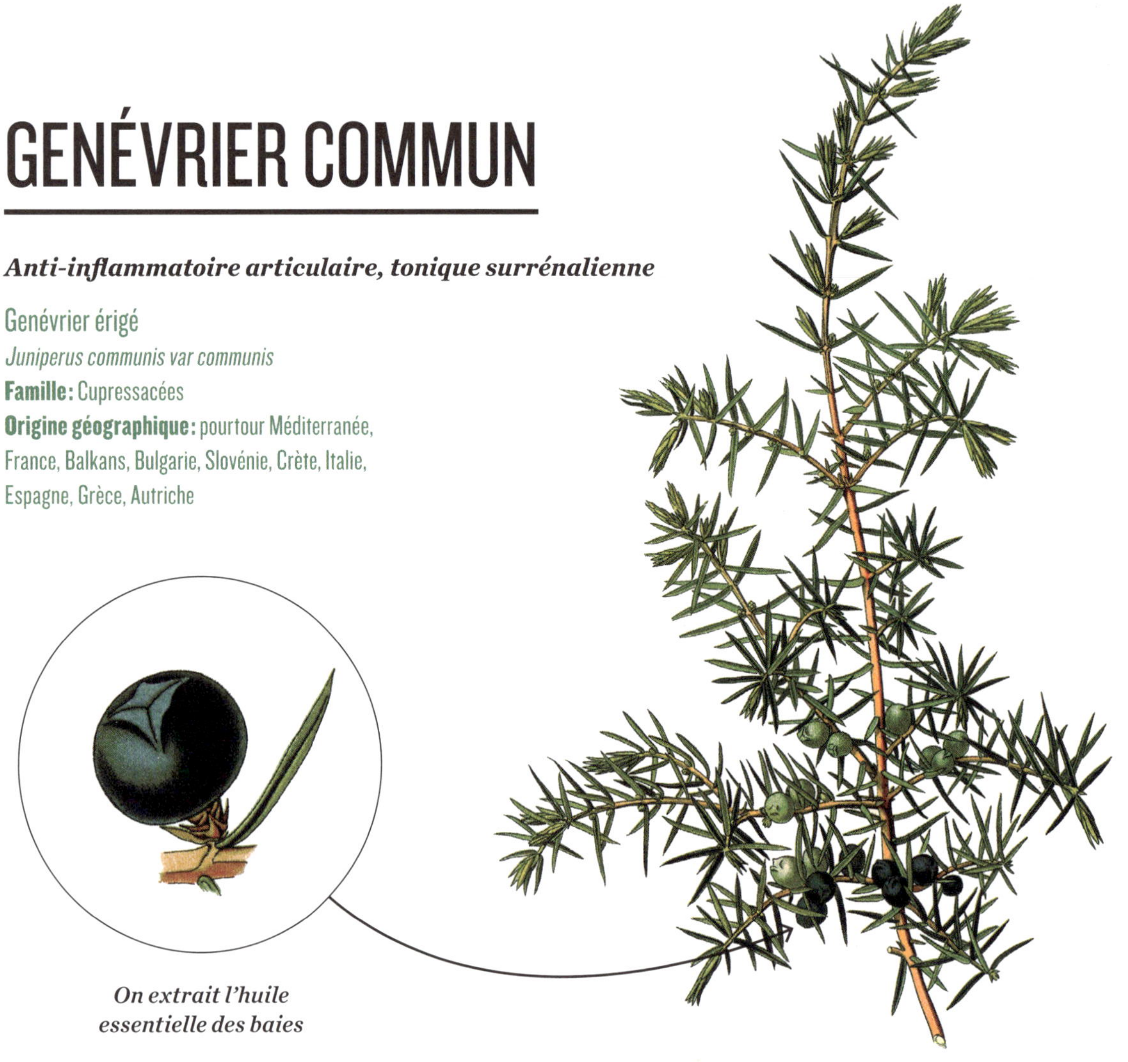

On extrait l'huile essentielle des baies

Le végétal

Arbuste touffu coutumier des sols secs pouvant atteindre 12 mètres de haut. Tronc brun rougeâtre. Bois imputrescible, feuilles très piquantes, persistantes comme celles du cyprès. Fleurs en cônes, fruits bleu noir à maturité, de la taille d'un petit pois. Les Romains déjà le brûlaient sur la voie publique en cas d'épidémies. Les grains de genièvre se rajoutent à la choucroute pour la parfumer et la rendre digeste. Et ils ont longtemps composé un vin médicinal diurétique.

L'huile essentielle

- *Organe distillé :* baies matures.
- *Couleur :* jaune vert.
- *Odeur :* balsamique, résineuse, boisée.
- Elle n'a rien à voir avec l'huile essentielle de cèdre de Virginie : *Juniperus virginiana.*

Sa composition biochimique

- Monoterpènes + 90 % et sesquiterpènes : pinènes, sabinène, myrcène, limonène, germacrènes
- Alcools : terpinène 1-ol-4
- Coumarines, esters, cétones

Ses propriétés

- Puissante décongestionnante veineuse et puissante tonique lymphatique

• Phlébotonique
• Décongestionnante du petit bassin
• Antiseptique urinaire et intestinale+++, diurétique+, antilithiasique, facilite le drainage rénal, préventive des cystites, calculs urinaires et biliaires
• Antalgique percutanée++, anti-inflammatoire++, stimule les surrénales.
• Antispasmodique digestive, détoxiquante++, tonique digestive
• Expectorante++
• Cicatrisante des muqueuses

Ses indications

• Fatigue musculaire, crampes, douleurs articulaires++: arthrose, arthrite+, polyarthrite+, goutte, rhumatismes inflammatoires++ et tous maux de l'appareil locomoteur se terminant par « ite » (= inflammation)
• Névrites
• Artériosclérose
• Bronchite, rhinite++
• Stase lymphatique, cellulite, rétention d'eau, œdèmes, jambes lourdes, varices, hémorroïdes+, lithiase rénale et biliaire+++
• Hypertrophie de la prostate
• Suites d'ulcères gastroduodénaux, de colopathies fonctionnelles, entérocolites, colites spasmodiques, fermentations intestinales
• Insuffisance hépatique

Ses voies d'utilisation et ses posologies

VOIE ORALE

• *Adultes :* 2 gouttes 3 fois par jour, en cures très courtes de 3 jours.
• *Enfants :* 1 goutte 3 fois par jour.

VOIE CUTANÉE

• *Adultes :* 3 gouttes 3 fois par jour diluées dans 15 gouttes d'HV pour massages du dos, du bas-ventre et du thorax.
• *Enfants :* 2 gouttes 3 fois par jour diluées dans 15 gouttes d'HV.

VOIE AÉRIENNE

• Diffusion pour les terpènes antiseptiques aériens : 10 gouttes pour 30 minutes de diffusion

EN BAIN

• 10 gouttes diluées dans 1 cuillère à café de base pour bain à verser dans l'eau du bain.

Mes conseils d'utilisation

• *Gastrite :* 2 gouttes sur un comprimé neutre à sucer 3 fois par jour pendant 7 jours.
• *Hypertrophie bénigne de la prostate :* 1 goutte + 1 goutte d'HE de laurier noble sur un comprimé neutre à sucer 3 fois par jour pendant 3 jours + en applications sur le bas-ventre diluée à 20 % pendant 20 jours.
• *Colopathie fonctionnelle :* 1 goutte + 1 goutte d'HE de basilic exotique sur un comprimé neutre à sucer 3 fois par jour pendant 3 jours + appliquer 2 gouttes d'HE de genévrier sur l'abdomen et le dos au niveau des lombaires.
• *Cellulite :* appliquer en massages 4 gouttes diluées dans 20 gouttes d'HV de calophylle matin et soir + bain : 15 gouttes diluées dans 1 cuillère à café de base pour bain, masser les zones cellulitiques sous l'eau, 2 jours par semaine pendant 3 mois.

Ses contre-indications et mises en garde

• Ne pas surdoser ni prolonger les cures par voie orale, surtout si néphrite.
• Cette huile essentielle est interdite pendant le 1er trimestre de la grossesse, aux femmes allaitantes, aux bébés et aux jeunes enfants.

Associations suggérées

• *Massage digestif, anticolitique :* basilic exotique.
• *Anti-inflammatoires :* gaulthérie couchée, eucalyptus citronné, katafray.

GÉRANIUM ROSAT BOURBON

Cœur, peau, système endocrinien

Géranium odorant var Bourbon

Pelargonium asperum var Bourbon = Pelargonium graveolens var Bourbon = Pelargonium roseum

Famille : Géraniacées

Origine géographique : Île de La Réunion, Madagascar

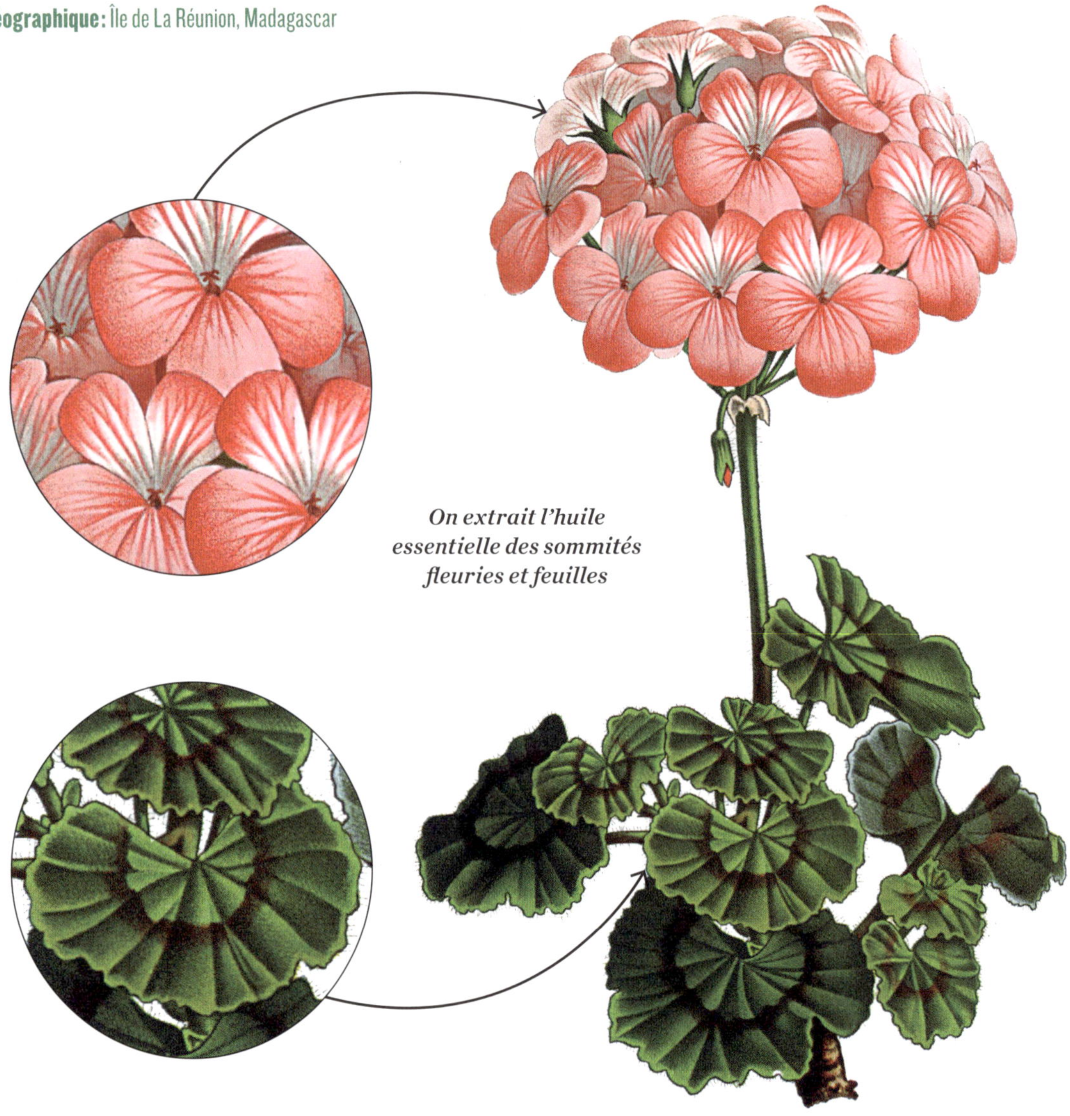

➔ Le végétal

Plante herbacée, buissonnante, de 80 cm de haut, à petites fleurs frêles roses.

➔ L'huile essentielle

- *Organe distillé :* sommités fleuries, feuilles.
- *Couleur :* jaunâtre à verdâtre.
- *Odeur :* fleurie, nuance verte et balsamique, rappelant la rose.

Sa composition biochimique

- Alcools monoterpéniques 65 % : citronnellol, géraniol, linalol, menthol, nérol, terpinéol
- Esters 30 % : formiates, acétates, butyrates, tiglates de citronnellyle et géranyle
- Aldéhydes 10 % : géranial, néral
- Terpènes, cétones, composés sulfurés et azotés, oxydes, sesquiterpènes

Ses propriétés

- Régénératrice cutanée++, prévient le vieillissement prématuré de la peau, tonique astringente cutanée, régulatrice des glandes sébacées
- Cicatrisante, vulnéraire, hématomes, radiodermite, escarres
- Anti-infectieuse++, bactéricide+, fongicide++ (*Candida albicans*), virucide + insectifuge
- Immunomodulante, endocrinomodulante
- Rééquilibrante nerveuse+++, antispasmodique+++, anxiolytique+, relaxante+++, tonique, harmonisante, freine la production des catécholamines (hormones du stress), régulatrice cardiovasculaire, du rythme cardiaque, de la tension qui fluctue, calme les palpitations
- Anti-inflammatoire++, antalgique+
- Stimulante hépatopancréatique++, détoxiquante+
- Hémostatique+++, phlébotonique++, lymphotonique++

Ses indications

- Entretien de la peau vieillissante+++, peau abîmée, stressée
- Dermatoses bactériennes+++, acné+, psoriasis+, eczéma+, impétigo+, plaie+, coupure+, irritations cutanées, prurit+, intertrigo, mycoses cutanées+ et unguéales
- Vergetures (prévention)
- Hémorroïdes (prurit)+++, varices, ulcère variqueux
- Lymphœdème, saignement de nez
- Fatigue nerveuse, agitation++, surexcitation++, anxiété++, colite nerveuse+++, dépression, sevrage de toxicomanie, respiration
- Insuffisance hépatopancréatique+++
- Diabète de type 2
- Troubles cardiovasculaires non organiques
- Diffusion insectifuge (moustiques)
- Rhumatismes, douleurs ostéoarticulaires+

Ses voies d'utilisation et ses posologies

VOIE ORALE

- 2 gouttes 3 fois par jour pendant 10 jours.

VOIE AÉRIENNE

- Diffusion atmosphérique : 10 gouttes pour 30 minutes de diffusion.

Mes conseils d'utilisation

- *Pour éloigner les moustiques :* diffusion atmosphérique en synergie avec l'HE de citronnelle.
- *Comme hémostatique, désinfectante et cicatrisante d'une plaie sanguinolente* : appliquer 1 goutte + 1 goutte d'HE de ciste ladanifère pures sur la plaie.
- *Saignement de nez :* 1 goutte sur une mèche de coton à insérer dans la narine qui fuit.
- *Troubles de l'humeur :* inhalation – verser 6 gouttes dans un 1 bol d'eau frémissante. Respirer les vapeurs pendant 7 à 10 minutes. Ne pas sortir dans les 2 heures qui suivent.
- *Diabète :* 1 goutte sur un comprimé neutre à sucer aux 3 repas pendant 10 jours par mois.

Ses contre-indications et mises en garde

- Pas de contre-indications majeures.

GÉRANIUM ROSAT CV D'ÉGYPTE

La beauté, la peau

Géranium odorant cv Égypte, herbe-à-Robert, bec-de-grue
Pelargonium asperum cv Egypte
=Pelargonium graveolens cv Egypte
Famille : Gérianacées
Origine géographique :
Égypte, Chine, Maroc

On extrait l'huile essentielle des feuilles

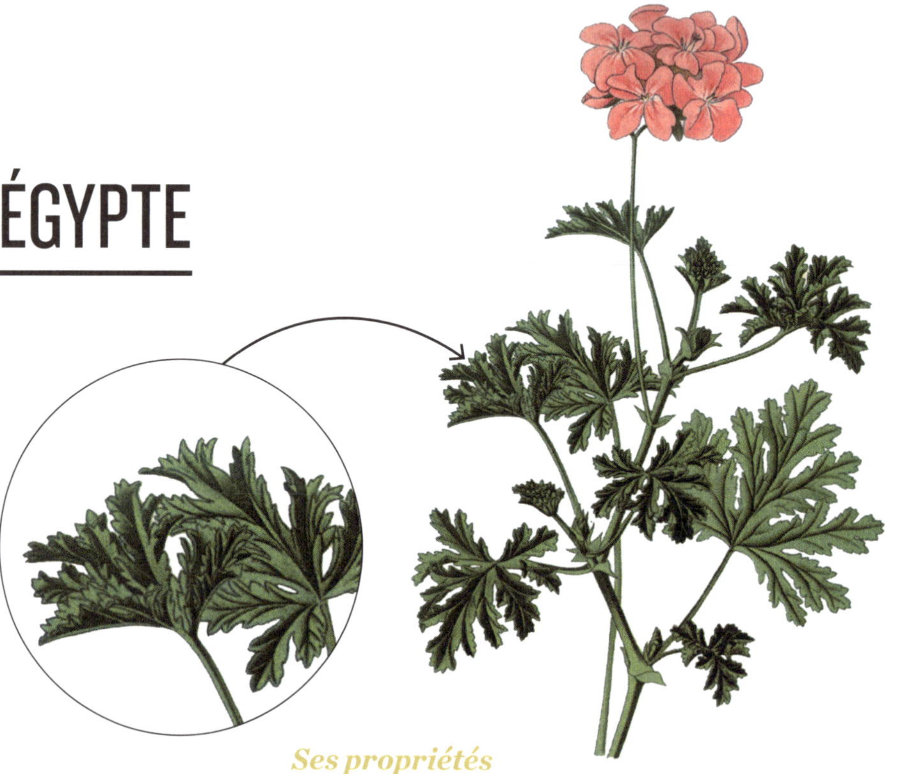

➔ LE VÉGÉTAL

Plante ligneuse, rustique, pousse en touffes. Longues feuilles vertes dentelées à trois lobes, nervures rougeâtres, très découpées, duveteuses. Bourgeons roses. Petites fleurs blanches roses ou rouges, arrondies, divisées en 5 pétales. À l'état sauvage en Afrique australe, il est cultivé par bouturage depuis son arrivée en Europe.

➔ L'HUILE ESSENTIELLE

• *Organe distillé :* feuilles fraîches.
• *Couleur :* jaune, vert clair.
• *Odeur :* florale, douce, sucrée rappelant celle de la rose.

Sa composition biochimique

• Monoterpénols 50 % : citronellol, géraniol, linalol, terpinéol
• Esters terpéniques 25 % : formiates, acétates, butyrates, tiglates, de citronellyle, de géranyle, de néryle
• Cétones : isomenthone 7 %
• Terpènes, oxydes, sesquiterpènes et sesquiterpénols, aldéhydes

Ses propriétés

Les mêmes, un peu moins marquées, que le géranium Bourbon.
• Tonique circulatoire, décongestionnante
• Anti-infectieuse+++, bactéricide+++, antifongique++
• Cicatrisante et purifiante cutanée, protectrice cutanée, tonique astringente cutanée+++, bonne anti-âge cutanée, favorise la fermeté des tissus, de la peau, embellit le teint
• Antalgique++, anti-inflammatoire
• Répulsive pour les insectes et parasites
• Remarquable équilibrante hormonale et nerveuse+++, apaisante, calmante, antispasmodique
• Aide à réguler la glycémie et le poids
• Hémostatique (bien que moins active que la variété Bourbon)
• Bonne tonique utérine, favorise les contractions au cours de l'accouchement

Ses indications

Les mêmes que le géranium Bourbon, un peu moins actives sauf pour les soins de la peau
• Petits traumatismes et dermatoses infectieuses+++ : acné surinfectée+++, eczéma, démangeaisons, mycoses,

impétigo++, plaies infectées, coupures, brûlures, égratignures, cloques, piqûres d'insectes, de scorpion…
• Mycoses cutanées
• Vieillissement cutané, rides, teint terne, taches de vieillesse, vergetures (préventif)
• Cellulite, rétention d'eau, surpoids
• Sécheresse de la bouche par déséquilibre neurovégétatif
• Transpiration excessive, odeurs de transpiration des pieds
• Infections urinaires, intestinales, pulmonaires
• Mycoses digestives, vaginales
• Hémorragie, saignement excessif, règles très abondantes, gencives qui saignent
• Hémorroïdes, lymphœdème, hypertrophie de la prostate
• Accouchement (faciliter)
• Prévention des varices
• Prévention moustiques, poux, puces
• Stress et crises d'angoisses, nervosité, fatigue nerveuse
• Douleurs tendino-musculaires
• Diabète en association au traitement allopathique, surpoids

Ses voies d'utilisation et ses posologies

VOIE ORALE

• *Adultes :* 1 à 2 gouttes 3 fois par jour pendant 7 jours.

VOIE CUTANÉE

• *Adultes :* 3 gouttes pures sur le plexus nerveux ou sur une plaie.
  – Diluée dans une HV à 20 % pour un massage, à 5 % pour le visage, 3 fois par jour.
• *Enfants :* 2 gouttes diluées dans une HV 3 fois par jour.

VOIE AÉRIENNE

• *Diffusion :* quelques gouttes pures ou en synergie.

EN BAIN

• 10 gouttes diluées dans 1 cuillère à café de base pour bain à verser dans l'eau du bain.

EN BAIN DE BOUCHE

• 4 gouttes + dispersant.

Mes conseils d'utilisation

• *Pour éloigner les insectes :* 2 gouttes sur le cou, les poignets, les chevilles.
• *Piqûre d'insecte :* 1 goutte pure sur la piqûre à renouveler 2 à 3 fois.
• *Brûlure légère :* appliquer 1 goutte +1 goutte d'HE de lavande officinale diluées dans 5 gouttes d'HV de millepertuis sur la zone atteinte 2 fois par jour
• *Mycose cutanée :* appliquer 2 gouttes + 2 gouttes d'HE d'arbre à thé diluées dans 5 gouttes d'HV de macadamia sur la zone infectée 3 fois par jour.
• *Vieillissement de la peau du visage – prévention :* ajouter 1 goutte à la dose quotidienne de crème ou dans quelques gouttes d'huile de bourrache ou de rose musquée à appliquer matin et soir.
• *Vergetures – prévention :* appliquer 5 gouttes diluées dans 2 cuillères à café d'HV de calophylle en massages des zones à risque matin et soir après la toilette.

Ses contre-indications et mises en garde

• Pas de contre-indications majeures.

Mon avis

On utilisera plutôt la variété d'Égypte pour les soins quotidiens de la peau et le géranium var. Bourbon pour ses propriétés hépato et pancréa-stimulantes, pour l'hémorragie et le diabète.

Associations suggérées

• *Pour les soins de beauté :* bois de rose ou de Hô, ciste ladanifère, palmarosa, patchouli + huile de rose musquée.

GINGEMBRE

L'épicurien
Aphrodisiaque
Puissante action digestive, antinausées, anticonstipation, anti-inflammatoire

Zingiber officinale
Famille : Zingibéracées
Origine géographique : Chine, Inde, Japon, Indonésie, Malaisie, Ceylan, Madagascar, Afrique noire, France (région de Montpellier)

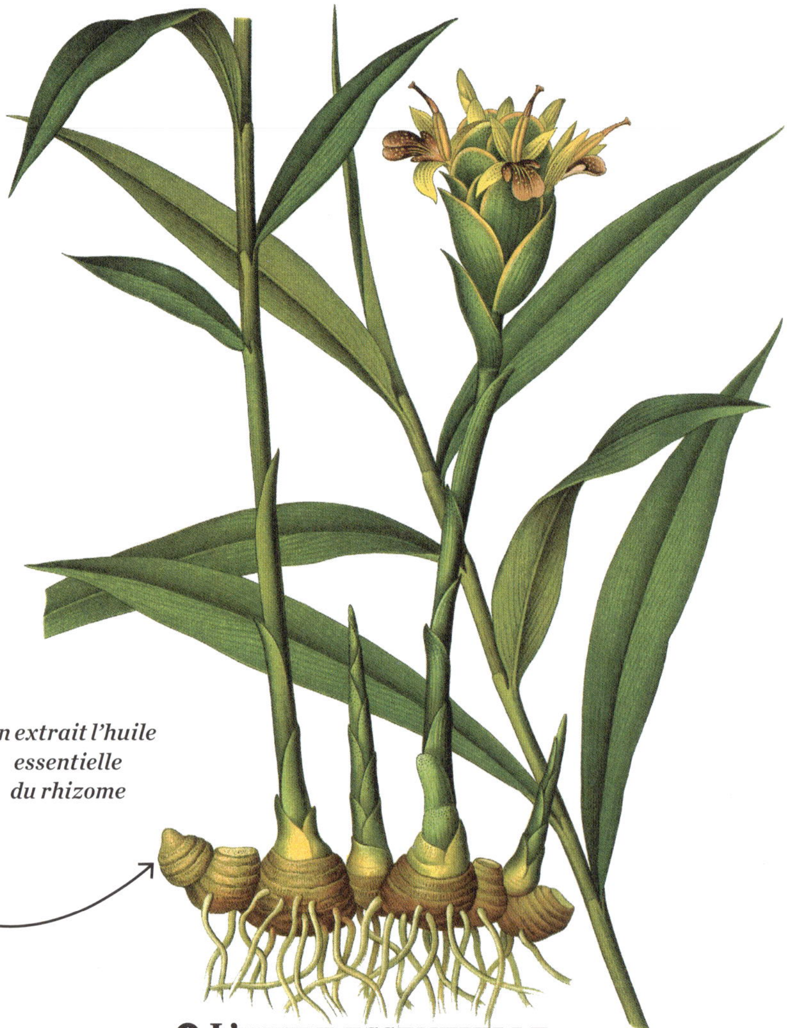

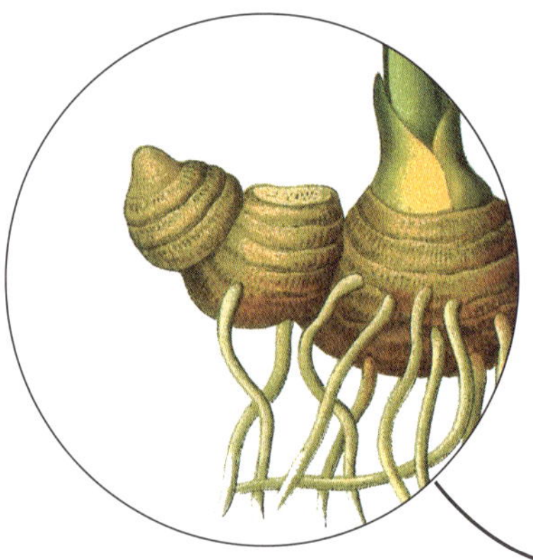

➔ Le végétal

Grande plante tropicale, originaire d'Inde, vivace, herbacée, haute de 50 cm, qui renouvelle sa partie aérienne chaque année. Ses feuilles persistantes, lancéolées, étroites, sont très odoriférantes lorsqu'on les froisse entre les doigts. Fleurs à sépales jaune vert et à pétales roses, évoquant ceux des orchidées. Son rhizome très développé, charnu et noueux est universellement utilisé en cuisine comme épice aromate au même titre que le girofle, la cannelle ou le poivre, tout comme en médecine pour soigner les troubles digestifs, les nausées de la femme enceinte, et pour ses propriétés aphrodisiaques. Le gingembre symbolise la force, la sécurité, l'amour.

➔ L'huile essentielle

- *Organe distillé :* rhizome frais ou séché broyé.
- *Couleur :* jaune à orange clair.
- *Odeur :* piquante, chaude, épicée, fruitée, un peu citronnée si issue du rhizome frais.

Sa composition biochimique

- Sesquiterpènes 60 % : zingibérène 30 %, curcumène, farnésène, bisabolènes
- Monoterpènes 15 % : pinènes, camphène, limonène, phellandrène
- Aldéhydes, oxydes (1-8 cinéole), alcools, sesquiterpénols, esters, cétones (traces)

Ses propriétés

• Anti-inflammatoire douce de la muqueuse digestive+++
• Stimulante digestive+++, apéritive++, carminative+++, active le transit intestinal, soulage les nausées
• Tonique sexuelle+++, aphrodisiaque+++, réveille la libido chez les deux sexes
• Tonique physique et psychique vitalisante, rééquilibrante, antidépressive, stabilisante
• Décongestionnante veineuse et lymphatique+++
• Antivirale, anticatarrhale, expectorante+
• Tonique capillaire, stimule la pousse du cheveu

Ses indications

• Troubles digestifs+++, constipation+++, colite, spasmes intestinaux, colopathies, maux de ventre chez l'enfant, ballonnements, dyspepsies+++, flatulences+, inappétence+++, nausées postopératoires, de la grossesse+, mal des transports+, œsophagite, gastrite, suites d'ulcères gastroduodénaux
• Fatigue physique, mentale, nerveuse, surmenage, épuisement, stress, manque de confiance en soi, froideur, absence de sentiments, manque d'enthousiasme, de motivations, d'envies, déprime, repli sur soi, découragement, besoin de piquant, de variété, le désir d'échanger, fatigue sexuelle, impuissance+++, frigidité, activités routinières
• Varices, œdème, fragilité capillaire
• Chute de cheveux, cheveux mous, atones

Ses voies d'utilisation et ses posologies

VOIE ORALE

• *Adultes :* 2 gouttes 3 fois par jour pendant 7 jours en cas de troubles digestifs.
• *Enfants :* 1 goutte 3 fois par jour pendant 7 jours.

VOIE CUTANÉE

• *Adultes :* 3 gouttes 3 fois par jour diluées dans une HV à 20 % pour massage amoureux, soit 2 ml d'HE pour 1 flacon de 10 ml.
• *Enfants :* 2 gouttes 3 fois par jour diluées dans une HV.

VOIE AÉRIENNE

• Diffusion dynamisante, chaleureuse : 10 gouttes pour 30 minutes de diffusion.

Mes conseils d'utilisation

• *Brûlures d'estomac, digestion lente :* 1 goutte + 1 goutte d'HE de menthe poivrée sur un comprimé neutre à sucer 2 fois par jour pendant 5 jours.
• *Nausées même chez la femme enceinte :* 1 goutte sur un comprimé neutre à sucer le matin avant le lever et à renouveler selon les besoins + appliquer 2 gouttes sur le cou.
• *Chute de cheveux :* ajouter 2 gouttes dans la dose de shampooing + masser le cuir chevelu avec 2 gouttes diluées dans 10 gouttes d'HV de jojoba 1 soir sur 2.
• *Pour stimuler la libido :* appliquer 3 gouttes diluées dans ½ cuillère à café d'HV de calophylle en massage du bas du dos 2 fois par jour.

Ses contre-indications et mises en garde

• Pas de contre-indications majeures.

Mon avis

• Très douce, cette HE n'irrite pas la peau.
• Le gingembre est, avec le poivre, l'épice la plus anciennement utilisée (Moyen Âge) : 1 goutte d'HE pour un plat pour 5 personnes.
• L'HE de gingembre intervient dans de nombreux parfums pour les deux sexes.

Associations suggérées

• *Pour la sexualité* : cannelle, ylang-ylang.
• *Réchauffantes :* poivre noir, curcuma, giroflier.

GIROFLIER

L'HE du dentiste
Anti-infectieuse puissante, antalgique dentaire

Clou de girofle
Syzygium aromaticum = Eugenia caryophyllata ou caryophyllus
Famille : Myrtacées
Origine géographique : Madagascar, Indonésie, Moluques, Philippines, Tanzanie, Ceylan, Inde, Chine, Portugal, Antilles, Brésil

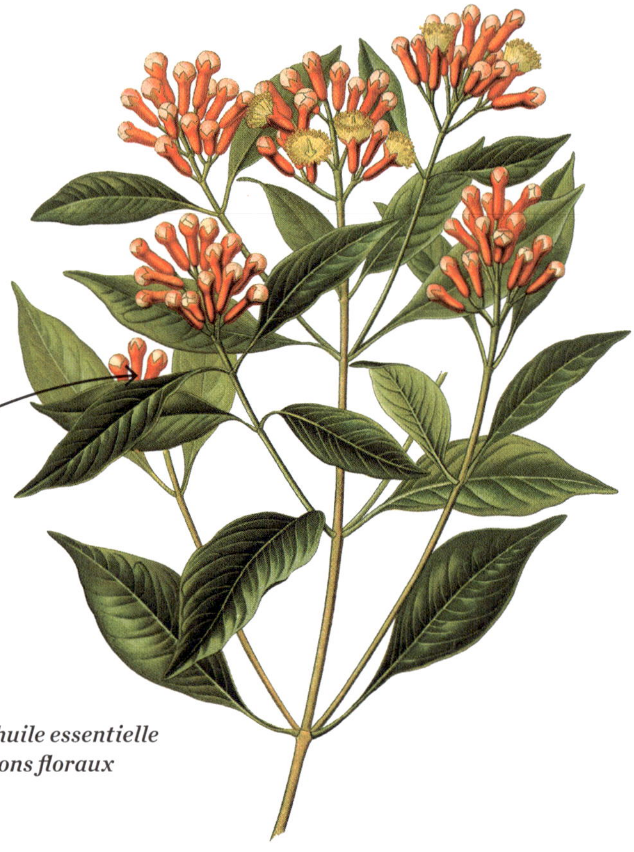

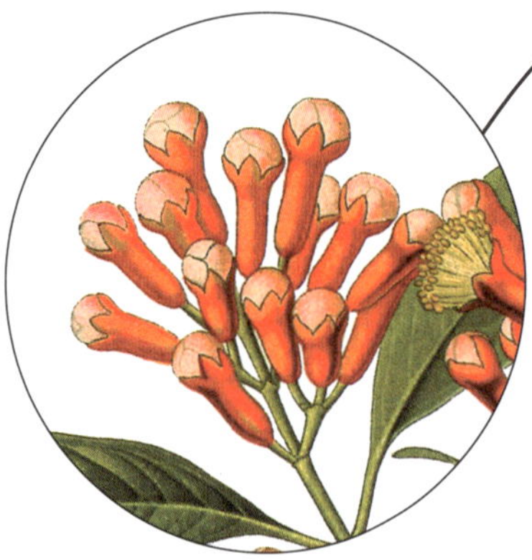

On extrait l'huile essentielle des boutons floraux

➔ Le végétal

Grand arbre tropical sauvage originaire d'Indonésie, peut atteindre 20 mètres. Feuilles persistantes, très denses, opposées, coriaces. Fleurs rougeâtres en forme de clous, pétales blanc crème. Fruits à 1 seule graine, nommés clous de girofle, vert qui vire au noir en séchant au soleil. Il a été utilisé depuis les temps les plus anciens par les Chinois en cuisine comme aromate et chez nous il est un des ingrédients du pain d'épices, également en médecine pour ses propriétés anti-infectieuses et analgésiques dentaires. Le giroflier symbolise la vivacité d'esprit, la communication rapide et fluide. Il est utilisé dans les rites d'exorcisme.

➔ L'huile essentielle

- *Organe distillé :* boutons floraux ou « clous de girofle » séchés.
- *Couleur :* jaune à brun clair.
- *Odeur :* puissante, piquante, chaude, poivrée, épicée.

Sa composition biochimique

- Phénols : eugénol 70 à 80 %
- Esters : acétate d'eugényle 20 %
- Alcools, terpènes, oxydes, sesquiterpènes : caryophyllènes

Ses propriétés

- Anti-infectieuse puissante+++ : très antiseptique+ et antibactérienne à large spectre+++, fongicide+++, virucide+++, antiparasitaire++, immunostimulante
- Anti-inflammatoire+, analgésique puissante+++, effet chauffant et décontractant, antalgique odontalgique+, cautérisante cutanée et pulpaire, anesthésiante dentaire+++
- Désinfectante intestinale, parasiticide intestinale, tonique digestive
- Tonique générale+++, physique et nerveuse, sexuelle, neurotonique, redonne de l'énergie

à un organisme fatigué, antidépressive, légère aphrodisiaque, hypertensive
• Favorise les contractions utérines : utérotonique+ (prépare à l'accouchement), prévient les infections des suites d'accouchement

Ses indications

• Bouche : douleurs et infections dentaires+++ et de la cavité buccale : stomatite, abcès dentaire, névralgies odontologiques+++, « rages de dents », carie, aphte, suites d'extraction
• Toute infection coriace, bactérienne, fongique, virale
• Infections ORL : refroidissement, angine, sinusite, bronchite, grippe, amygdalite+++, broncho-pneumopathie infectieuse, tuberculose++
• Infections intestinales, parasites, diarrhées infectieuses, diarrhées post-antibiotiques, entérocolite bactérienne+++, spasmodique+++, virale+++, crampes d'estomac, choléra++, paludisme+, amibiase, dysenterie, hépatite virale en association avec les traitements conventionnels
• Infections cutanées : acné, zona, mycoses, mycose unguéale, herpès, gale+ et autres affections parasitaires cutanées
• Infections urogénitales : salpingite+++, cystite++, métrite+++, préparation à l'accouchement, accouchement difficile
• Thyroïde déréglée
• Fatigue intense, asthénie profonde, physique et intellectuelle, surmenage, manque de mémoire, hypotension, hypersensibilité
• Douleurs articulaires : arthrite, rhumatismes, névrite virale (zona), névralgies+
• Coupe-faim (voie aérienne)

Ses voies d'utilisation et ses posologies

VOIE ORALE (LA PLUS APPROPRIÉE)

• *Adultes :* 1 goutte 3 fois par jour pendant 5 jours.

VOIE CUTANÉE

• Application sur muqueuses ou peau : très diluée.

Mes conseils d'utilisation

• *Gingivite :* (adultes) mélanger 1 goutte + teinture-mère de calendula ou HV d'olive + eau tiède en gargarismes 3 fois par jour pendant 3 à 4 jours.
• *Aphte :* (adultes) appliquer 1 goutte pure ou diluée dans 2 gouttes d'HV d'olive sur l'aphte au doigt ou au Coton-Tige 3 fois par jour pendant 2 à 3 jours.
• *Diarrhées :* (adultes) 1 goutte + 1 goutte d'ess. de citron jaune sur un comprimé neutre à sucer 3 fois par jour pendant 5 jours.
• *Coupe-faim :* respirer au flacon un mélange à parties égales de giroflier et de cannelle, plusieurs fois par jour.

Ses contre-indications et mises en garde

• Elle est réservée à l'adulte, par voie orale, en cures courtes (7 jours).
• Elle est très **dermocaustique** : la diluer fortement. Pas d'application pure, pas de diffusion seule.
• Attention : le giroflier peut augmenter le désir de la drogue.
• Ne l'utiliser qu'à très faible dose si grossesse, allaitement : 1 ou 2 gouttes diluées dans une HV.
• Préférer l'HE de clou de girofle à celle de feuilles plus riche en eugénol, donc plus dermocaustique.

Mon avis

• Cette huile essentielle est très peu onéreuse car d'un très bon rendement : 7 kg de clous donnent 1 kg d'HE.
• Des études sont en cours concernant ses éventuelles propriétés anticancéreuses.

Associations suggérées

• *Détoxifiantes de la sphère digestive :* curcuma, gingembre, menthe, citron.

HÉLICHRYSE ITALIENNE

L'antihématome miraculeuse ou l'huile du boxeur

Immortelle
Helichrysum italicum ssp serotinum
Famille : Astéracées
Origine géographique : pourtour de la Méditerranée – Corse, Sicile, Sardaigne, Italie, Espagne
– Europe de l'Est
– Balkans, Slovénie, Croatie

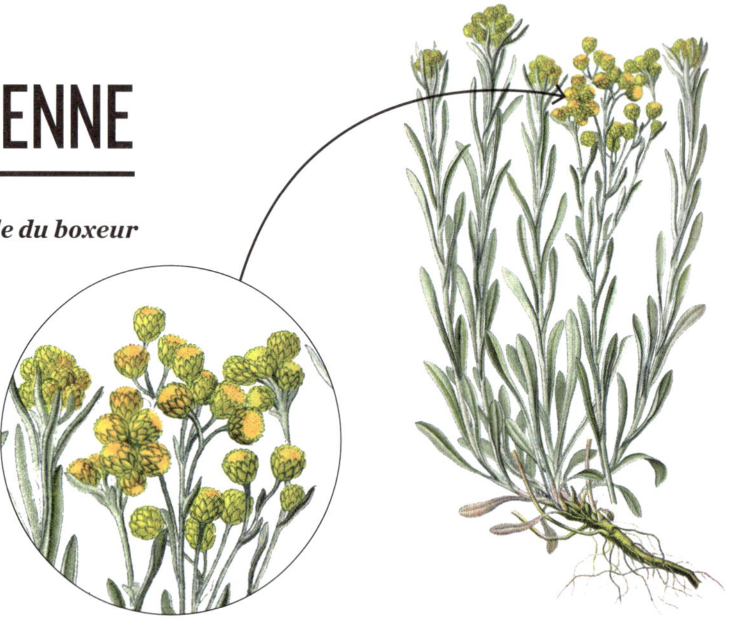

On extrait l'huile essentielle des sommités fleuries

Le végétal

Cette plante, très colorée et très odoriférante est caractéristique du maquis corse. Peu exigeante, haute de 50 cm maximum, elle pousse en petits buissons vivaces sur n'importe quel terrain aride, pierreux ou sablonneux, pourvu qu'il y ait du soleil. Feuilles en forme d'aiguilles très fines, molles argentées. Belles fleurs très sophistiquées, jaune d'or l'été, regroupées en bouquets au sommet des longues tiges et qui ne se fanent pas, d'où son nom d'immortelle. *Helios* = soleil et *chrysos* = or.

L'huile essentielle

• *Organe distillé :* sommités fleuries avant épanouissement complet.
• *Couleur :* de l'incolore au jaune au vert olive ou au rougeâtre.
• *Odeur :* florale, épicée et chaude, un peu enivrante, caractéristique du maquis corse.
• Elle est rare donc chère, précieuse, exceptionnelle. 1 tonne de sommités fleuries fournit au mieux 1 litre d'huile essentielle, parfois à peine 10 ml !
• Il existe de nombreuses variétés, mais seules celles qui poussent dans le Sud de la France et en Corse fournissent une huile essentielle intéressante.
• Autres hélichryses : *H. faradifani, H. gymmocephalum, H. bracteiferum*, de composition et aux propriétés différentes.

Sa composition biochimique

• Esters terpéniques : acétate de néryle jusqu'à 75 %
• Cétones : italidiones 15 à 20 %
• Terpènes : limonène, curcumènes
• Sesquiterpènes, oxydes, alcools, sesquiterpénols

Ses propriétés

• Action fibrinolytique+++ : détruit les caillots sanguins, c'est le plus puissant antihématome connu (italidione) ; antiecchymotique, vulnéraire, anticoagulante+, circulatoire, cicatrisante, antiphlébitique, décongestionnante des tissus, désclérosante+, régénérante cellulaire, tonique de la circulation artérielle et lymphatique, décongestionnante majeure veineuse et lymphatique
• Anti-inflammatoire, antispasmodique++
• Anti-infectieuse++, antivirale+, mucolytique+++, anticatarrhale, immunomodulante
• Stimule foie et pancréas++, régénératrice hépatique+, déstocke les graisses, hypocholestérolémiante++, fait baisser le taux de LDL

• Diminue la pression artérielle
• Forte activité psychique, rééquilibrante, calmante, facilite le lâcher-prise

Ses indications

• Hématomes récents ou anciens++++, externes ou internes, couperose+, acné rosacée, crevasses, varicosités+, varices, hémorroïdes, phlébite+, paraphlébite+, lymphœdèmes
• Toutes blessures : suites de coups, plaies, brûlures, suites de traumatismes, traces de chirurgie esthétique ou réparatrice
• Cellulite, vergetures, tissus sclérosés, congestionnés, cicatrices anciennes
• Arthrite+, polyarthrite+, maladies auto-immunes, sclérose en plaques+, maladie de Dupuytren++, douleurs musculaires, déchirures musculaires
• Kystes et fibromes utérins et ovariens, prostatites congestives
• Hypercholestérolémie, hypertension
• Dépression, neurasthénie, bleus à l'âme, blessures psychiques, ressentiment, colère, enfance difficile, débloque le bassin suite à des sévices sexuels, blocages psychologiques
• Nez qui coule, glaires abondantes

Ses voies d'utilisation et ses posologies

VOIE ORALE

• *Adultes :* 1 à 2 gouttes 3 fois par jour pendant 7 jours.

VOIE CUTANÉE

• *Adultes :* 3 gouttes pures pour application localisée 3 fois par jour.
  – Diluée à 20 % dans de l'HV de calophylle pour le corps et diluée à 5 % pour le visage, 3 fois par jour.
• *Enfants :* 1 à 2 gouttes pures sur une toute petite surface ou diluées dans une HV pour une plus large application.

VOIE AÉRIENNE

• La respirer au flacon (émotions).

Mes conseils d'utilisation

• *Bleus, bosses :* appliquer 2 gouttes pures en tapotant ou en massage sur la zone contuse 2 à 3 fois de suite dès que possible.
• *Bleus de l'âme :* respirer l'HE au flacon en début et fin de séance de psychothérapie.
• *Insomnies dues à une cause grave psy :* appliquer 1 ou 2 gouttes sur la plante du pied au coucher.
• *Varices :* appliquer 2 gouttes diluées dans 5 gouttes d'HV de calophylle en massage matin et soir.
• *Entorse de cheville :* appliquer 3 gouttes + 3 gouttes d'HE de gaulthérie couchée diluées dans 10 gouttes d'HV d'arnica en massage pendant 7 jours.
• *Couperose, traces chirurgicales, crevasses, cicatrices :* ajouter 1 goutte à la dose d'HV ou de crème de soin matin et soir.
• *Hémorroïdes :* appliquer 2 gouttes + 2 gouttes d'HE de géranium rosat diluées dans 5 gouttes d'HV de millepertuis après chaque toilette et chaque selle.

Ses contre-indications et mises en garde

• L'hélichryse n'est pas un fluidifiant sanguin : elle dissout le caillot par action enzymatique. Elle peut donc être associée avec avantage aux anticoagulants.
• Attention : il s'agit ici de l'hélichryse italienne, variété *serotinum* à acétate de néryle et non de l'*Helichrysum angustifolium* de Yougoslavie ou des Balkans, ni de l'*Helichrysum bracteiferum-gymnocephalum*, qui n'ont rien à voir.
• L'utiliser avec parcimonie, en usage externe et sur un temps court chez les bébés et très jeunes enfants, la femme enceinte et allaitante, l'épileptique. Riche en cétones, même « gentilles », elle est **potentiellement neurotoxique.**

Associations suggérées

• *Coups, contusions, blessures :* ciste ladanifère, katafray, laurier noble, HV d'arnica.

HYSOPE COUCHÉE

Expectorante de premier plan, antiasthmatique

Hysope des montagnes, hysope officinale var. décombante
Hyssopus officinalis var decumbens
Famille : Lamiacées
Origine géographique : France, Italie, Espagne

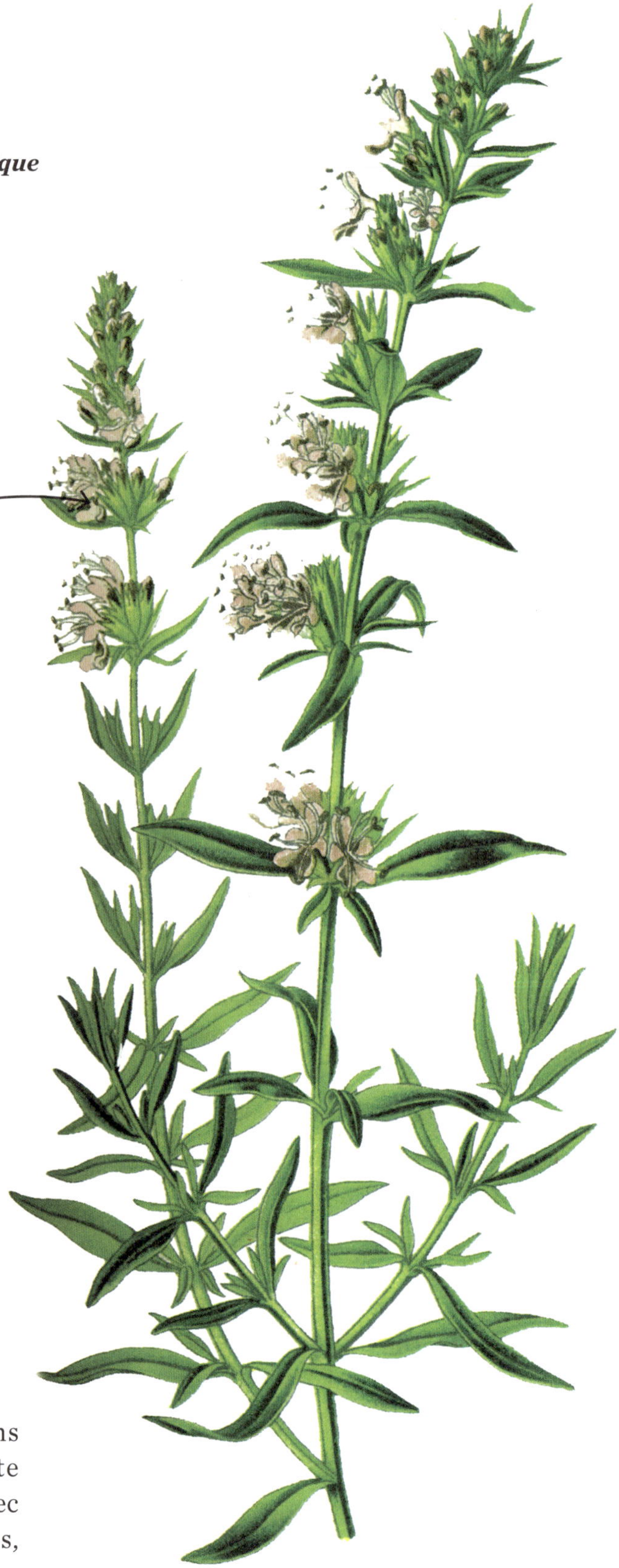

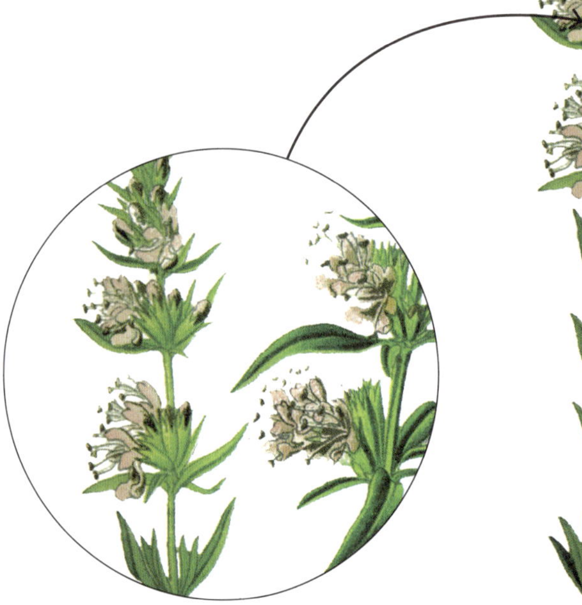

On extrait l'huile essentielle des sommités fleuries

➔ Le végétal

Arbrisseau rampant à fleurs bleues. Dans l'Ancien Testament, l'hysope est décrite comme une plante purifiante. Le médecin grec Hippocrate la préconisait contre blessures, asthme, pleurésies, catarrhes et troubles gastro-intestinaux.

➲ L'HUILE ESSENTIELLE

- *Organe distillé :* sommités fleuries.
- *Couleur :* incolore à jaune pâle.
- *Odeur :* agréable d'eucalyptus, fraîche, épicée et sucrée.

Sa composition biochimique

- Oxydes 60 % : translinalol-oxyde, 1-8 cinéole
- Monoterpènes 20 % : pinènes, camphène, limonène, myrcène
- Cétones : moins de 1 %
- Esters, linalol, sesquiterpénols et sesquiterpènes

Ses propriétés

- Antiseptique+, virucide++++, antibactérienne (streptocoques, Neisseria, Corynebacterium = sphère nasale, oropharynx)
- Anti-inflammatoire, mucolytique, expectorante+++, décongestionnante des voies respiratoires+++, active la respiration
- Fongicide (candidas)
- Parasiticide+
- Stimulante hépatique
- Tonique et stimulante psychique, véritable tonique cérébrale, éclaircit les idées, améliore les capacités de concentration

Ses indications

- Asthme (non allergique) sécrétoire, inflammatoire, bronchiolite du nourrisson, bronchite aiguë et chronique, bronchite asthmatiforme, toux, rhinite, enrouement, refroidissements, rhino-pharyngite+, sinusite+
- Dépression nerveuse+++, angoisse, oppression, esprit embrouillé, difficultés de concentration, épuisement
- Mal de dos
- Petite insuffisance hépatique, hépatites
- Lamblia, infections fongiques à *Candida albicans*

Ses voies d'utilisation et ses posologies

VOIE CUTANÉE

- 2 gouttes sur les bronches et le dos 3 fois par 24 heures.

VOIE RECTALE

- *Bébés :* 50 mg/suppositoire.
- *Enfants :* 75 mg/suppositoire.
- *Adultes :* 150 mg/suppositoire.

Mes conseils d'utilisation

- *Bronchite asthmatiforme :* appliquer 3 gouttes diluées dans 4 à 5 gouttes d'HV sur le thorax, 3 fois par jour + avaler 1 goutte posée sur un comprimé neutre ou 1 cuillère à café de miel de Manuka 3 fois par jour pendant 5 jours.
- *Bronchiolite du nourrisson :* appliquer 2 gouttes diluées dans 1 cuillère à café d'HV d'amande douce en massages de la poitrine et du dos 3 fois par jour + 1 suppositoire dosé à 50 mg d'HE 3 fois par 24 heures, dont 1 juste avant l'intervention du kiné pendant 3 à 4 jours.

Ses contre-indications et mises en garde

- Surtout ne la confondez pas avec une autre hysope, *Hyssopus officinalis ssp officinalis,* également antivirale et antibactérienne (pneumocoques, staphylocoques), mais très neurotoxique et abortive (cétones 40 à 70 %).

Association suggérée

- *Pour une action spectaculaire :* inule odorante et eucalyptus radié.

INULE ODORANTE

L'HE de la sinusite
Décongestionnante exceptionnelle des voies respiratoires

Inula graveolens
Famille : Astéracées
Origine géographique : Corse, Provence, Italie

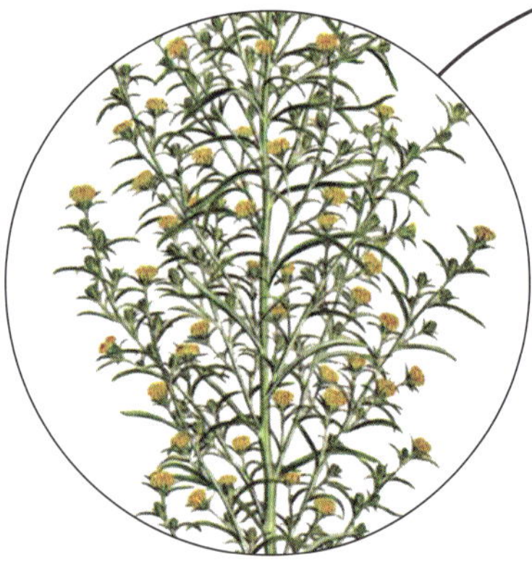

On extrait l'huile essentielle des sommités fleuries

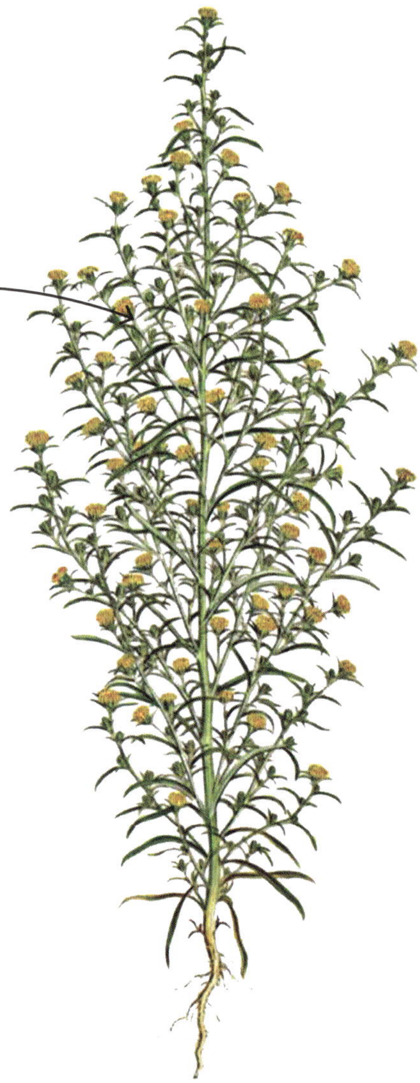

➔ Le végétal

Plante vivace et persistante de 1 à 2 mètres de haut, tiges et grandes feuilles larges, longues et velues, fleurs composées jaunes.

➔ L'huile essentielle

- *Organe distillé :* sommités fleuries.
- *Couleur :* jaune vert à vert émeraude.
- *Odeur :* herbacée, fraîche, douce.

Sa composition biochimique

• Terpènes, sesquiterpènes
• Alcools : bornéol
• Esters terpéniques : acétate de bornyle
• Lactones sesquiterpéniques

Ses propriétés

• Mucolytique puissante+++, décongestionnante, anticatarrhale
• Stimulante du foie et de la vésicule biliaire, cholagogue, cholérétique
• Tonicardiaque, régulatrice cardiaque++, calmante cardiaque++, hypotensive
• Antiseptique, anti-infectieuse, antibactérienne, anti-inflammatoire, antispasmodique
• Stimulante de la fonction rénale

Ses indications

• Surproduction de mucus : glaires, sécrétions nasales...
• Affections ORL : otite séreuse, emphysème pulmonaire, rhinite, sinusite+++, rhino-pharyngite+, amygdalite++, laryngite, toux spasmodique, trachéite, bronchite, bronchiolite du nouveau-né, mucoviscidose
• Dyskinésie biliaire++, entérocolite virale++, colite infectieuse
• Arythmie cardiaque++, tachycardie, hypertension, coronarite (infarctus)
• Petite insuffisance rénale, cystite+
• Pertes blanches, vaginites

Ses voies d'utilisation et ses posologies

VOIE CUTANÉE

• 3 gouttes diluées dans ½ cuillère à café d'HV sur les bronches, la gorge, le dos.

VOIE AÉRIENNE

• *Inhalation :* 6 gouttes dans un 1 bol d'eau chaude. Respirer les vapeurs pendant 7 à 10 minutes. Ne pas sortir dans les 2 heures qui suivent.

VOIE RECTALE

• *Bébés :* 10 mg/suppositoire.
• *Enfants :* 20 mg/suppositoire.
• *Adultes :* 50 mg/suppositoire.

Mes conseils d'utilisation

• *Bronchiolite du nourrisson :* associer 1 suppositoire bébé 3 fois par 24 heures à un massage du thorax et du dos avec 2 gouttes d'HE diluées dans ½ cuillère à café d'HV d'amande douce, 3 fois par jour.
• *Foie fatigué :* 1 goutte + 1 goutte d'ess. de citron zeste sur un comprimé neutre à sucer matin et soir en cures de 10 jours.

Ses contre-indications et mises en garde

• Attention ! À utiliser en petite quantité pour éviter le « **choc à l'inule** » : crise impressionnante mais bénéfique d'élimination des sécrétions en quantité – écoulement nasal, expectoration importante.

Mon avis

• Onéreuse mais unique pour fluidifier et éliminer les sécrétions.

Associations suggérées

• *Mucolytiques et expectorantes :* hysope couchée, eucalyptus radié, myrte vert.

KATAFRAY

Anti-inflammatoire

Cedrelopsis grevei
Famille : Lauracées
Origine géographique : Madagascar

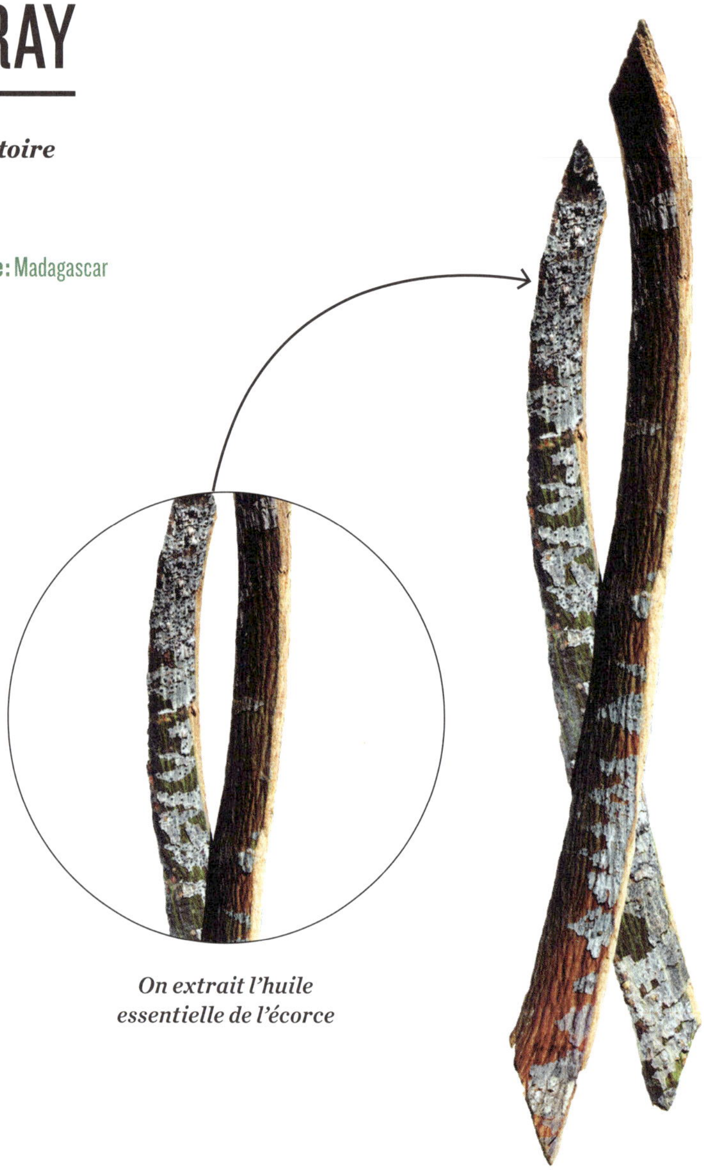

On extrait l'huile essentielle de l'écorce

Le végétal

Arbre de 10 mètres de haut des forêts sèches du Sud de Madagascar. L'écorce est tachetée de vert, d'oranger, de gris. Les guérisseurs malgaches soignent les maux de tête, les douleurs des fractures en appliquant de la poudre d'écorce, et conseillent la décoction pour calmer les maux de ventre et stimuler la libido. Les femmes malgaches s'appliquent des masques de beauté à base de katafray.

L'huile essentielle

- *Organe distillé :* bois = écorce.
- *Couleur :* jaune clair.
- *Odeur :* boisée, un peu terreuse.

Sa composition biochimique

- Alcools sesquiterpéniques 55 %
- Sesquiterpènes : caryophyllène, copaène, curcumène, germacrène, cadidènes
- Oxydes, monoterpènes

Ses propriétés

- Puissante anti-inflammatoire ostéoarticulaire+++, antalgique++, peut-être encore plus efficace que la gaulthérie !
- Stimulante des glandes surrénales : cortison-like
- Fortifiante, tonique++
- Anti-inflammatoire cutanée
- Aide à s'enraciner, fait remonter les émotions anciennes

Ses indications

- Problèmes tendino-musculaires : rhumatisme, polyarthrite rhumatoïde, arthrose, arthrite+++
- Maux de tête, maux de gorge
- Asthénie, épuisement, grande fatigue physique
- Inflammations cutanées, peaux sèches, brûlures, eczéma atopique
- Énurésie infantile

Ses voies d'utilisation et ses posologies

VOIE CUTANÉE

- 2 gouttes pures pour applications locales.
- Diluée à 20 % dans une HV pour massages.

VOIE AÉRIENNE

- Diffusions défatigantes : 10 gouttes pour 30 minutes de diffusion.

EN BAIN

- 15 gouttes diluées dans 1 cuillère à café de base pour bain à verser dans l'eau du bain. Y rester 20 minutes avant de se sécher sans se rincer.

Mes conseils d'utilisation

- *Énurésie chez l'enfant :* appliquer 2 gouttes sur le bas-ventre au coucher.
- *Douleurs articulaires ou musculaires :* appliquer 3 gouttes diluées dans 1 cuillère à café d'HV d'arnica 3 fois par jour + 1 bain aromatique 1 jour sur 2.

Ses contre-indications et mises en garde

- Peut être légèrement **dermocaustique** : usage externe exclusivement et diluée dans une HV si massages sur une grande surface.

Associations suggérées

- *Anti-inflammatoires :* eucalyptus citronné, genévrier, gaulthérie couchée, HV d'arnica, HV de millepertuis.

KHELLA

L'amie des oppressés

Fenouil annuel
Ammi visnaga
Famille: Apiacées = Ombellifères
Origine géographique: Maroc, Algérie, Égypte, Europe, Sud de la France, États-Unis, Mexique, Amérique du Sud

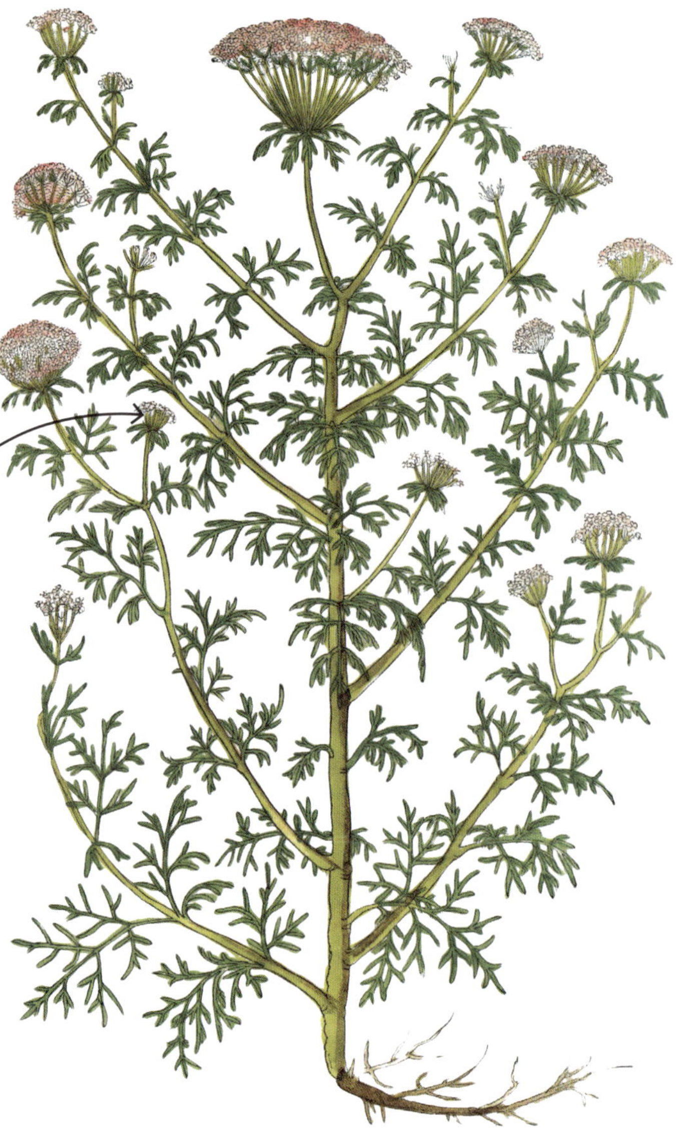

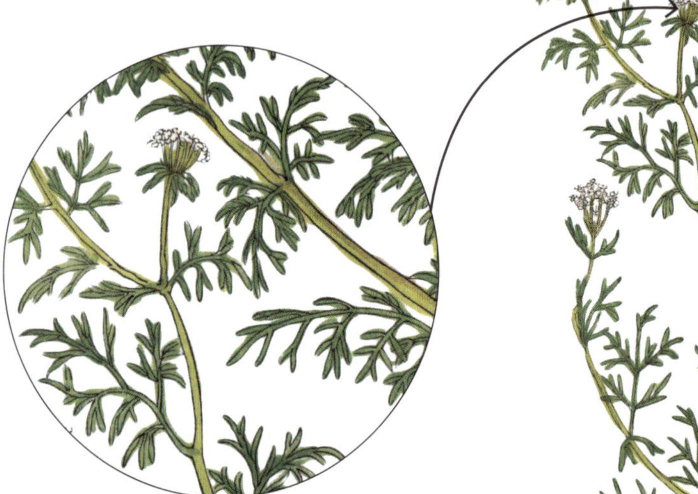

On extrait l'huile essentielle des semences immatures

➔ Le végétal

Plante fine, comme le fenouil et l'aneth, qui pousse sur les sols en friche ou sablonneux. Tiges cannelées couvertes de feuilles, fleurs en ombelles denses, décoratives, petits fruits ovoïdes. Déjà les Égyptiens, dans l'Antiquité, se servaient de khella pour ses propriétés antispasmodiques, dans la respiration sifflante, les irritations de la peau. Et les Indiens pour l'élimination des calculs. Dans le Maghreb, pour les soins buccaux, les maux de dents, les palpitations.

➔ L'HUILE ESSENTIELLE

• *Organe distillé :* semences immatures.
• *Couleur :* jaune clair à orangé.
• *Odeur :* boisée, balsamique, puissante, un peu âcre, terreuse.

Sa composition biochimique

• Esters terpéniques : acétate de bornyle
• Monoterpénols : bornéol, linalol, terpinène-4-ol
• Coumarines
• Furocoumarines
• Chromones : khelline
• Lactones : allantolactone

Ses propriétés

• Antispasmodique très puissante+++ (esters), agit comme la papavérine = coronarodilatatrice, bronchodilatatrice+, urétérodilatatrice+
• Action décontractante immédiate, relaxante
• Anti-infectieuse (alcools) de la cavité buccale
• Anticoagulante+ (coumarines), fluidifiante sanguine+, vasodilatatrice+
• Diurétique

Ses indications

• Crise d'asthme+++, insuffisance coronarienne++
• Sensation d'oppression, difficultés respiratoires, toux asthmatiforme
• Spasmes nerveux, colite spasmodique+, colique hépatique+, spasmes digestifs
• Calculs biliaires, coliques néphrétiques++
• Athérosclérose+, hémogliase+
• Gingivite, aphtes
• Problèmes circulatoires

Ses voies d'utilisation et ses posologies

VOIE ORALE (SUBLINGUALE)

• 1 goutte sous la langue en crise.

VOIE CUTANÉE

• En toute petite quantité car très phototoxique (furocoumarines) : 2 gouttes sur le plexus nerveux.

VOIE AÉRIENNE

• 3 à 4 inspirations profondes au flacon ouvert.

VOIE RECTALE

• *Bébés :* 50 mg/suppositoire.
• *Enfants :* 75 mg/suppositoire.
• *Adultes :* 150 mg/suppositoire.

Mes conseils d'utilisation

• *Asthme (crise), oppression :* appliquer 2 gouttes sur le plexus solaire, 2 gouttes sur les veines du poignet et respirer calmement, à renouveler tous les ¼ d'heures jusqu'à amélioration + respirer le flacon ouvert 3 à 4 inspirations profondes + 1 goutte en sublinguale. Si la crise persiste, consulter ou prendre le traitement allopathique classique.
• *Sensation d'étouffement :* verser 10 gouttes dans un diffuseur électrique pour ½ heure de diffusion.
• *Cœur coronarite :* appliquer 2 gouttes sur le cœur.
• *Colite :* appliquer 2 gouttes diluées dans 3 gouttes d'HV en massage du ventre.

Ses contre-indications et mises en garde

• Pas de contre-indications majeures.

Mon avis

• Indispensable dans la trousse aroma, la poche, le sac de l'asthmatique.

LAURIER NOBLE

La gagne
Antivirale, anti-infectieuse, antidouleur, tonique psychique

Laurier-sauce, laurier franc, laurier d'Apollon
Laurus nobilis
Famille : Lauracées
Origine géographique : Asie mineure, pourtour méditerranéen – France, Italie, Corse, Espagne, Grèce, Maroc, Portugal, Turquie – et Moyen-Orient – Balkans, Serbie, Slovénie, Bosnie, Albanie

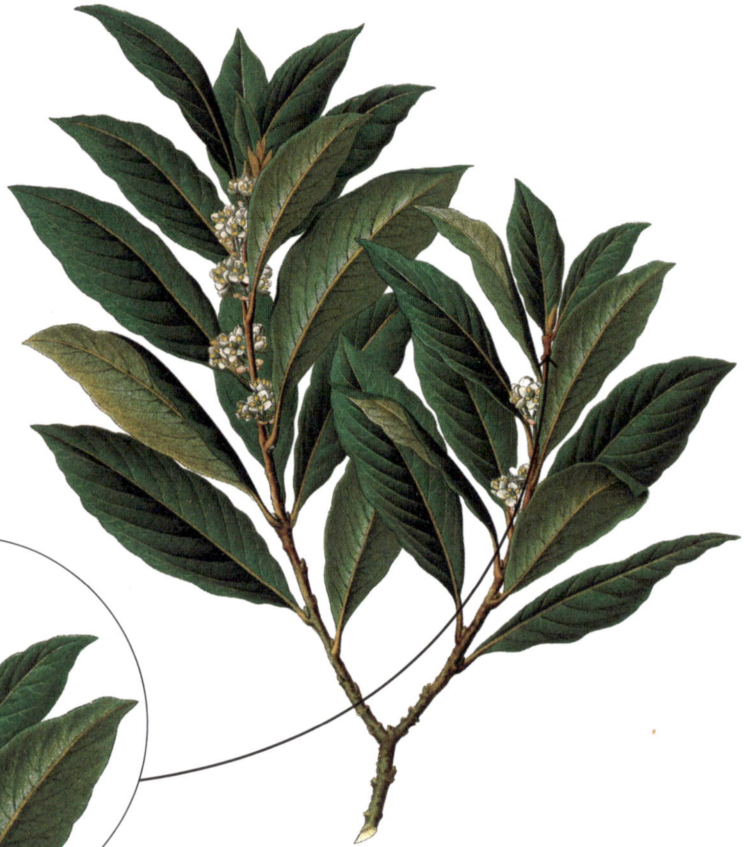

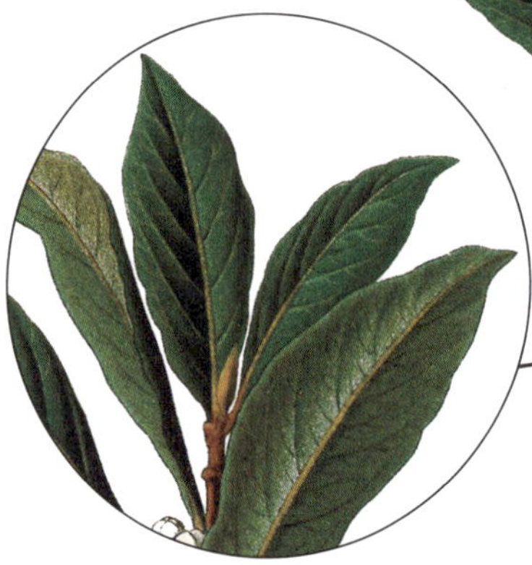

On extrait l'huile essentielle des feuilles et rameaux feuillés

➲ Le végétal

Petit arbre typique de la flore méditerranéenne, de 10 mètres de haut, à l'écorce gris foncé, lisse. Feuilles dures aux bords ondulés, brillantes, vert foncé dessus, vert plus pâle en dessous, persistantes, lancéolées, aromatiques. Fleurs blanches à jaune vert en grappes, qui se transforment en baies vertes puis noires, lorsqu'elles sont mûres. C'est un végétal imputrescible car tous ses organes synthétisent des arômes qui se conservent sans fin une fois sec. Depuis l'Antiquité, cette plante a accompagné Apollon, dieu du soleil et des arts, de la beauté et de la guérison, et Esculape, dieu de la médecine. Elle couronnait la tête des vainqueurs grecs, et l'auguste crâne de César. Même aujourd'hui, laurier et distinctions ne font qu'un, puisque la racine même du mot « baccalauréat » est *bacca lauri* (baies de laurier). *Lauri* (laurier) possède la même racine que *laurus* (louanges). Le laurier fait partie du bouquet garni indispensable dans tout ragoût.

➲ L'huile essentielle

- *Organe distillé :* feuilles et rameaux feuillés.
- *Couleur :* incolore à jaune pâle.
- *Odeur :* très aromatique, puissante, chaude, boisée, légèrement épicée, fleurie.
- Liquide mobile.

Sa composition biochimique

- Oxydes terpéniques 40 % : 1-8 cinéole
- Esters 10 % : acétates, formiates de terpényle, de linalyle…
- Monoterpénols 25 % : linalol, terpinène-ol, α-terpinéol
- Phénols (eugénol), phénol méthyl éthers (eugénol méthyl éthers), terpènes, sesquiterpènes
- Lactones 3 % : costunolide

Ses propriétés

• Action tonique sur le corps, l'intellect, le psychisme
• Activité psychique importante, symbole du vainqueur, de la réussite ; neurorégulatrice ortho et para-sympathique, anxiolytique+, neurotonique, vitalisante, rééquilibrante, antidépressive, énergisante, elle donne de la volonté, de la vitalité ; tonique psychique (psychoactive) = stimulant cérébral, équilibre les systèmes nerveux sympathique et parasympathique, stimule le cerveau, aiguise les facultés mentales, la concentration, la mémorisation, l'inspiration, la créativité, accroît ambition et assurance, aide à surpasser ses limites, rend l'inaccessible accessible, aide à s'exprimer oralement, permet de se dominer, aide à se recentrer, à reprendre confiance en soi
• Antibactérienne remarquable à large spectre+++ : tue staphylocoques, streptocoques, entérocoques, gonocoques, klebsiella...
• Tonique digestive, empêche la décomposition, et la fermentation : antiputride+++
• Expectorante+++, anticatarrhale+++, mucolytique++, facilite la toux
• Immunostimulante+, antifongique+++, fongicide (candidas divers)+, anti-infectieuse cutanée et cicatrisante+++
• Puissante virucide+++
• Analgésique+, antalgique rhumatismale puissante+++
• Antispasmodique+, antispasmodique coronarienne+, coronarodilatatrice+++, anti-inflammatoire,
• Tonique lymphatique
• Désclérosante, maintient les tissus vivants et souples, régénérante cellulaire et cutanée

Ses indications

• Troubles digestifs : insuffisance hépatique, hépatite virale, infections intestinales, flatulences, ballonnements, colopathies fonctionnelles, spasmes abdominaux, fermentations intestinales+, putréfaction gastro-intestinale+, entérocolite infectieuse+, entérocolite virale+, mycoses intestinales
• ORL : maladies respiratoires de l'hiver+++, infection ORL chronique+, refroidissement, sinusite, angine, otite, rhume, nez qui coule, toux, grippe+++, bronchite
• Maladies infantiles virales : varicelle, rougeole
• Affections virales : herpès, zona
• Plaies dans la bouche : aphtes++, gingivite+ stomatite+, odontalgie+, parodontose
• Infections cutanées : acné, furoncle, peau grasse, milium, dartres, croûtes, ulcères, cheveux, cils qui tombent, sclérose, nécrose tissulaire : ulcères variqueux, plaies de lit, gangrène++, nécrose++
• Système nerveux : asthénie+, fatigue nerveuse, dépression, épuisement professionnel, anxiété, spasmophilie, hypersensibilité, manque de confiance en soi, hystérie, maladies dégénératives psychiques, déprime, dépression des personnes qui n'arrivent pas à concrétiser leurs possibilités, qui ont peur d'elles-mêmes et des autres, préparation aux examens, peur des examens, peur de parler en public, manque de confiance en soi, peur de ne pas y arriver
• Infections urogénitales+++, mycoses vaginales
• Douleurs : arthrite+++, contracture musculaire, polyarthrite++, rhumatisme déformant, névralgies+, névrite virale
• Hématomes, adénites++

Ses voies d'utilisation et ses posologies

VOIE ORALE

• *Adultes :* 2 gouttes 3 fois par jour pendant 7 jours.
• *Enfants :* 1 goutte 3 fois par jour pendant 7 jours.

VOIE CUTANÉE

• *Adultes :* 3 gouttes pures sur le plexus solaire, le bas du dos, les poignets, la plante des pieds 3 fois par jour.
  – Diluée à 20 % dans une HV pour massages, à 5 % pour le visage, 3 fois par jour.
• *Enfants :* 2 gouttes diluées dans une HV 3 fois par jour.

VOIE AÉRIENNE

• *Diffusion en synergie :* antiseptique aérien et pour dynamiser l'esprit, pour la concentration.
• *Flacon :* 3 à 4 inspirations profondes au flacon ouvert.

EN BAIN

• 10 gouttes diluées dans 1 cuillère à café de base pour bain à verser dans l'eau du bain. Se sécher sans se rincer.

EN BAIN DE BOUCHE ET GARGARISME

• 2 gouttes dans un verre d'eau tiède + si possible 10 gouttes de disper.

Mes conseils d'utilisation

• *Aphtes :* appliquer sur l'aphte un bâtonnet ouaté imprégné de 1 goutte + 2 gouttes d'HV d'olive 3 fois par jour.
• *Fatigue psychique, déprime :* 1 goutte sur un comprimé neutre à sucer 3 fois par jour pendant 5 jours.
• *Ballonnements :* 1 goutte + 1 goutte d'HE de romarin à verbénone sur un comprimé neutre à sucer 2 fois par jour pendant 3 jours.
• *Digestion lente :* 1 goutte + 1 goutte d'HE de menthe poivrée sur un comprimé neutre à sucer 2 fois par jour pendant 3 à 4 jours.
• *Examen, entretien important, conférence, concert, récital, match important :* 3 à 4 inspirations profondes au flacon ouvert avant l'épreuve.
• *Manque de confiance en soi :* appliquer 2 gouttes sur le cou, le front, le plexus solaire, les poignets ou le bas du dos 2 fois par jour.
• *Gangrène :* appliquer 3 gouttes + 2 gouttes d'HE d'encens 3 à 4 fois par jour.
• *Fibromyalgie :* appliquer 1 goutte + 3 gouttes d'HE d'eucalyptus citronné sur les plantes de pieds matin et soir.
• *Cheveux mous, qui tombent :* ajouter 3 gouttes dans la dose quotidienne de shampooing.
• *Colite récurrente :* 1 goutte + 1 goutte d'HE de cannelle de Ceylan sur un comprimé neutre à sucer matin et soir.

Ses contre-indications et mises en garde

• Par voie orale, prendre des précautions et ne l'utiliser qu'à faibles doses, un surdosage pourrait provoquer des effets narcotiques.
• Par voie cutanée, elle peut se révéler **allergisante** : pratiquer le test du pli du coude (voir p. 259). Légèrement dermocaustique, il convient de la diluer suffisamment dans d'autres HE et dans une HV si on doit l'appliquer plusieurs fois au même endroit ou sur une surface importante.
• Elle est interdite aux femmes enceintes ou allaitantes, aux bébés et aux jeunes enfants.

Mon avis

• L'HE de laurier noble ressemble à celle d'arbre à thé comme antiseptique mais en plus antivirale, donc préférable pour traiter la grippe, aussi efficace contre les mycoses et plus efficace dans les problèmes de bouche.
• Ne pas confondre avec le laurier-cerise ou le laurier-rose, plantes ornementales très toxiques, dont on n'extrait aucune HE. Les autres variétés : laurier-benjoin, laurier indien, laurier de Californie... sont employées comme condiments. Son HV par pression à froid de ses baies sert à la fabrication du savon d'Alep.

Associations suggérées

• *Sphère buccale :* giroflier, citron, arbre à thé, lavande aspic, menthe poivrée + HV de millepertuis.

LAVANDE ASPIC À CINÉOLE

SOS venin, SOS brûlure

Lavandula spicata, Lavandula latifolia cineolifera
Famille: Lamiacées
Origine géographique: région méditerranéenne, Provence, Corbières, Espagne, Portugal, Sud de l'Angleterre, Afrique du Nord

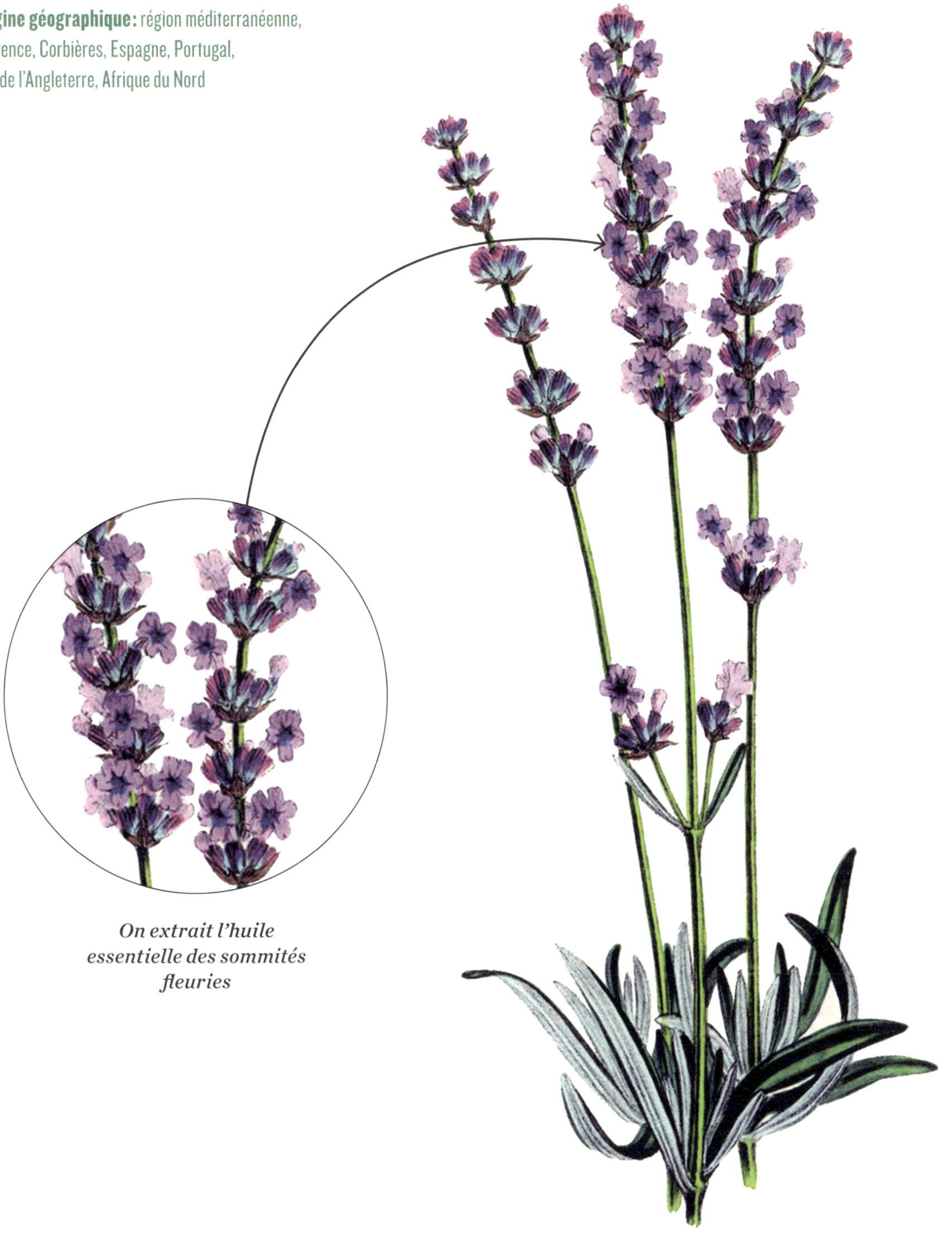

On extrait l'huile essentielle des sommités fleuries

➔ Le végétal

Pousse spontanément en abondance sur les sols sauvages et calcaires, secs, près du littoral méditerranéen. Arbrisseau buissonnant, diffus, aérien de 60 à 80 cm, aux tiges et aux feuilles plus longues que celles de la lavande vraie. Fleurs à odeur camphrée qui apparaissent fin août en épis bleu-violet, au sommet des longues tiges : une principale et deux secondaires. C'est la dernière récolte de toutes les espèces de lavande. En France, elle se récolte encore manuellement à la faucille. Son nom « aspic » vient de ce que les bergers soignaient les morsures de vipère en les frottant de ces rameaux. Elle est très appréciée des parfumeurs.

➔ L'huile essentielle

- *Organe distillé :* sommités fleuries.
- *Couleur :* presque incolore, à jaune clair.
- *Odeur :* fraîche, douce, fleurie, moins fine et plus camphrée que les autres variétés.

Sa composition biochimique

- Oxydes terpéniques 35 % : 1-8 cinéole
- Cétones : moins de 10 % camphre = bornéone
- Monoterpénols : linalol, bornéol
- Monoterpènes : pinène
- Esters
- Coumarines
- Sesquiterpènes : bisabolol

Ses propriétés

- Anti-infectieuse plus puissante que les autres variétés, bactéricide (staphylocoque doré, colibacille, bacille de Koch, tuberculose), fluidifiante, facilite la toux, très expectorante+++, antifongique (*Candida albicans*) cutanée et génitale, virucide+++, immunostimulante
- Antitoxique+++, antivenin+++
- Tonique psychique, stimulante et revigorante, ouvre l'esprit, favorise l'activité cérébrale, la pensée logique, la mémoire
- Antiseptique et cicatrisante cutanée exceptionnelle+++, tonique cutanée
- Antispasmodique, analgésique, antalgique, anti-inflammatoire
- Cardiotonique+ (camphre)

Ses indications

- Infections microbiennes, fongiques, virales++
- Maladies ORL : rhume, rhinite+, angine, sinusite, trachéite+, bronchite virale+ et bactérienne, otite, aphonie, laryngite, toux quinteuse+, toux grasse, pneumonie, nez qui coule. otites séreuses, catarrhe
- Troubles digestifs : entérocolite virale+, gastro-entérite, mycoses intestinales : candidoses
- Affections dermatologiques purulentes+, acné, coupures, escarres, ulcères variqueux, crevasses, plaies, herpès, prurit++, psoriasis, verrues, mycoses cutanées (pied d'athlète)+, brûlures sévères+++, crevasses, radiodermite (prévention), piqûres+++ et morsures+++ animales (oursin, moustique, araignée, abeille, vive, méduse… serpent)
- Mycoses génitales
- Névralgies dentaires, névrite, migraine, douleurs du zona, douleurs musculaires, articulaires : arthrose, crampes, rhumatisme, polyarthrite rhumatoïde
- Mites, poux
- Insuffisance cardiovasculaire, hypotension
- Fatigue nerveuse, difficultés de concentration, épuisement
- Rigidité mentale, intolérance, choc émotionnel, cauchemars, sensation d'oppression, asthénie, dépression

Ses voies d'utilisation et ses posologies

VOIE ORALE

• *Adultes :* 2 gouttes 3 fois par jour pendant 7 jours.

VOIE CUTANÉE

• *Adultes :* 2 gouttes pures pour applications très locales 3 fois par jour.
  – Diluée à 10 ou 20 % pour massages, 3 fois par jour.

• *Enfants :* 1 goutte 3 fois par jour diluée dans une HV.

VOIE AÉRIENNE

• *Diffusion :* quelques gouttes pures ou en synergie.

EN BAIN

• 10 gouttes diluées dans 1 cuillère à café de base pour bain à verser dans l'eau du bain. Se sécher sans se rincer.

Mes conseils d'utilisation

• *Acné :* appliquer 1 goutte + 1 goutte d'HE d'arbre à thé sur les boutons à l'aide d'un Coton-Tige 2 à 3 fois par jour.

• *Sinusite chronique :* 1 goutte + 1 goutte d'HE d'arbre à thé sur un comprimé neutre à sucer 3 fois par jour pendant 5 jours + inhalations : 6 gouttes dans un bol d'eau chaude. Respirer les vapeurs pendant 7 à 10 minutes. Ne pas sortir dans les 2 heures qui suivent.

• *Bronchite :* 1 goutte + 1 goutte d'HE de niaouli sur un comprimé neutre à sucer 3 fois par jour pendant 5 jours.

• *Otite :* appliquer 2 gouttes pures en onction autour de l'oreille.

• *Brûlure sévère :* appliquer en première intention la lavande officinale, puis si nécessaire quelques gouttes de lavande aspic pures. Renouveler les applications toutes les 5 minutes pendant la première heure.

• *Piqûre d'insecte :* appliquer 2 gouttes pures directement sur la peau piquée tous les ¼ d'heures, 2 à 3 fois.

Ses contre-indications et mises en garde

• La toxicité éventuelle de cette HE dépend très fortement de l'origine géographique de la plante. La voie orale est réservée à l'adulte en cures courtes, en raison du camphre présent. Éviter de la diffuser seule. L'HE de lavande aspic française est la meilleure de toutes celles du pourtour méditerranéen car elle ne contient que 10 % maximum de camphre, alors que le taux peut grimper jusqu'à 50 % dans les autres pays (Espagne, Portugal, Maroc), ce qui la rend alors toxique à doses élevées.

• Prudence chez les femmes enceintes ou allaitantes, les bébés, les jeunes enfants et les épileptiques.

• Par voie cutanée, elle peut devenir irritante et même allergisante à la longue ou si la peau est hypersensible.

Mon avis

La lavande aspic est plus tonique cérébrale, plus anti-infectieuse, plus antitoxique que la lavande officinale, mais moins calmante.

Associations suggérées

• *Antiseptiques et cicatrisantes :* géranium rosat, palmarosa, arbre à thé.

LAVANDE STOECHADE

L'huile essentielle de l'otite
À manipuler avec la plus grande attention, car potentiellement très neurotoxique

Lavande des Maures, lavande papillon, lavande à toupet

Latin : Lavandula stoechas

Famille : Lamiacées

Origine géographique : côte méditerranéenne, France, les d'Hyères, Portugal, Espagne

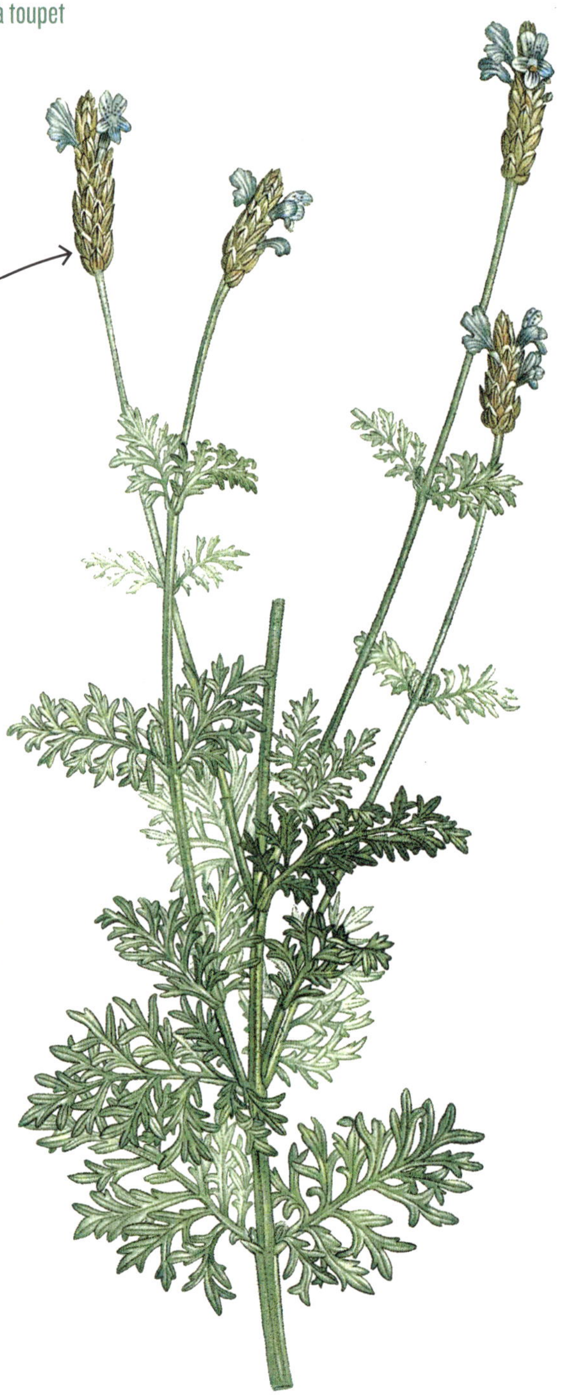

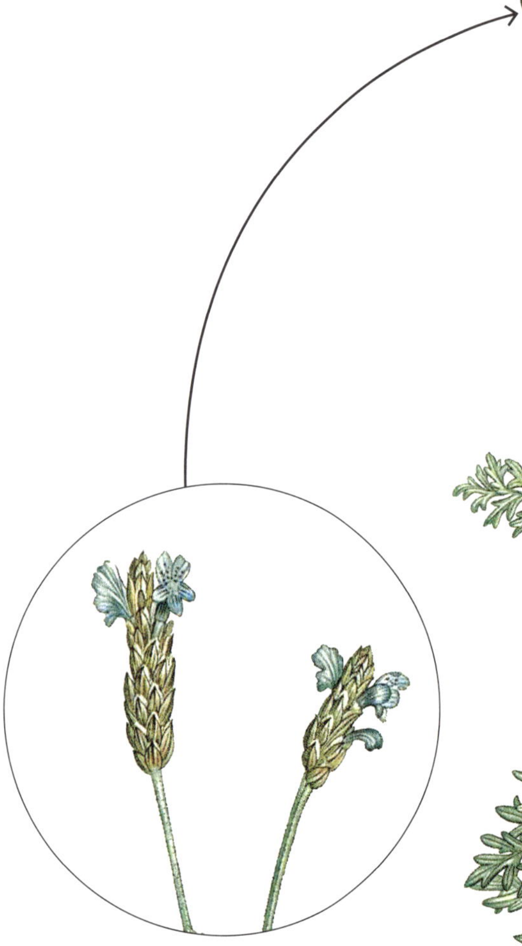

On extrait l'huile essentielle des fleurs

➔ Le végétal

Il semble que ce soit l'ancêtre de toutes les variétés des lavandes actuelles, connue déjà des Grecs et des Romains qui la considéraient comme détoxicante, antidote en cas d'empoisonnement. Cette variété mellifère a des fleurs pourpres à mauves en grand nombre, disposées en toupets et au parfum camphré.

➔ L'huile essentielle

• *Organe distillé :* sommités fleuries.
• *Couleur :* incolore à jaune clair, voire orangé.
• *Odeur :* herbacée et florale, un peu de moisi.

Sa composition biochimique

• Cétones 70 à 80 % : bornéone (camphre), fenchone, verbénone
• Esters
• Mono et sesquiterpènes
• Monoterpénols
• 1-8 cinéole

Ses propriétés

• Anti-infectieuse, très précisément active sur le *Pseudomonas aeruginosa*+++
• Mucolytique (fluidifiante)+++, anticatarrhale+++
• Régénérante cellulaire+++, cicatrisante+
• Anti-inflammatoire+

Ses indications

• Bronchite chronique+, toux surinfectée chronique, sinusite chronique+
• Otite bactérienne+
• Otite séreuse++++
• Otite moyenne avec épanchement+++
• Infections à pseudomonas
• Eczéma+, plaies récalcitrantes+, blessures+, cicatrices

Ses voies d'utilisation et ses posologies

On n'utilise cette huile essentielle qu'à l'extérieur et dans des circonstances très limitées, en raison de sa grande toxicité due à sa richesse en cétones.

VOIE CUTANÉE

• À dose infime : concentration maximale 0,5 % = 10 gouttes pour 100 ml d'HV. Appliquer 2 à 3 gouttes de ce mélange.

Mes conseils d'utilisation

• *Otite séreuse chez un enfant :* préparer un flacon de 10 ml en verre coloré muni d'un stilligoutte. Verser 1 goutte + 20 gouttes d'HE de niaouli + 10 gouttes d'HE d'hélichryse italienne et remplir le flacon d'HV de millepertuis ou de calendula. Boucher, secouer pour bien homogénéiser. Déposer 3 gouttes du mélange sur l'index et masser le pourtour et le lobe de l'oreille de l'enfant, le matin après la toilette et le soir au coucher. Bien se laver les mains après chaque application.

Ses contre-indications

• Très **neurotoxique** et **abortive**, elle est interdite chez la femme enceinte, le bébé, le jeune enfant, sauf en cas d'otite séreuse, et chez l'épileptique.

Mon avis

• Cette HE n'est à acquérir et à utiliser que dans de très rares cas : otite séreuse, infections sévères, et uniquement en usage externe.
• La ranger comme les autres dans un placard, hors de portée des petites mains curieuses.

Associations suggérées

• *En ajouter 1 goutte à des synergies mucolytiques et expectorantes, en lotion à appliquer :* romarin à verbénone, hysope couchée, inule odorante.

LAVANDE OFFICINALE

Royale
Sédative, anti-infectieuse et cicatrisante

Lavande vraie, lavande fine
Lavandula officinalis, Lavandula vera,
Lavandula angustifolia ssp angustifolia var fragrans
Famille : Lamiacées
Origine géographique : Sud de la France, Ventoux, Lubéron, Drôme provençale, Haut Vaucluse, Baronnies, Verdon, Grasse, Espagne, Italie, Maroc, Bulgarie, Croatie, Angleterre, Ukraine, Canada

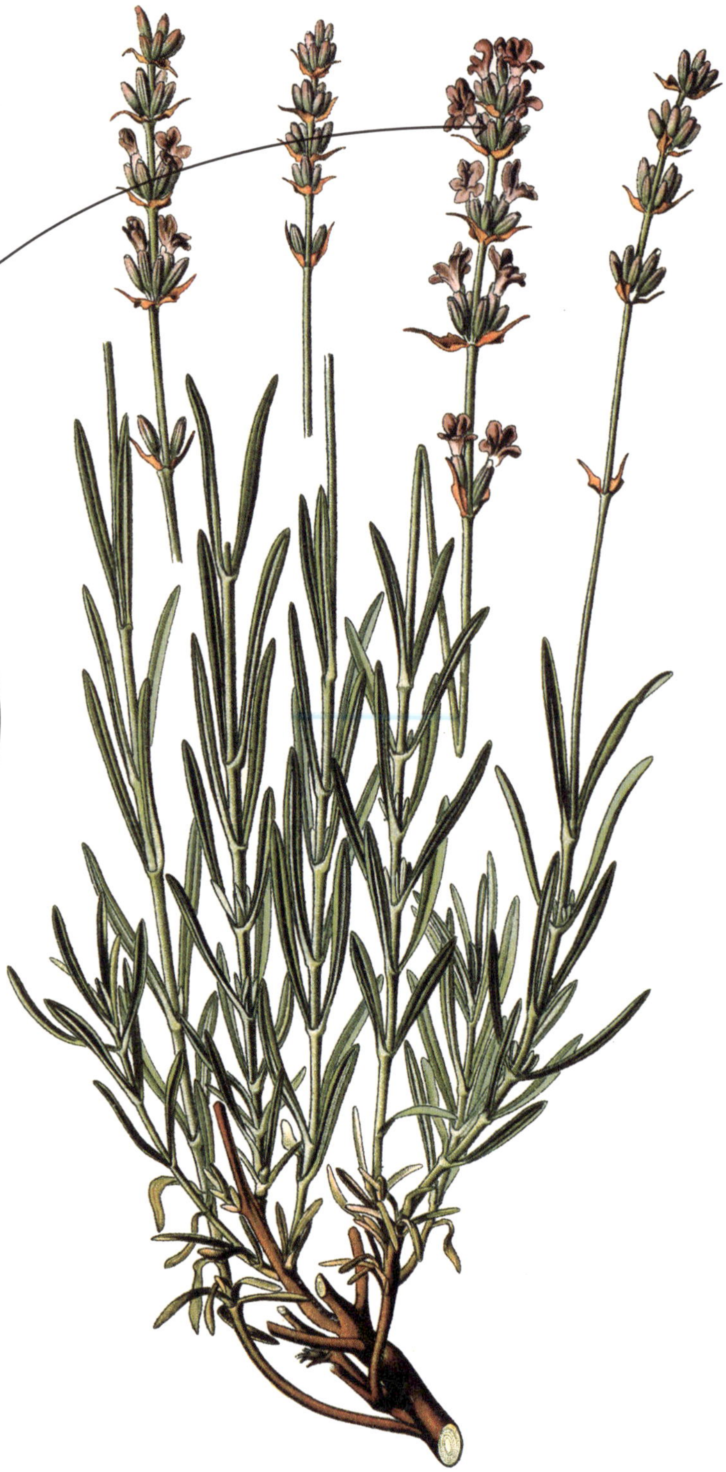

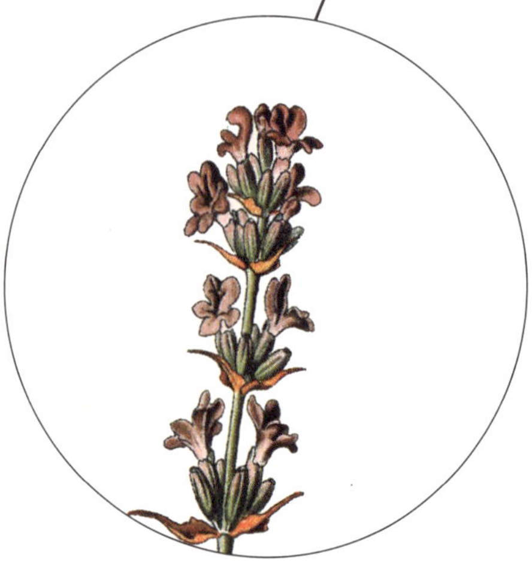

On extrait l'huile essentielle des sommités fleuries

➲ Le végétal

Immenses champs bleu lavande tirant sur le violet, en Provence et dans les Alpes-Maritimes. Sous-arbrisseau de 20 à 70 cm de haut, pousse au-dessus de 800 mètres d'altitude et jusqu'à 1 800 mètres, au soleil, à la chaleur, en petites touffes sur les sols pauvres et calcaires. Longues tiges bleutées. Petits rameaux portant à leur base des feuilles gris vert, étroites et courtes, fines, linéaires, duveteuses et en juillet-août un épi de fleurs bleues violettes au sommet d'un chandelier à 7 branches. La plus parfaite pousse sur les sommets à 1 300 mètres : c'est la « lavande fine ». Largement employée depuis des millénaires par les Grecs, les Romains, les Perses puis les Européens en cas d'épidémies, en médecine dans de multiples domaines car très polyvalente et très efficace et en parfumerie (Jicky de Guerlain), ainsi qu'en cuisine.

➲ L'huile essentielle

- *Organe distillé :* sommités fleuries séchées.
- *Couleur :* Jaune verdâtre très pâle, voire incolore.
- *Odeur et saveur :* très spécifiques, puissantes, balsamiques, délicates, douces, florales, très fines.
- Plus rare et plus chère que l'HE de lavandin.

Sa composition biochimique

- Monoterpénols 45 % : linalol, lavandulol, terpinène 4-ol, géraniol
- Esters : acétate de linalyle 45 %
- Sesquiterpènes
- Terpènes : ocimènes, pinène, limonène
- Aldéhydes, cétones, lactones, coumarines, oxydes

Ses propriétés

- Puissante antispasmodique+ : relaxante musculaire, détend les muscles, décontracturante musculaire
- Neurorégulatrice ortho et parasympathique : régularise la sécrétion des neurotransmetteurs, sérotonine entre autres. Merveilleuse activité calmante+++, sédative+++, harmonisante, elle tempère les extrêmes : à la fois apaisante et dynamisante, réconfortante, antidépressive, calme l'excitabilité, prépare au sommeil, anxiolytique, favorise l'inspiration
- Tonique cardiaque et hypotensive+++, harmonisante cardiovasculaire
- Peau : antiseptique et antibactérienne (staphylocoque doré), antivirale : Eberth (typhoïde) Loeffler (diphtérie). Antimycosique, immunostimulante, vulnéraire, insectifuge, antiparasitaire, antimites, antipoux, antivenin, dépurative cutanée, cicatrisante remarquable+: régénère la peau de façon spectaculaire après l'avoir désinfectée
- Anti-inflammatoire, antalgique+, antalgique musculaire+, anesthésique locale
- Antiseptique pulmonaire, facilite l'expectoration
- Tonique digestive, augmente la sécrétion gastrique et la motricité intestinale
- Vermifuge
- Légèrement anticoagulante, fluidifiante+, facilite la circulation, légèrement emménagogue, normalise les règles
- Diurétique et sudorifique

Ses indications

- Système nerveux : tous troubles liés au stress
- Angoisse+++, irritabilité, nervosité, excitabilité, émotivité, anxiété, tensions nerveuses, stress, convulsions, surmenage nerveux, dépression, préparation à l'accouchement, choc émotionnel, hystérie, mélancolie, peur, phobies

• Troubles du sommeil : endormissement difficile, nuits agitées, non réparatrices
• Insomnies de l'enfant, enfant perturbé par une vie familiale dissolue
• Hypertension, palpitations, tachycardies, cardialgies
• Asthme nerveux
• Tous problèmes de peau : plaies, coupures, boutons, abcès, acné, eczéma, psoriasis, brûlures+++, coups de soleil, piqûres d'insectes, escarres+, prurit++, radiodermite, couperose, varicelle, zona, dermatose allergique+, infectieuse+, mycoses, poux, puces, mites : prévention
• Soins buccaux
• Douleurs, crampes+, contractures musculaires, torticolis, rhumatismes, arthrite, goutte, maux de tête, névrites, migraines, maux de ventre d'origine nerveuse
• Troubles circulatoires : jambes lourdes, œdématiées, hémorroïdes, paraphlébite, ulcère variqueux+
• Troubles menstruels, ménopause, règles irrégulières, lymphangite mammaire (allaitement)
• Hémogliase
• Troubles digestifs : coliques, spasmes de toute origine, digestions lentes, constipation, oxyures
• ORL : toux productives, bronchite, coqueluche, otite, fièvre, sinusite

Ses voies d'utilisation et ses posologies

Toutes sont possibles.

VOIE ORALE (PERLINGUALE)

• *Adultes :* 2 gouttes 3 fois par jour pendant 7 jours.
• *Enfants :* 1 goutte 3 fois par jour pendant 7 jours.

VOIE CUTANÉE

• *Adultes :* 3 gouttes pures sur le plexus solaire, les tempes, la nuque, le pli du coude, la plante des pieds.
  – Diluée à 20 % pour un massage, 3 fois par jour.
• *Enfants :* 2 gouttes 2 fois par jour, diluées dans une HV.

VOIE AÉRIENNE

• *Diffusion :* quelques gouttes pures ou en synergie.
• *Flacon :* 3 à 4 inspirations profondes au flacon ouvert.
• *Oreiller :* 2 gouttes posées sur l'oreiller.
• *Mouchoir :* respirer 2 gouttes versées sur le mouchoir.
• *Poignets :* poser 1 goutte sur chaque poignet et respirer.

EN BAIN

• 15 gouttes diluées dans 1 cuillère à café de base pour bain à verser dans l'eau du bain.

EN CUISINE

• Crèmes brûlées, sirops, biscuits...

Mes conseils d'utilisation

• *Stress, anxiété, tous troubles nerveux :* 2 gouttes sur un comprimé neutre à sucer 3 fois par jour + appliquer 2 gouttes sur plexus solaire ou sur les poignets et les respirer, 3 fois par jour.
• *Troubles du sommeil :* 15 gouttes diluées dans 1 cuillère à café de base pour bain à verser dans l'eau du bain, y rester 20 minutes. Se sécher sans se rincer + diffuser 15 gouttes le soir dans la chambre à coucher.
• *Coup de soleil, peau irritée, brûlure :* appliquer 2 gouttes diluées dans de l'HV de millepertuis ou d'amande douce sur la zone lésée 3 fois par jour.
• *Contracture musculaire :* appliquer en massage 3 gouttes + 3 gouttes d'HE de

romarin à camphre diluées dans 10 gouttes d'HV d'arnica 3 fois par jour.

• *Massages corporels complets :* appliquer en massages 6 gouttes diluées dans 1 cuillère à dessert d'HV.

• *Diffusion dépolluante après disputes et conflits :* diffusez 7 gouttes + 3 gouttes d'HE d'encens.

• *Mites :* versez 4 gouttes sur un bloc de bois ou une pierre à placer dans les armoires à vêtements.

• *Évanouissement :* faire respirer 5 gouttes sur un mouchoir.

• *Mal d'oreilles dans l'avion (prévention) :* appliquer 2 gouttes autour des oreilles.

Ses contre-indications et mises en garde

• C'est sans doute la plus connue, la plus employée de toutes les HE et avec raison : c'est la panacée. Très bien tolérée, même chez le tout jeune enfant. Très sécure, pas de toxicité. ne coûte pas trop cher : à avoir absolument dans sa pharmacie familiale. Peut être appliquée pure sur la peau en cas de brûlure par exemple. Par applications cutanées répétées, elle peut finir par dessécher l'épiderme, ce qui n'arrivera pas si vous la diluez dans de l'huile végétale. Quelques rares allergies.

Mon avis

• De nombreuses autres espèces et variétés de lavandes dont les propriétés sont différentes :

– *Lavande vraie :* lavande sauvage récoltée manuellement.

– *Lavande fine :* la plus qualitative, celle qui pousse en hauteur et qui contient le plus d'esters. Lors de son achat, exiger la mention 100 % pure et naturelle. Attention aux huiles dénaturées par l'addition d'esters synthétiques, le coupage par d'autres HE de Provence moins chères (lavandin, romarin).

Associations suggérées

• *Apaisantes :* ylang-ylang, camomille romaine, petit grain bigaradier, basilic exotique, néroli.

LAVANDIN BURNATII SUPER

Désinfection et guérison des plaies
Anti-infectieuse, cicatrisante, insectifuge, antispasmodique

Lavandin super, lavandin hybride
Lavandula burnatii clone super
ou abrialis ou grosso ou reydovan
Famille : Lamiacées
Origine géographique :
Sud-Est de la France, Espagne, Bulgarie

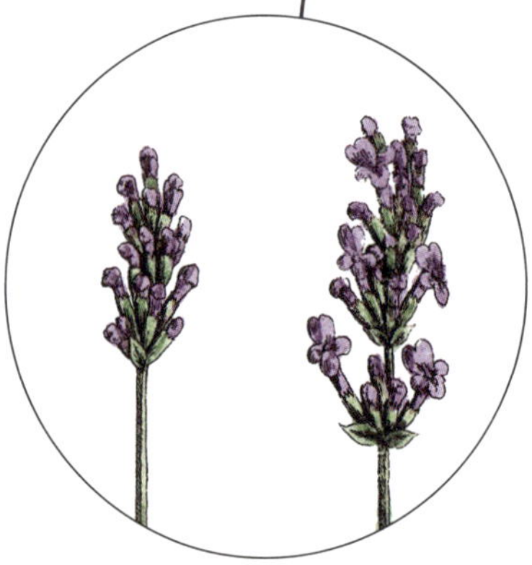

On extrait l'huile essentielle des sommités fleuries

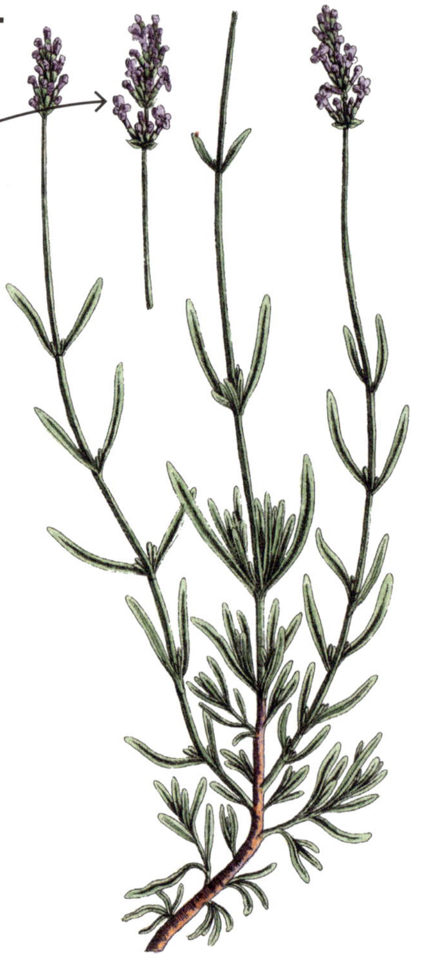

➔ Le végétal

Hybride naturel des lavandes vraie et aspic. Longs rameaux feuillus à la base, tiges ramifiées par 3, nombreuses fleurs violettes ou bleues à leurs sommets. Plus facile à cultiver que ses parents, entre 300 mètres et 600 mètres d'altitude, et plus facile à récolter mécaniquement, son huile essentielle est nettement moins onéreuse. Il a la composition et les activités des deux parents. Il est utilisé aussi par la parfumerie industrielle, dans les produits d'entretien, pour parfumer le linge et éloigner les insectes.

➔ L'huile essentielle

- *Organe distillé :* sommités fleuries.
- *Couleur :* incolore à jaune clair voire brunâtre.
- *Odeur :* camphrée, douce, fraîche, herbacée, fleurie, moins fine que celle de la lavande vraie.

Sa composition biochimique

- Alcools monoterpéniques : linalol 33 %, bornéol, terpinène 1-ol-4
- Esters terpéniques : acétate de linalyle 40 %, bornyles
- Cétone : camphre 6 à 8 %
- Oxydes : 1-8 cinéole 5 à 10 %
- Monoterpènes 5 à 10 %
- Sesquiterpènes, coumarines

Ses propriétés

• Antiseptique, antibactérienne, antivirale, antifongique
• Remarquable cicatrisante cutanée+++, régénérante cellulaire, antiprurigineuse, vulnéraire, antiparasitaire, insectifuge
• Très décontracturante et tonique musculaire+++, bonne antalgique++, anti-inflammatoire, antispasmodique+
• Neurotonique++, relaxante+, calmante
• Favorise un sommeil naturel et réparateur, évite les réveils nocturnes
• Hypotensive+++, bonne tonique cardiovasculaire+, anticoagulante légère+, fluidifiante+

Ses indications

• Infections ORL, otite, sinusite
• Difficultés d'endormissement, sommeil haché, non réparateur, angoisse+++, nervosité
• Douleurs rhumatismales, articulaires, tendineuses, musculaires, crampes et contractures musculaires++, HE des sportifs
• Migraine, mal de tête, spasmes utérins, douleurs de règles, spasmes intestinaux
• Démangeaisons++ et tous problèmes cutanés, infectieux, allergiques, plaies, blessures, brûlures, dermatoses infectieuses, intertrigo, escarres, ulcères, radiodermite, soins cutanés en général
• Prévention des poux, puces, mites, punaises
• Cardialgies, tachycardie, hypertension artérielle, palpitations
• Hémogliase+

Ses voies d'utilisation et ses posologies

VOIE ORALE

• *Adultes :* 2 gouttes sur un comprimé neutre à poser sous la langue, 3 fois par jour pendant 7 jours.

VOIE CUTANÉE

• *Adultes :* 3 gouttes pures en applications ou en frictions 3 fois par jour.
 – Diluée à 20 % en massages, 3 fois par jour.
• *Enfants :* 2 gouttes 3 fois par jour diluées dans une HV.

VOIE AÉRIENNE

• *Diffusion antistress* en synergie avec d'autres HE anti-inflammatoires et calmantes, ou avec d'autres HE antiseptiques.
• 3 à 4 inspirations profondes au flacon ouvert.

EN BAIN

• 10 gouttes diluées dans 1 cuillère à café de base pour bain à verser dans l'eau du bain.

Mes conseils d'utilisation

• *Prévention des poux :* ajouter 2 gouttes à la dose de shampooing, laisser poser 2 minutes avant de rincer, 2 à 3 fois par semaine + poser 2 gouttes sur la nuque, derrière les oreilles avant le départ à l'école chaque jour.
• *Prévention puces, mites, punaises :* poser 2 gouttes sur du bois de cèdre ou une pierre poreuse dans différents endroits de la maison.
• *Courbatures musculaires :* appliquer 2 gouttes diluées dans 5 gouttes d'HV de noisette en massage après l'effort.
• *Douleurs des règles :* appliquer 2 gouttes + 2 gouttes d'HE de sauge sclarée diluées dans 5 gouttes d'HV de macadamia en massage du bas-ventre et du bas du dos 3 à 4 fois par jour le jour précédant les règles ou le 1er jour des règles.

Ses contre-indications et mises en garde

• Très bien tolérée mais contient un peu de camphre : attention aux bébés, aux jeunes enfants, aux femmes enceintes ou allaitantes, aux épileptiques.
• Préférer l'HE bio pour éviter toute trace de pesticides, puisque cette variété est cultivée.

Associations suggérées

• *Calmantes :* camomille noble, petit grain bigarade, ylang-ylang.
• *Antipoux :* géranium rosat, citronnelles.

LÉDON DU GROENLAND

L'HE de l'hépatite virale

Thé du Labrador
Ledum groenlandicum, Rhododendron groenlandicum
Famille : Éricacées
Origine géographique : Amérique du Nord, Canada

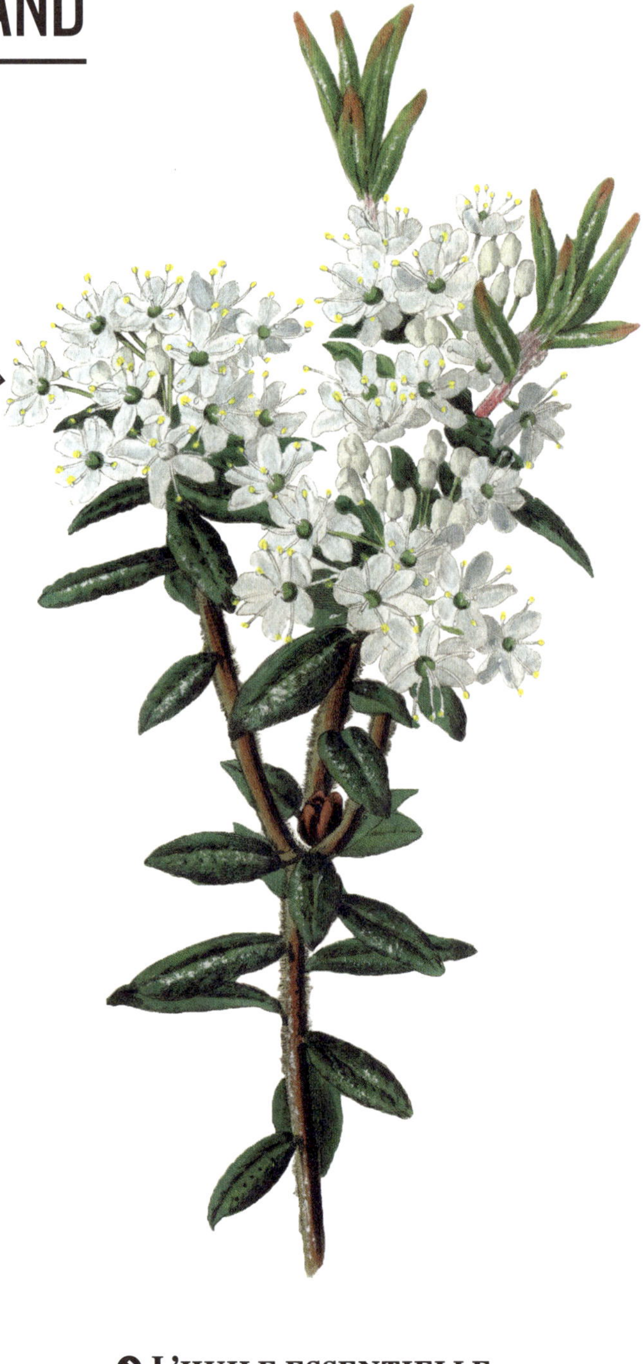

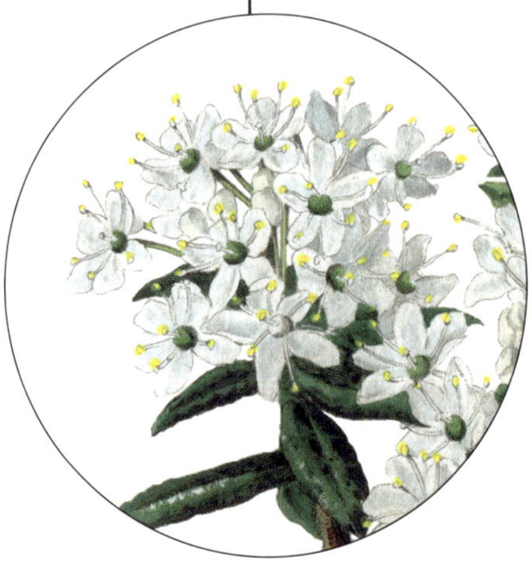

On extrait l'huile essentielle de la plante fleurie

➔ Le végétal

Sous-arbrisseau à feuilles persistantes qui pousse dans les toundras et les tourbières du Groenland, d'Amérique du Nord et au Canada où il est cultivé. Feuilles très odorantes. À ne pas confondre avec le lédon des marais, toxique.

➔ L'huile essentielle

- *Organe distillé :* plante fleurie.
- *Couleur :* jaune clair à foncé.
- *Odeur :* fraîche, avec une note de cumin.

Sa composition biochimique

• Monoterpènes : limonène, sabinène, α et β-pinènes, γ-terpinène
• Sesquiterpènes : α-sélinène
• Alcools monoterpéniques : terpinène-ol
• Alcools sesquiterpéniques : lédol
• Esters terpéniques : acétate de bornyle
• Aldéhydes terpéniques : myrténal
• Cétones : germacrone

Ses propriétés

• Antibactérienne
• Stimulante du foie+++, de la vésicule biliaire et des reins, draineuse hépatorénale++, régénératrice remarquable de la cellule hépatique+++
• Digestive, carminative, stomachique
• Décongestionnante générale+, décongestionnante des voies urinaires++, décongestionnante prostatique++
• Antiallergique+, antiseptique aérienne
• Anti-inflammatoire+
• Régulatrice thyroïdienne+
• Antispasmodique, tranquillisante, antistress majeure, améliore le sommeil
• Insecticide

Ses indications

• Intoxication hépatique+, hépatite virale, congestion hépatique, cirrhose, convalescence suite à une maladie hépatique, gastro-entérite
• Inflammations glandulaires, adénite, lymphangite
• Dérégulation thyroïdienne
• Adénome, congestion prostatique, prostatite+++
• Gravelle+, néphrite toxémique+, microbienne
• Insomnies+, irritabilité, nervosité, stress très intense, dépression
• Spasmes du plexus solaire
• Allergie chez l'hyposthénique+ (= allergies cutanées, peau excessivement sensible)
• Aurait de sérieuses propriétés antitumorales (à l'étude)

Ses voies d'utilisation et ses posologies

VOIE ORALE

• 1 goutte 3 fois par jour pendant 7 jours.

VOIE CUTANÉE

• 2 gouttes pures sur le plexus.
• Diluée à 20 % dans une HV pour massages.

Mes conseils d'utilisation

• *Congestion hépatique :* 1 goutte sur un comprimé neutre à sucer 3 fois par jour, en cures de 7 jours renouvelables après interruption de 7 jours + appliquer 2 gouttes pures sur la région du foie matin et soir 20 jours par mois.
• *Nervosisme :* appliquer 2 gouttes pures sur les plexus 2 fois par jour.

Ses contre-indications et mises en garde

• Elle est interdite aux femmes enceintes ou allaitantes, aux bébés, et aux enfants de moins de 6 ans.

Mon avis

• Huile essentielle chère mais extraordinaire pour les dysfonctionnements graves du foie, et pour les effets pervers d'un stress intense.
• Elle s'utilise en toute petite quantité, à la goutte près.
• Pas d'utilisation prolongée. Respecter des fenêtres thérapeutiques : pauses de 8 jours par mois si application sur la région du foie par exemple.

LEMONGRASS

Les super-insectifuges

Citronnelle
Cymbopogon flexuosus citroliferum
Famille : Poacées = Graminées

CITRONNELLE DE L'INDE

Verveine des Indes, lemongrass des Indes
Cymbopogon citratus
Famille : Poacées
Origine géographique : Inde, Indonésie, Chine, Népal, Madagascar, Afrique, Amériques du Nord et du Sud, Ha ti, Guatemala, Brésil

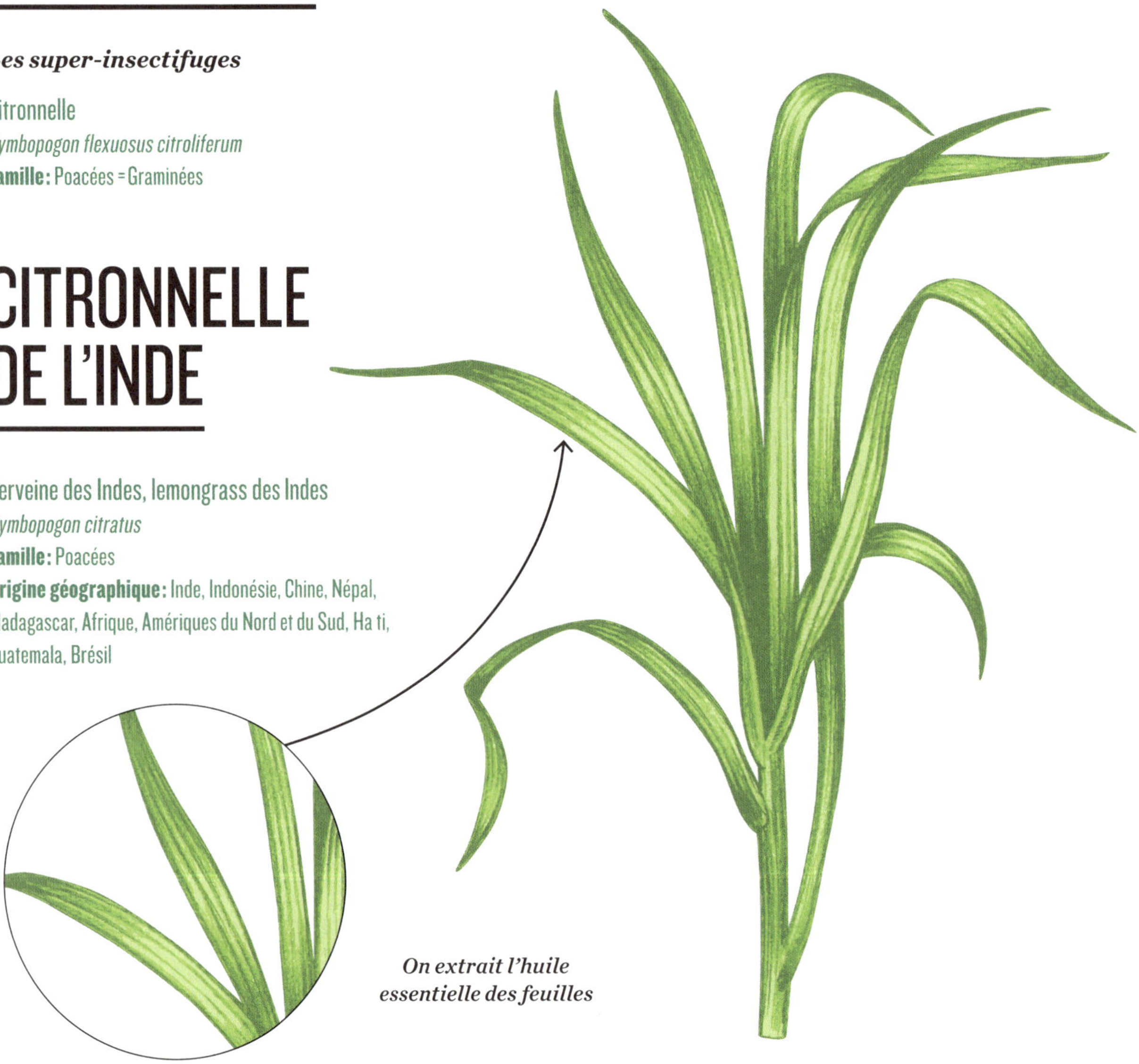

On extrait l'huile essentielle des feuilles

➔ Les végétaux

Herbes tropicales vivaces en touffes et à racines denses. Poussent dans les régions tropicales d'Inde, d'Orient, de Madagascar. Feuilles en rubans étroites et lancéolées. Très prisées en cuisine, en pharmacie, en parfumerie.

➔ Les huiles essentielles

- *Organe distillé :* parties aériennes, feuilles.
- *Couleur :* jaune clair.
- *Odeur :* citronnée prononcée, âpre.
- Les 2 huiles essentielles ont les mêmes propriétés et les mêmes indications : dynamisantes des forces vitales et immunitaires.

Leur composition biochimique

- Aldéhydes terpéniques 80 à 85 % : citrals, citronnellal, géranial, néral
- Monoterpènes 5 à 10 % : limonène
- Alcools, esters, sesquiterpènes, aldéhydes sesquiterpéniques

Leurs propriétés

- Répulsives à moustiques
- Antiseptiques, immunostimulantes, antiparasitaires
- Antalgiques, anti-inflammatoires++
- Toniques générales, toniques digestives++, hépatiques, déstockent les graisses
- Vasodilatatrices+++, hypotensives
- Équilibrantes du SNV+ : ortho et parasympathique+++, chassent l'apathie, réveillent l'esprit, stimulent la créativité, le raisonnement, la concentration, sédatives+++, apaisantes+, calmantes
- Anticancéreuses (citrals)

Leurs indications

- Dystonie neurovégétative+++, surmenage nerveux, dépression, abattement, épuisement chronique, manque d'entrain, difficultés de concentration, tremblements, nervosité, anxiété
- Immunodéficience
- Insuffisance digestive++, dyspepsie, insuffisance hépatique++
- Cellulite++, vergetures, embonpoint
- Artérite+
- Désinfection atmosphérique, diffusion pour réduire l'envie de fumer, pour détruire l'odeur de tabac, pour éloigner moustiques, mites, poux, gale
- Tumeurs cutanées
- Herpès
- Arthrose, arthrite, traumatismes articulaires, douleurs musculaires, tendinites
- Maux de tête, migraine
- Laryngite, aphonie
- Transpiration excessive

Leurs voies d'utilisation et leurs posologies

VOIE ORALE

- *Adultes :* 2 gouttes 3 fois par jour sur un comprimé neutre.
- *Enfants :* 1 goutte 3 fois par jour sur un comprimé neutre.

VOIE CUTANÉE

- *Adultes :* 3 gouttes diluées dans une HV 3 fois par jour.
- *Enfants :* 2 gouttes diluées dans une HV 3 fois par jour.

VOIE AÉRIENNE

- *Diffusion :* quelques gouttes en synergie calmante (lavande, petit grain bigaradier, orange douce) ou 10 gouttes + 5 gouttes d'HE de géranium pour éloigner les insectes.

Mes conseils d'utilisation

- *Laryngite, aphonie :* 2 gouttes sur un comprimé neutre à sucer 3 fois par jour.
- *Maux de tête :* 1 goutte +1 goutte d'HE d'encens sur un comprimé neutre 3 fois dans les 24 heures.
- *Douleurs articulaires :* appliquer 3 gouttes + 3 gouttes d'HE de gaulthérie couchée diluées dans 10 gouttes d'HV d'arnica en massage sur les articulations douloureuses.
- *Piqûre d'insecte :* appliquer 2 gouttes pures sur la piqûre 2 ou 3 fois à 10 minutes d'intervalle.
- *Herpès :* appliquer 1 goutte sur la lésion (bouche) ou 1 goutte diluée dans 10 gouttes d'HV de millepertuis sur le vagin.

Leurs contre-indications et mises en garde

- **Dermocaustiques**, potentiellement allergisantes, ces huiles essentielles peuvent être irritantes en applications cutanées répétées : les diluer à 10 % soit 1 goutte pour 10 gouttes d'HV et sur de courtes durées.

LENTISQUE PISTACHIER

Superbe décongestionnante veineuse, lymphatique et prostatique

Pistachier, l'arbre au mastic, térébinthe
Pistacia lentiscus
Famille : Anacardiacées
Origine géographique :
pourtour méditerranéen,
Corse, Grèce, Sardaigne,
Provence, Maroc, Algérie

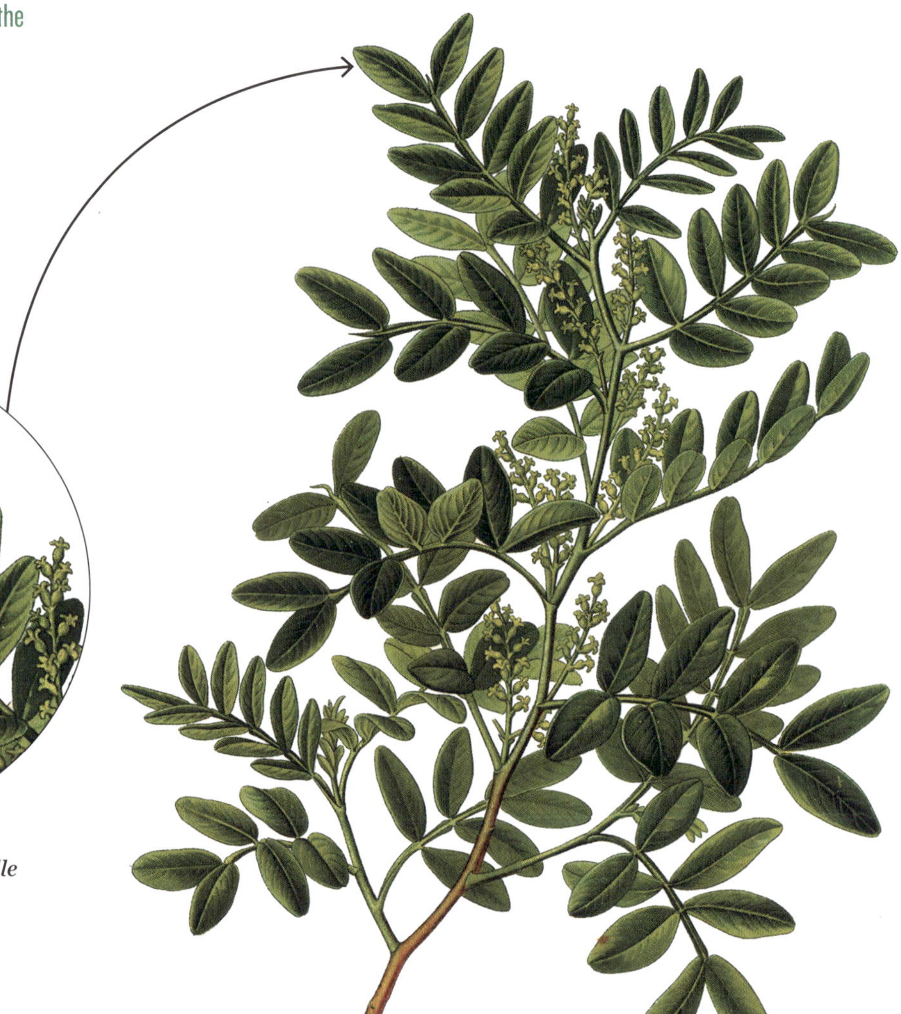

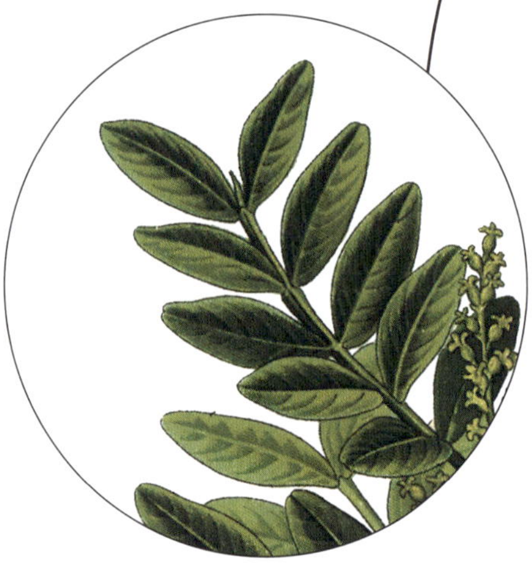

On extrait l'huile essentielle des rameaux feuillés

➔ Le végétal

Arbrisseau rameux tortueux de 5 mètres de haut. Il pousse dans les maquis, les garrigues, les sols sablonneux proches des plages de Méditerranée et Canaries, côtes d'Asie et d'Afrique. Feuilles persistantes, vertes, lisses, lancéolées, groupées par 8, petites fleurs rouges. Sa graine ressemble à notre pistache en plus petit. Petit fruit à noyau non comestible, écorce brunâtre à rougeâtre. Le mastic est la résine-gomme visqueuse qui s'écoule de l'écorce du lentisque pistachier. Elle soignait tout dans l'Antiquité. Aujourd'hui, ses utilisations sont plus limitées mais très « pointues » en parfumerie, pour l'hygiène buccale (colle en dentisterie) et en médecine contre l'ulcère à l'estomac.

➔ L'HUILE ESSENTIELLE

- *Organe distillé :* rameaux feuillés.
- *Couleur :* jaune clair à brun-verdâtre.
- *Odeur :* balsamique forte, herbacée, poivrée, rémanente, pénétrante, plus ou moins appréciée.
- Onéreuse.

Sa composition biochimique

- Monoterpènes 50 % voire plus : myrcène, α-pinène sabinène
- Sesquiterpènes 15 %
- Monoterpénols, sesquiterpénols

Ses propriétés

- Décongestionnante générale, veineuse+++, lymphatique+++, et prostatique+++ : une des plus décongestionnantes
- Désinfiltrante et anti-inflammatoire
- Antispasmodique, tonique nerveuse, reconstituante psychique, permet la réalisation de nos ambitions, redonne confiance en soi, permet d'acquérir une certaine puissance, comme avec le laurier noble
- Décongestionnante nasale

Ses indications

- Stase veineuse et lymphatique : varices+, varicosités, hémorroïdes externes+, internes+, thrombophlébites+, jambes lourdes, en poteau, œdèmes, hématomes, épanchements de synovie
- Bourdonnements d'oreille
- Congestion du petit bassin, prostatite+++, hypertrophie bénigne de la prostate, congestion utérine
- Cellulite, rétention d'eau, œdème, « gros bras »
- Sinusite++
- Ulcère gastrique, colite spasmodique

Ses voies d'utilisation et ses posologies

VOIE CUTANÉE

- 2 gouttes diluées dans 10 gouttes d'HV 3 fois par jour.

VOIE RECTALE

- *Adultes :* 150 mg/suppositoire.

Mes conseils d'utilisation

- *Bourdonnements d'oreilles :* appliquer 2 gouttes diluées dans 2 gouttes d'HV de calophylle autour du conduit auriculaire 3 fois par jour.
- *Prostatite :* masser le bas-ventre avec 2 gouttes diluées dans 10 gouttes d'HV de calophylle matin et soir par périodes de 20 jours.
- *Gros bras :* masser le bras gonflé avec 3 gouttes + 3 gouttes d'HE d'hélichryse italienne diluées dans ¼ de cuillère à café d'HV de calophylle.

Ses contre-indications et mises en garde

- La voie cutanée est excellente mais doit se faire diluée dans de l'HV, de calophylle par exemple (la meilleure pour le drainage lymphatique) car cette HE riche en terpènes est **potentiellement dermocaustique**.
- Risque d'être allergisante.

Associations suggérées

- *Décongestionnantes contre stase veineuse ou lymphatique, congestions du petit bassin ou de la prostate :* hélichryse italienne, cèdre de l'Atlas, myrte rouge ou vert, HV de calophylle.

LITSÉE CITRONNÉE

Sédative, antidépressive et anti-inflammatoire

Verveine exotique, verveine du Yunnan
Litsea citrata, Litsea cubeba
Famille : Lauracées
Origine géographique : Vietnam, Chine, Ta wan, Japon, Amérique, Océanie

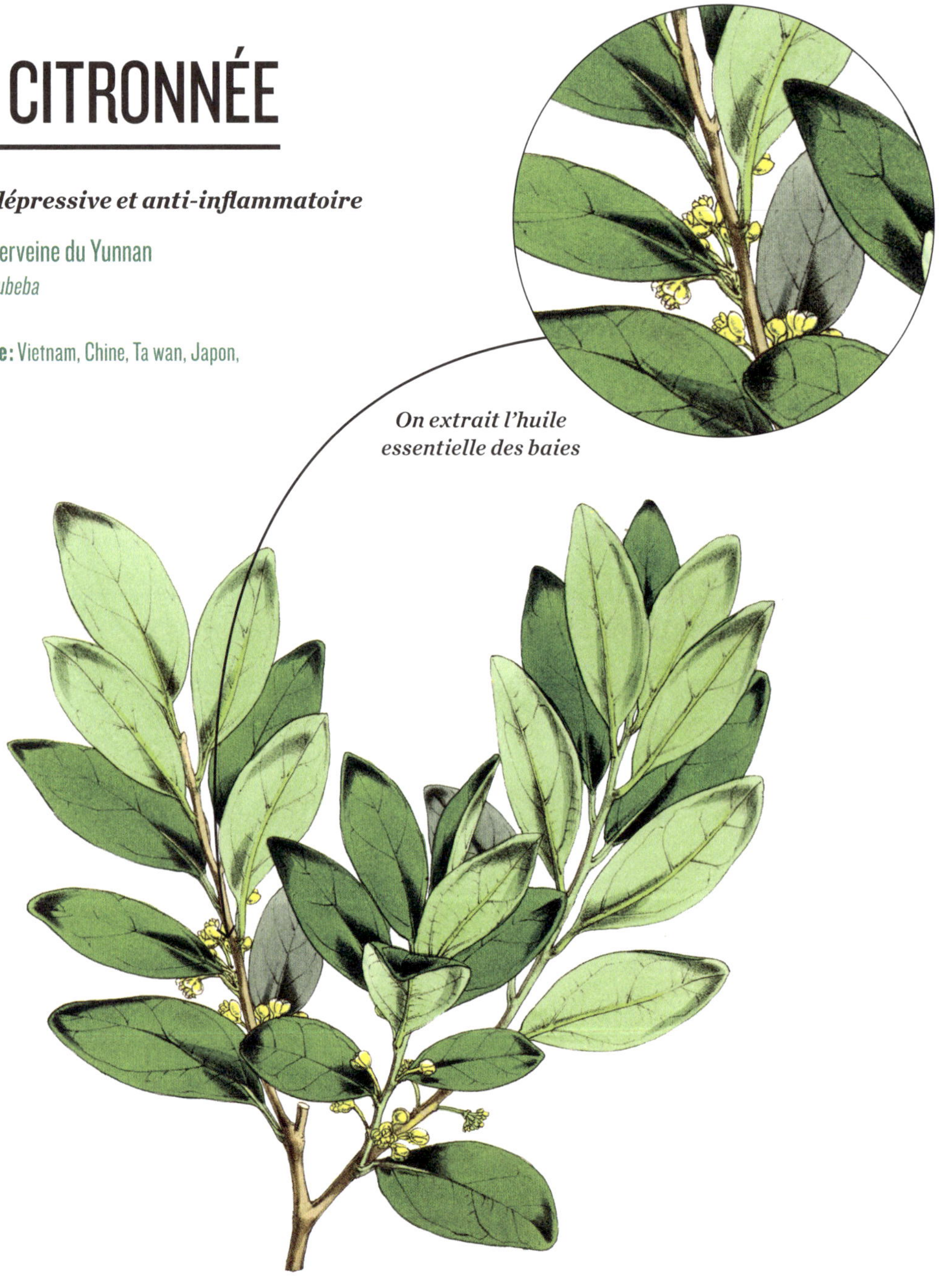

➲ Le végétal

Originaire des forêts tropicales. Arbre de taille moyenne : 10 mètres. Feuilles alternes, persistantes, lancéolées. Fleurs crème, fruits ressemblant à ceux du poivre cubèbe. Utilisée comme épice dans certaines régions de Taïwan, en parfumerie pour la confection des eaux de Cologne, en cosmétique et dans la fabrication de détergents.

➲ L'huile essentielle

- *Organe distillé :* fruits = baies.
- *Couleur :* jaune clair.
- *Odeur :* fraîche de citron et de fleur, rappelant celle de la verveine citronnée.

Sa composition biochimique

• Aldéhydes terpéniques 75 % : citral, géranial, néral, citronnellal
• Monoterpènes 10 %
• Monoterpénols, cétones, esters, sesquiterpènes

Ses propriétés

• Anti-infectieuse, antibactérienne, antivirale, immunomodulante, antifongique et antiseptique cutanée, stimulante du métabolisme cutané
• Rééquilibrante nerveuse ortho et para-sympathique, à la fois tonique et calmante+++, apaisante, sédative, antispasmodique, régularise les émotions, redonne le sourire, prépare au sommeil
• Antispasmodique, anti-inflammatoire+++ intestinale, articulaire et musculaire
• Apéritive+, stimulante digestive, eupeptique+
• Déstocke les graisses
• Insectifuge

Ses indications

• Inflammations intestinales, colite, entérocolite inflammatoire+, ulcère gastroduodénal, insuffisance digestive, inappétence
• Baby blues+++, dépression++, nervosité+, stress, insomnies+, angoisse+, phobies, peurs
• Soins de la peau, affections cutanées : acné, peau grasse, mycoses, piqûres d'insectes
• Cellulite
• Tendinite, arthrite, douleurs rhumatismales, Dupuytren (pour ralentir l'évolution), névrite virale
• Prévention des insectes piqueurs
• Asthénie, fatigue prolongée

Ses voies d'utilisation et ses posologies

VOIE ORALE

• 2 gouttes 3 fois par jour pendant 7 jours.

VOIE CUTANÉE

• 2 gouttes diluées dans 10 gouttes d'HV (car légèrement dermocaustique) 3 fois par jour pendant 3 à 4 jours.

VOIE AÉRIENNE

• *Diffusion :* quelques gouttes en synergie avec basilic exotique, lavande officinale pour positiver l'humeur.

Mes conseils d'utilisation

• *Aphonie :* 2 gouttes sur un comprimé neutre ou ¼ de cuillère à café de miel à sucer 3 fois par jour.
• *Déprime :* diffuser 10 gouttes pendant 20 minutes 3 fois par jour + appliquer 2 gouttes diluées dans 2 gouttes d'HV sur le plexus, les veines des poignets et en massage du dos 2 fois par jour.
• *Mycoses :* appliquer 2 gouttes pures ou diluées 2 fois par jour.
• *Difficultés d'endormissement :* appliquer 2 gouttes sur le plexus nerveux ou sur l'oreiller au coucher.

Ses contre-indications et mises en garde

• Pas de contre-indications majeures.

Mon avis

• Elle remplace volontiers la verveine citronnée dans la dépression et elle est tellement moins onéreuse.
• HE très proche de la mélisse, de la verveine citronnée, du lemongrass, avec une odeur très agréable.

Associations suggérées

• *Anti-insectes :* citronnelle, géranium rosat, eucalyptus citronné, lemongrass.

LIVÈCHE

Draineuse du foie et des reins

Ache des montagnes, céleri sauvage
Levisticum officinale
Famille : Apiacées
Origine géographique : Europe, France, Belgique, Hongrie

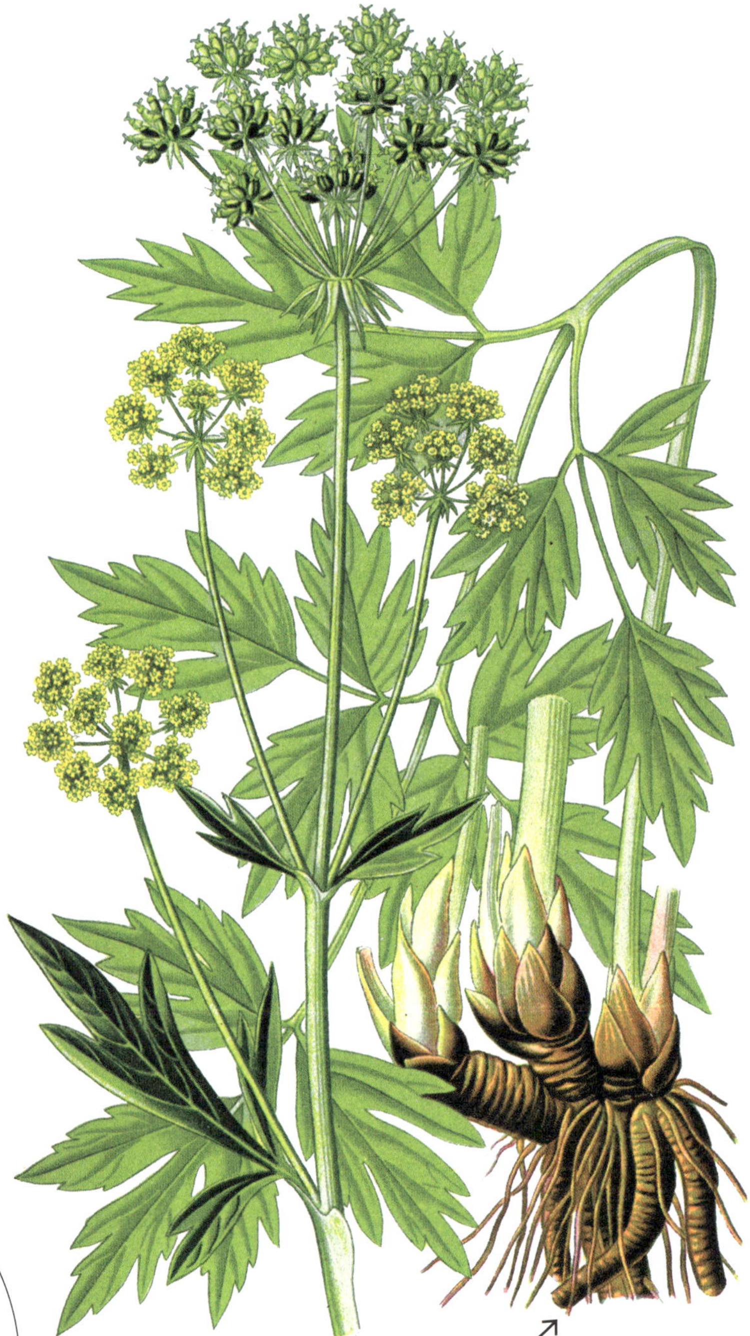

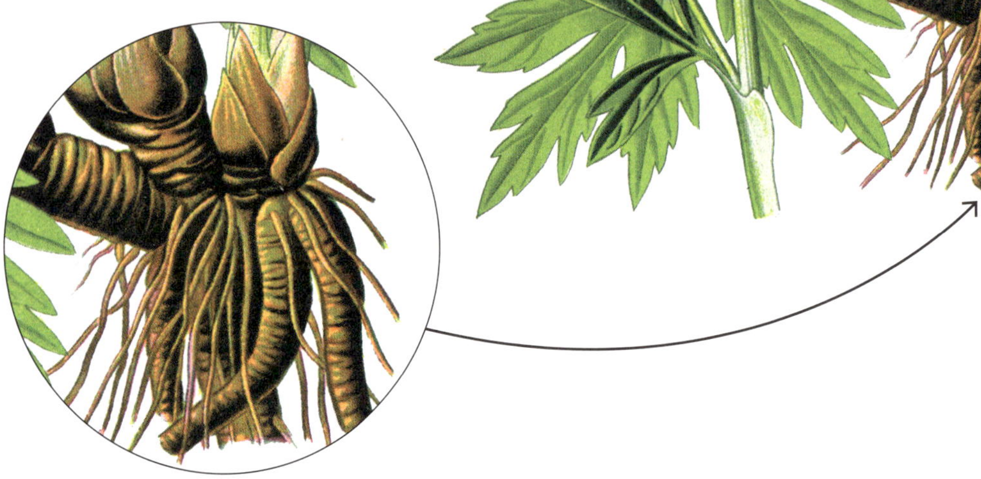

On extrait l'huile essentielle du rhizome

➔ Le végétal

Plante herbacée, vivace et robuste, qui pousse en montagne. Feuilles triangulaires, fleurs en ombelles, racine pivotante, graines brunes, groupées en bouquets. Sert de condiment en Europe centrale. La livèche symbolise l'amour de la nature.

➔ L'huile essentielle

- *Organe distillé :* racine et rhizome.
- *Couleur :* jaune à brun foncé.
- *Odeur :* puissante et épicée de céleri.

Sa composition biochimique

- Phtalides 50 % : ligustilides, butylidène-phtalide
- Monoterpènes 20 %
- Hydrocarbures 10 %
- Sesquiterpènes 10 %
- Cétones 1 %
- Monoterpénols, esters
- Coumarines, furocoumarines : psoralène, bergaptène, ombelliférone

Ses propriétés

- Anti-infectieuse, antibactérienne, antifongique, antiparasitaire
- Détoxicante hépatique+++, décongestionnante hépatique, draineuse++, stimulante hépatique++, contrepoison++++
- Libère les émonctoires : diurétique, expectorante+
- Tonique générale
- Neurotonique, myotonique

Ses indications

- Intoxication alimentaire+++, chimique+++, médicamenteuse+++
- Hépatite virale
- Surcharges++
- Toxémie++, hémogliase, chimiothérapie+, colite
- Urticaire due à un médicament+++
- Problèmes cutanés liés à un foie surchargé : boutons, teint brouillé..., difficultés digestives, indigestion
- Psoriasis+++, en particulier chez les personnes âgées
- Morsure de vipère+++, piqûre d'insectes+++

Ses voies d'utilisation et ses posologies

VOIE ORALE

- 1 goutte 3 fois par jour pendant 7 jours.

VOIE CUTANÉE

- 2 gouttes pures sur une petite surface 3 fois par jour.
- Diluée à 20 % dans une HV pour massages 3 fois par jour.

Mes conseils d'utilisation

- *Psoriasis :* appliquer 1 ou plusieurs gouttes pures sur la zone atteinte 3 fois par jour jusqu'à disparition de la rougeur.
- *Intoxication alimentaire :* 1 goutte + 1 goutte d'HE de menthe poivrée sur un comprimé neutre à sucer 4 fois dans la journée.
- *Détox hépatique :* absorber 1 goutte 3 fois par jour pendant 2 semaines.

Ses contre-indications et mises en garde

- Légèrement dermocaustique, potentiellement allergisante, très **phototoxique**. L'utiliser sur un temps court, diluée, pas d'exposition au soleil après application.
- Elle est contre-indiquée aux femmes enceintes ou allaitantes, aux bébés et aux jeunes enfants.

MANDARINE

La préférée des enfants
Antistress majeure

Mandarine jaune
Citrus reticulata Blanco var mandarine
Famille : Rutacées
Origine géographique : Asie du Sud-Est (Chine, Vietnam, Japon), Europe, Bassin méditerranéen (Italie, Sicile, Espagne), Afrique du nord et du Sud, États-Unis, Amérique du Sud (Mexique, Argentine)

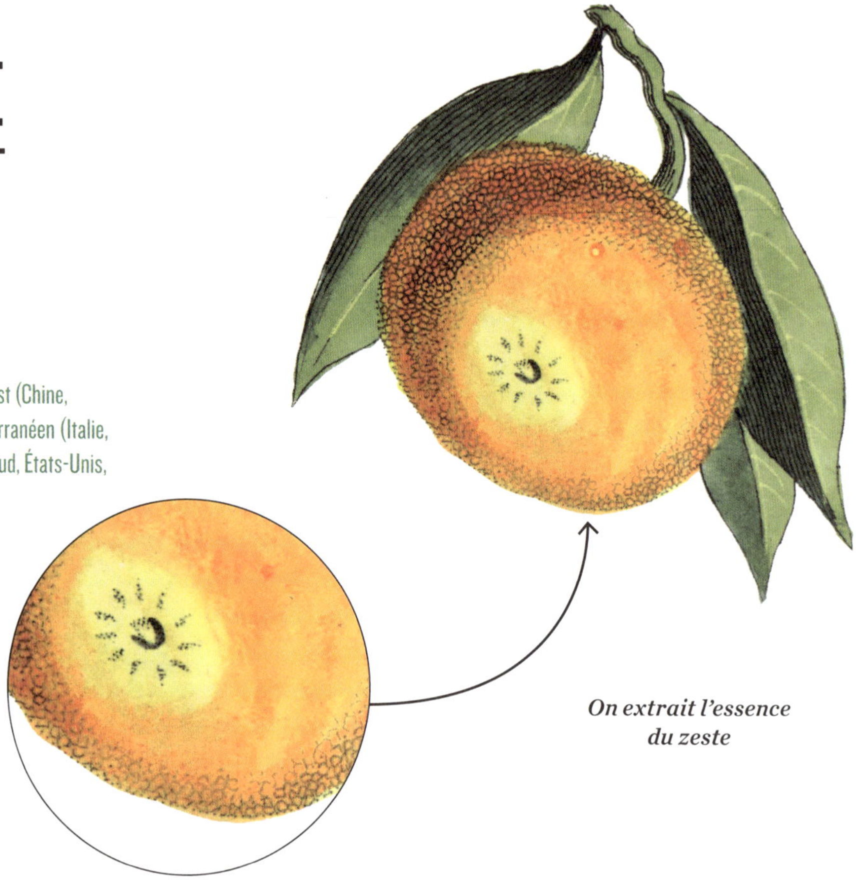

On extrait l'essence du zeste

➲ Le végétal

Originaire de Chine, le mandarinier a essaimé dans toute la Chine puis au XIXe siècle en Europe. Arbuste à la houppe arrondie, pouvant atteindre 6 mètres de haut. Feuilles persistantes, vert foncé, lustrées, brillantes, coriaces. Fleurs blanches à 5 pétales, très odorantes, toute l'année. Fruit parfumé et sucré divisé en 10 quartiers, riche en pépins, orangé, rouge ou vert en fonction de la maturité du fruit. Son écorce est utilisée depuis les temps anciens en Asie pour calmer les maux d'estomac et les embarras gastriques.

➲ L'essence

• *Organe exprimé à froid :* zeste du fruit, centrifugation pour séparer le jus de l'essence.
• *Couleur :* jaune vert à rouge.
• *Odeur :* rafraîchissante, douce, sucrée, fruitée, acidulée.

Sa composition biochimique

• Monoterpènes 90 % : limonène, terpinène
• Alcools monoterpéniques, esters, aldéhydes, composés azotés, coumarines, furocoumarines
• Fraction non volatile : flavonoïdes, caroténoïdes, stéroïdes

Ses propriétés

• Antiseptique+, antifongique+, immunostimulante
• Antispasmodique légère+
• Antispasmodique digestive, respiratoire, cardiovasculaire
• Tonique et protectrice hépatique, cholagogue, stimulante digestive+, eupeptique
• Équilibrante du système nerveux végétatif (celui qui gère les fonctions vitales de l'organisme) et modératrice du système nerveux central+++, puissante sédative nerveuse, calmante, relaxante, anxiolytique+, hypnotique légère+++, favorise le sommeil, revigorante, consolante, réconfortante+++ (jeunes enfants),

sécuritaire, joyeuse, revitalisante, procure même une joie spirituelle
- Lymphotonique et mange-graisses comme toutes les essences d'agrumes et anticellulitique

Ses indications

- Digestions lentes++, aérophagie++ hoquet++ gastralgies, constipation
- Suites de traitements médicamenteux, insuffisance hépatique, excès alimentaires
- Mal des transports, nausées, vomissements, gastralgie, nausées de la femme enceinte
- Tous troubles liés au stress, anxiété, dépression, excitation, hyperactivité, agressivité, appréhensions, épuisement professionnel
- Enfant tristounet, mélancolique+++, ou agité, excité, colérique, angoissé, enfant hyperactif, surmenage scolaire+++, insomnies chez les enfants +
- Enfants convalescents
- Éréthisme cardiovasculaire+
- Dyspnée
- Vergetures, vieillissement de la peau

Ses voies d'utilisation et ses posologies

VOIE ORALE

- *Adultes :* 2 gouttes 3 fois par jour sur un comprimé neutre.
- *Enfants :* 1 goutte 3 fois par jour sur un sucre ou dans ½ cuillère à café de miel de lavande.

VOIE CUTANÉE

- Application très localisée pure sur le plexus.
- Diluée à 20 % dans une HV pour massages sans exposition au soleil ensuite.

VOIE AÉRIENNE

- Respiration et diffusion sédative : pure ou en synergie (lavande officinale), ambiance de détente.

EN BAIN

- 10 gouttes diluées dans 1 cuillère à café de base pour bain à verser dans l'eau du bain.

Mes conseils d'utilisation

- *Nausées :* 1 goutte sur un comprimé neutre à sucer 3 fois par jour.
- *Excès de table :* 1 goutte + 1 goutte d'HE de menthe poivrée sur un comprimé neutre à sucer après un repas trop riche.
- *Enfant inquiet, angoissé :* respirer 2 gouttes posées sur l'oreiller + avaler 1 goutte sur ½ cuillère à café de miel de lavande quand besoin.
- *Diffusion sédative, troubles du sommeil :* 5 gouttes+ 5 gouttes d'HE de lavande officinale ou de petit grain bigarade 10 minutes avant le coucher de l'enfant.
- *Bain aromatique calmant :* 5 gouttes + 5 gouttes d'ess. de bergamote diluées dans 1 cuillère à café de base pour bain à verser dans l'eau du bain. Y rester 20 à 30 minutes avant de se sécher sans se rincer.

Ses contre-indications et mises en garde

- Sédative à faibles doses, tonique à plus fortes doses. Elle est **dermocaustique** et **phototoxique**, on évitera donc son application sur la peau si insuffisamment diluée, particulièrement chez l'enfant, surtout si sa peau est très réactive et pas d'exposition au soleil ensuite.

Mon avis

- Mandarine verte, rouge ou jaune ? C'est en réalité la même à des stades différents de maturité au moment de la récolte du fruit.
- D'Italie ou du Mexique, le parfum varie mais pas l'action thérapeutique.

Associations suggérées

- *Relaxantes :* petit grain bigarade, lavande officinale, ylang-ylang.

MARJOLAINE

L'experte des « nerveux », l'HE du zen

Marjolaine des jardins, marjolaine à coquilles, marjolaine vraie, grand origan
Origanum majorana
Famille: Lamiacées
Origine géographique: Bassin méditerranéen (France, Espagne, Hongrie), Moyen-Orient (Égypte, Chypre, Turquie)

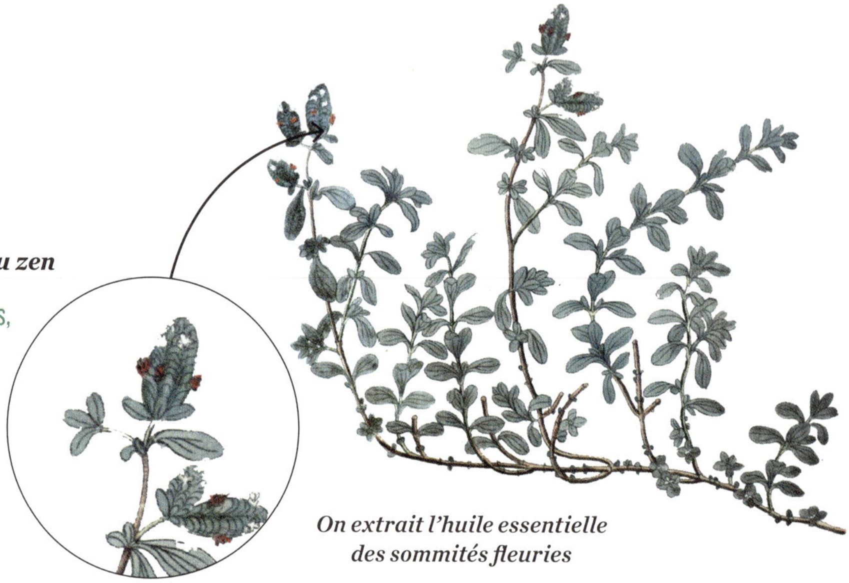

On extrait l'huile essentielle des sommités fleuries

➔ LE VÉGÉTAL

Petite plante ligneuse vivace de 50 cm de hauteur, poussant sur les sols légers, arides, sous les climats chauds et secs, en altitude souvent. Petites feuilles ovales, opposées, recouvertes d'un fin duvet gris vert. Feuilles qui, froissées, dégagent un arôme puissant, sucré, épicé, très agréable. Inflorescences : bractées en forme de coquilles. Petites fleurs à pétales triangulaires, veloutées, blanches à mauves en juillet, cachées sous les feuilles. Plante médicinale et condimentaire (feuilles). De la même famille que le thym, la lavande, la menthe. Elle symbolise le bonheur et la joie de vivre.

➔ L'HUILE ESSENTIELLE

- *Organe distillé :* sommités fleuries, fleurs.
- *Couleur :* incolore, pâle, jaunâtre ou légèrement ambrée.
- *Odeur :* douce, chaude, fine, délicate, herbacée ressemblant à celle du thym.

Sa composition biochimique

- Monoterpènes 40 % : sabinène, terpinène
- Monoterpénols 50 % : terpinéol, linalol, thujanol 15 %
- Esters
- Éthers
- Sesquiterpènes

Ses propriétés

- Analgésique++ et anti-inflammatoire
- Antispasmodique
- Bonne anti-infectieuse, antibactérienne (staphylocoque doré, pneumocoque, colibacille++), antifongique
- Régularise le système nerveux autonome qui contrôle les fonctions vitales, parasympathicotonique+++ : hypotensive, vasodilatatrice
- Tonique nerveuse et tranquillisante à la fois, harmonisante, calme les nerfs irrités, antistress majeure
- Calme les réactions instinctives, tout en réveillant l'envie d'agir, donne l'impulsion
- Anaphrodisiaque+++
- Régularise l'appétit : elle le freine ou l'active selon les besoins
- Soutient et tempère le système digestif
- Régulatrice thyroïdienne+ : hypothyroïdie

Ses indications

- Toutes les maladies d'origine nerveuse : blocages, douleurs au plexus, troubles digestifs, sensation d'oppression, spasmophilie. Toutes manifestations pathologiques dues au stress continu : troubles de l'humeur, DNV+++. Troubles nerveux et leurs répercussions sur le corps : hypertension artérielle labile, tachycardie, extrasystoles. Spasmes nerveux avec difficultés respiratoires, oppression+, nervosité, irritabilité, agressivité, anxiété, angoisse, troubles du sommeil, agitation+, stress mal géré+

• Trac des examens, claustrophobie, épilepsie, mouvements convulsifs, troubles de l'humeur (syndrome prémenstruel, préménopause)
• Fatigue nerveuse, asthénie+, neurasthénie+, dépression réactionnelle (choc nerveux)
• Accompagnement de toute désaccoutumance : tabagisme, boulimie.
• Sphère sexuelle : obsessions sexuelles, excitation excessive, érotomanie
• Infections respiratoires, asthme nerveux, asthme allergique, difficultés respiratoires, pneumonie, dyspnée avec d'oppression+
• Infections cutanées à staphylocoque (furoncles, anthrax), mycoses
• Infections urinaires
• Sphère digestive : douleurs à l'estomac, ulcère+, dyspepsie, entérocolite
• Hyperthyroïdie
• Sécheresse de la bouche, des muqueuses des yeux et des voies respiratoires
• Douleurs rhumatismales, arthrose+, rhumatismes musculaires+++, crampes, contractions, sciatique, névralgies++

Ses voies d'utilisation et ses posologies

VOIE ORALE (SUBLINGUALE)

• *Adultes :* 2 gouttes 3 fois par jour pendant 7 jours.
• *Enfants :* 1 goutte 3 fois par jour pendant 7 jours.

VOIE CUTANÉE

• *Adultes :* 3 gouttes diluées dans une HV 3 fois par jour sur le plexus solaire et les poignets.
– Diluée à 20 % pour un massage relaxant.
• *Enfants :* 2 gouttes diluées dans une HV 3 fois par jour.

VOIE AÉRIENNE

• *Diffusion :* quelques gouttes en synergie calmante.

EN BAIN

• 10 gouttes diluées dans 1 cuillère à café de base pour bain à verser dans l'eau du bain.

VOIE ENDONASALE

• Concentrée à 2 % : introduction dans le nez sur une mèche de coton pour une action immédiate sur le système nerveux autonome, la sécheresse nasale, la perte de l'odorat.

Mes conseils d'utilisation

• *Contrariété, chagrin, anxiété :* déposer 2 gouttes sur les veines des poignets et les respirer + 2 gouttes sur le plexus solaire.
• *Prévention des infections hivernales :* 1 goutte + 1 goutte d'HE de niaouli sur un comprimé neutre à sucer 3 fois par jour, 1 semaine par mois d'hiver.
• *Une boule de stress qui monte dans la gorge :* appliquer 3 gouttes sur le plexus, respirer la fenêtre grande ouverte, ouvrir la cage thoracique au maximum. Renouveler plusieurs fois dans la journée si nécessaire.
• *Hypertension, palpitations, plexus bloqué :* 1 goutte sur une mèche de coton introduite dans la narine à garder 3 minutes.
• *Maladie de Dupuytren :* appliquer 2 gouttes + 1 goutte d'HE d'hélichryse italienne sur la main 1 à 2 fois par jour.

Ses contre-indications et mises en garde

• Elle est interdite chez l'asthmatique en crise.
• Ne pas la confondre avec la marjolaine sylvestre d'Espagne (*Thymus mastichina*) très différente, ni avec l'origan (*Origanum compactum, Origanum hieracleoticum*) qui sent le thym car il contient du thymol dont la marjolaine est dépourvue, ce sont des huiles essentielles totalement différentes.
• Elle peut empêcher le sommeil si prise ou appliquée après 16 heures.

Associations suggérées

• *Actives sur le système nerveux sympathique qu'elles calment :* mandarine, petit grain bigarade, ravintsara, lemongrass.

MÉLISSE OFFICINALE

Une des huiles essentielles les plus apaisantes et digestives

Mélisse citronnelle
Melissa officinalis ssp officinalis citralifera =Larix officinalis
Famille : Lamiacées
Origine géographique : France, Corse, Espagne, Italie, Slovénie

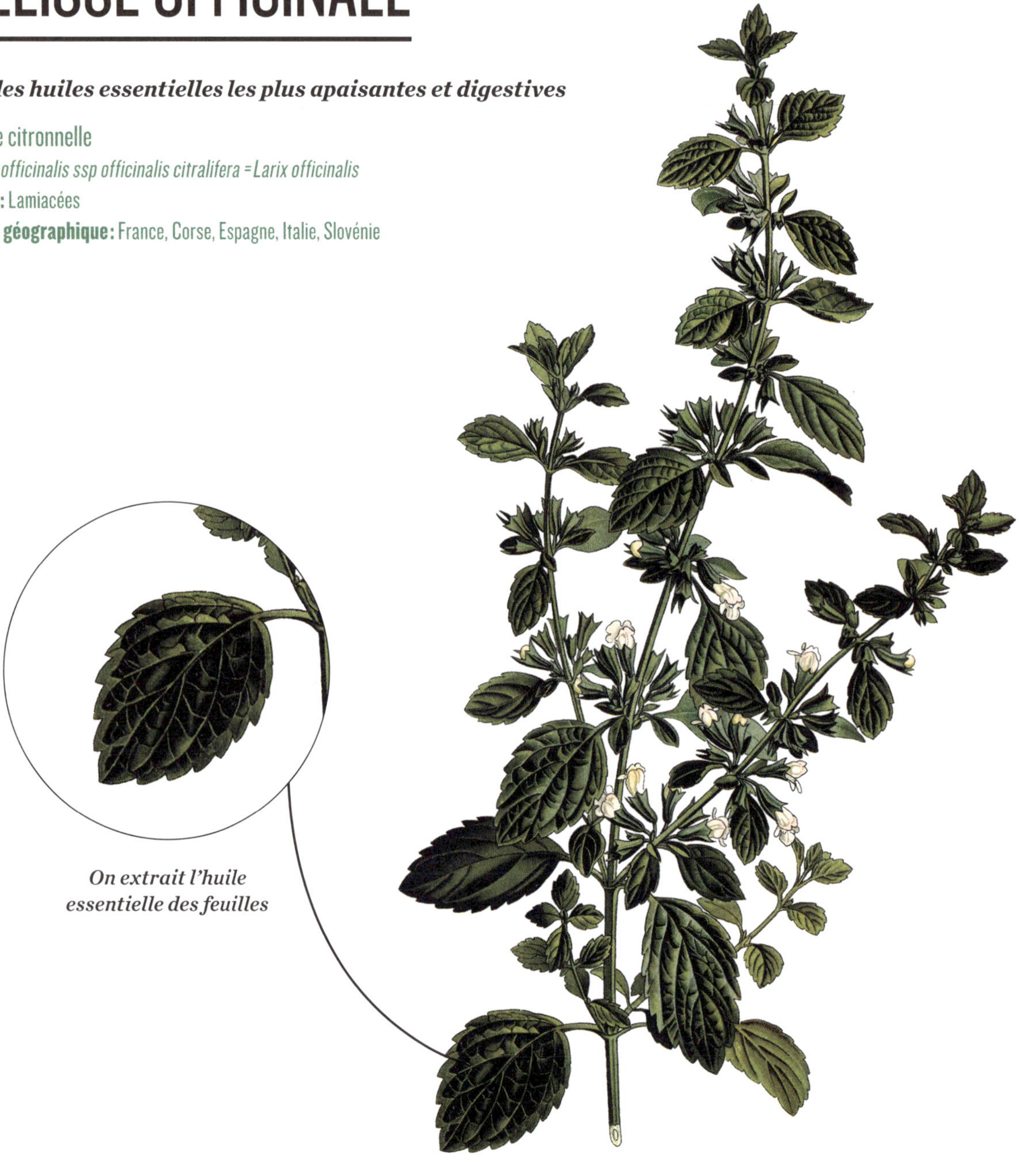

On extrait l'huile essentielle des feuilles

➔ LE VÉGÉTAL

Herbe vivace originaire de la Méditerranée orientale. Longues tiges carrées, feuilles opposées, ovales, dentelées, petites fleurs blanches ou jaunâtres. Utilisée chez les Romains dans l'Antiquité, la mélisse était prescrite pour soigner le tube digestif, améliorer l'humeur, chasser les idées noires et rendre joyeux. L'eau de mélisse dans laquelle on trouve, outre la mélisse, cannelle, girofle, muscade, est toujours destinée à revigorer les organismes fatigués.

➲ L'HUILE ESSENTIELLE

• *Organe distillé :* herbe non fleurie, feuilles fraîches.
• *Couleur :* incolore à jaune pâle.
• *Odeur :* fraîche, herbacée, de citron et de cédrat.
• Rendement extrêmement faible d'où son prix exorbitant.

Sa composition biochimique

• Aldéhydes terpéniques 50 % : géranial, néral, citral, citronnellal
• Sesquiterpènes 40 % : β-caryophyllène
• Sesquiterpénols, monoterpènes, monoterpénols, oxydes, esters, coumarines, cétones

Ses propriétés

• Antivirale, antibactérienne, antispasmodique
• Anti-inflammatoire exceptionnelle+++
• Antihistaminique
• Neurorégulatrice ortho et parasympathique+++, apaisante, sédative, hypnotique, anxiolytique et revigorante, stimulante cérébrale, anaphrodisiaque
• Cardiotonique, régulatrice de la tension artérielle, régulatrice du système neurovégétatif, hypotensive+++, soutient le système cardiovasculaire, antiarythmies
• Stimulante hépatobiliaire+, cholérétique+, parasiticide intestinale, antivomitive pendant la grossesse+
• Litholytique+

Ses indications

• Tous troubles d'origine nerveuse
• Troubles de l'humeur, stress intense, trac, anxiété, angoisses, insomnies, difficultés d'endormissement, irritabilité, épuisement nerveux, dépression grave++, cauchemars, choc émotionnel, panique, crise de nerfs++, hystérie++, évanouissement, lipothymie+++, deuil, mélancolie
• Enfants nerveux et hyperactifs
• Asthme, allergie respiratoire, rhinite allergique, rhume des foins
• Hypertension artérielle++, tension fluctuante, angine de poitrine+, arythmie cardiaque, tachycardie sans cause organique, souffle coupé, palpitations++, crise d'angor++, éréthisme++
• Démangeaisons d'origine nerveuse
• Herpès génital, zona, varicelle
• Lourdeurs digestives, crampes digestives, crampes d'estomac+, indigestion+, nausées+ dont celles de la grossesse, lithiase biliaire+, insuffisance hépatobiliaire++, maux de ventre chez l'enfant sans cause apparente

Ses voies d'utilisation et ses posologies

VOIE ORALE

• 1 goutte 3 fois par jour pendant 7 jours.

VOIE CUTANÉE

• 2 gouttes diluées dans 10 gouttes d'HV 2 fois par jour pendant 7 jours.

Mes conseils d'utilisation

• *Difficultés d'endormissement :* 1 goutte sur un comprimé neutre à sucer au coucher.
• *Crise de panique :* 1 goutte + 1 goutte d'HE de lavande officinale ou de camomille romaine sur un comprimé neutre à sucer.
• *Allergie au pollen :* 2 gouttes matin et soir sur un comprimé neutre à sucer les jours les plus secs et venteux.

Ses contre-indications et mises en garde

• Elle est **toxique**, **stupéfiante à hautes doses** par voie interne.
• **Dermocaustique**, allergisante potentielle par voie cutanée.
• Très chère, l'HE de mélisse est souvent en réalité falsifiée par de la citronnelle de Ceylan aux propriétés différentes.

MENTHE BERGAMOTE

HE de la bonne humeur
Tonique sexuelle, aphrodisiaque

Menthe citronnée, menthe poivrée citronnée
Mentha citrata, mentha piperita citrata
Famille : Lamiacées
Origine géographique : Inde, Sud de la France, Amérique du Nord

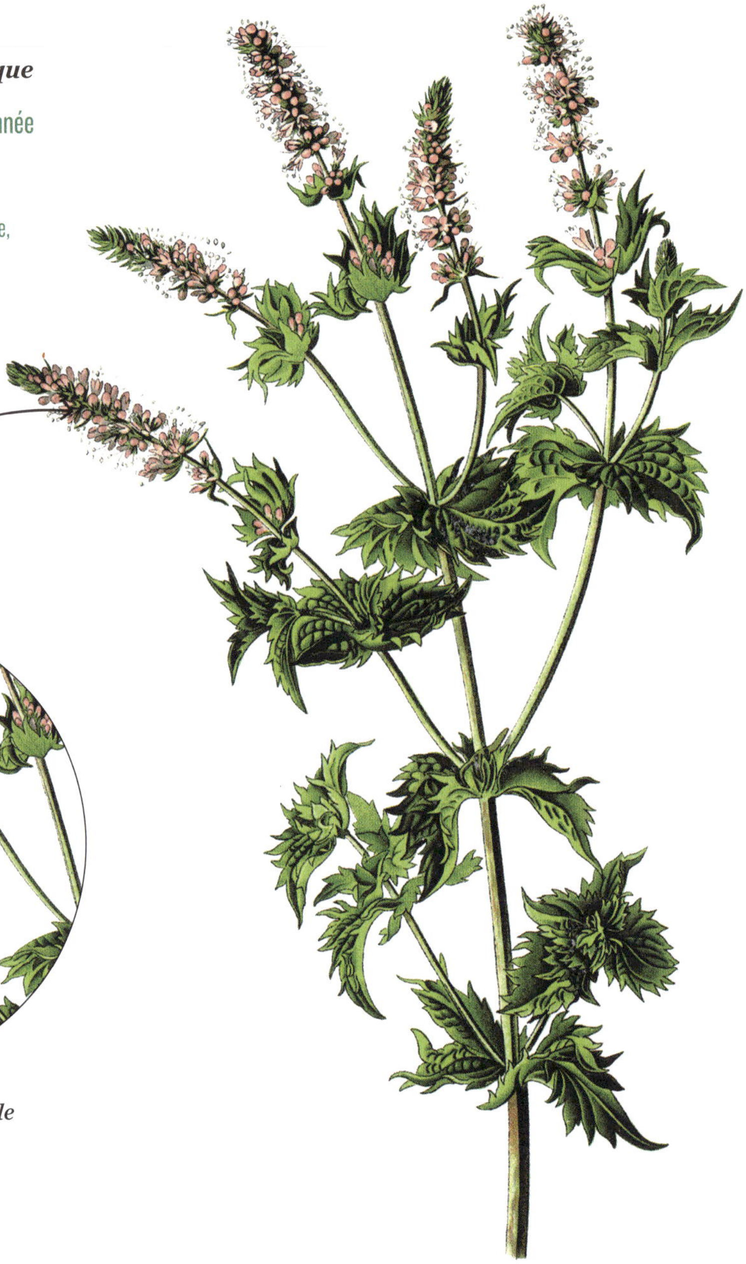

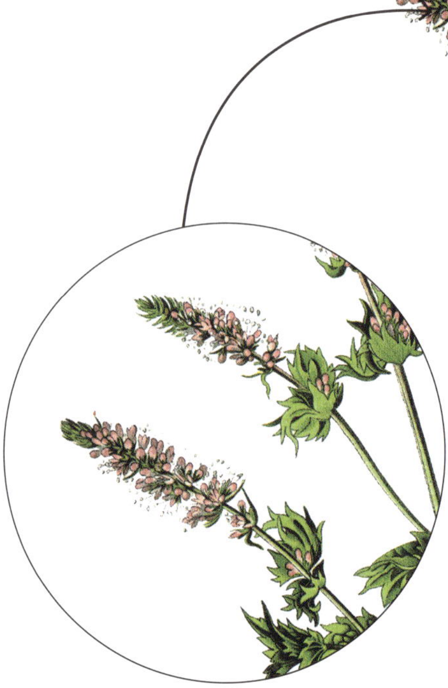

On extrait l'huile essentielle des sommités fleuries

Le végétal

Plante à tige herbacée, feuilles duveteuses, ovales ou cordées, à l'odeur poivrée. Fleurs frêles au parfum d'agrumes. Sert à préparer de délicieuses tisanes, des desserts, sirops et bonbons.

L'huile essentielle

- *Organe distillé :* sommités fleuries.
- *Couleur :* incolore.
- *Odeur :* fraîche, douce, fleurie, légèrement citronnée et mentholée.

Sa composition biochimique

- Esters 60 % : acétates de géranyle, de linalyle
- Monoterpénols 40 % : linalol 25 %, terpinéol, citronnellol, géraniol
- Oxydes : 1-8 cinéole
- Mono et sesquiterpènes

Ses propriétés

- Antiseptique, antimycosique, vulnéraire, dermoprotectrice
- Puissante antispasmodique+++
- Parasiticide, vermicide intestinale
- Anti-inflammatoire, antalgique
- Équilibrante nerveuse++ : relaxante, réconfortante, favorise le sommeil
- Stimulante générale++++, cérébrale+ : antidépressive, revitalisante psychique
- Stimulante glandulaire : hépatique, pancréatique, ovarienne, œstrogen-like (régule la fonction ovarienne)
- Tonique sexuelle, stimulante des ovaires et des testicules : aphrodisiaque
- Régularise le rythme cardiaque
- Lymphotonique
- Insectifuge+

Ses indications

- Troubles digestifs, maux de ventre d'origine nerveuse, entérocolite spasmodique+++, parasitoses intestinales+++ : ascaris, amibes
- Asthénie profonde, nerveuse, sexuelle masculine+++ (impuissance, baisse de libido), insuffisance ovarienne+, fatigue nerveuse++++, surmenage, stress, angoisses, épisodes dépressifs
- Préparation à l'accouchement
- Tachycardie, palpitations
- Radiodermite (protection), démangeaisons, plaies, piqûres d'insectes, zona, varicelle
- Cystite inflammatoire

Ses voies d'utilisation et ses posologies

VOIE ORALE (PERLINGUALE)

- 1 goutte 3 fois par jour pendant 7 jours pour calmer les nerfs immédiatement.

VOIE CUTANÉE

- 2 gouttes pures sur la colonne vertébrale, le plexus nerveux, solaire.
- Diluée à 20 % dans une HV pour massages.

VOIE AÉRIENNE

- *Diffusion :* quelques gouttes pour calmer, assainir l'atmosphère, ou simplement pour le plaisir.
- *Respirer au flacon :* pour dynamiser.

EN BAIN

- 15 gouttes diluées dans 1 cuillère à café de base pour bain à verser dans l'eau du bain. Se sécher sans se rincer.

Mes conseils d'utilisation

- *Pour être à l'aise dans les situations difficiles :* appliquer 2 gouttes dans la nuque et sur le plexus solaire.
- *Asthénie sexuelle :* appliquer 2 gouttes sur le plexus sacré 2 fois par jour pendant 1 semaine.
- *Pour éloigner les insectes :* diffuser quelques gouttes.

Ses contre-indications et mises en garde

- Interdite pendant la grossesse sauf les 15 derniers jours pour faciliter le travail.

Mon avis

- Cette menthe-là ne contient ni menthol ni cétone.
- Elle peut prendre la place de la lavande officinale pour son action relaxante si l'on préfère sa fragrance.

MENTHE POIVRÉE

L'esprit pétillant
Tonique, stimulante hépatique, digestive

Menthe anglaise
Mentha piperita var officinalis rubescens
Famille : Lamiacées
Origine géographique : France (petite production mais c'est la meilleure) – Alpes de Haute-Provence, Eure – Angleterre, Italie, Égypte, Maroc, États-Unis, Australie, Russie, Chine, Inde, Japon

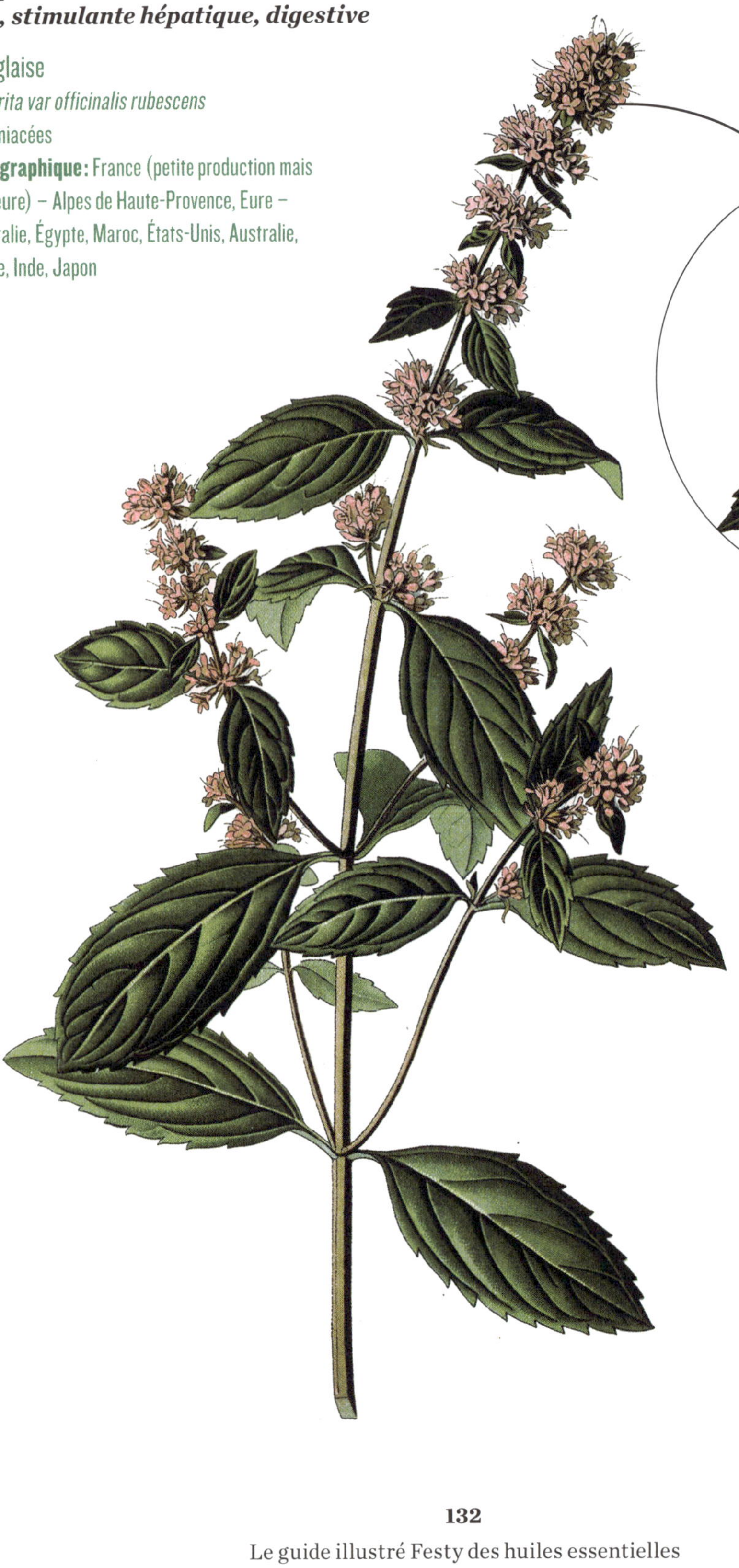

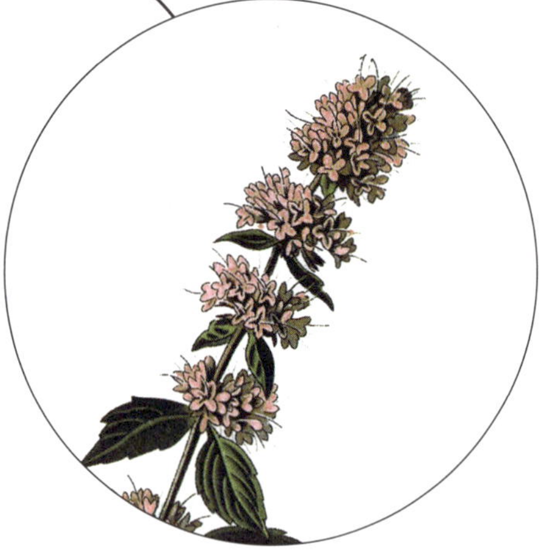

On extrait l'huile essentielle des sommités fleuries

➔ Le végétal

Plante herbacée, vivace, très petite parfois, très verte et très odorante. Aimant les sols humides et riches, la lumière, le soleil. Largement utilisée dans les industries alimentaire, cosmétique, pharmaceutique et en art culinaire pour des plats salés et sucrés, infusions, thé à la menthe. Plante de culture, de 70 à 90 cm de haut, hybride et stérile. Feuilles aiguës, lancéolées, pointues, dentelées, ovales, vert foncé, parsemées de cellules translucides, portées par des tiges rougeâtres de section carrée et couvertes de gros poils sécréteurs. Petites fleurs lilas en épis au sommet des tiges. Connue depuis l'Antiquité pour son efficacité contre les maux d'estomac, les maux de ventre, pour éclaircir les idées, pour stimuler l'intelligence des étudiants et pour son intérêt en cuisine : vins des Romains, thés des Arabes, fraises à la menthe... La menthe symbolise la force physique, la résistance, la confiance en soi, mais aussi la vitalité et l'enthousiasme.

➔ L'huile essentielle

• *Organe distillé :* sommités fleuries légèrement séchées, récoltées en août de préférence (composition biochimique idéale).
• *Couleur :* translucide à vert pâle.
• *Odeur :* fraîche, très forte, agréable, poivrée, anisée, mentholée bien sûr.

Sa composition biochimique

• Elle est très variable selon le sol d'origine et le moment de la récolte.
• Monoterpénols : menthol 40 à 50 %, pipéritol
• Monoterpénones : menthone 20 à 65 %, pipéritone, pulégone
• Composés sulfurés, coumarines, esters, monoterpènes, sesquiterpènes, oxydes

Ses propriétés

• Anti-infectieuse, antibactérienne puissante (staphylocoque doré), surtout au niveau intestinal
• Antifongique
• Expectorante, mucolytique, anticatarrhale, fébrifuge
• Antivirale et virucide+, immunostimulante
• Détoxifiante de l'organisme en favorisant le travail des émonctoires (foie, reins, intestins)
• Stimulante digestive, stimulante hépatopancréatique+, tonique digestive, carminative, cholagogue, cholérétique (favorise la sécrétion et la chasse des sels biliaires), hépatotonique (aide à reconstituer la cellule hépatique), décongestionnante du foie, détoxifiante, purifiante, apéritive, antivomitive
• Vermicide
• Insectifuge, antiacariens
• Antispasmodique : relaxe et apaise les muscles lisses du tractus gastro-intestinal.
• Anti-inflammatoire intestinale et urinaire
• Analgésique, antalgique puissante+++ (effet réfrigérant), anesthésiante+++, anesthésiante locale+ par effet « glaçon »
• Hormon-like, régulatrice hormonale (la fonction ovarienne), aide à faire venir les règles, empêche la montée de lait, désengorge les seins, utérotonique : accélère le retour des règles après accouchement et allaitement
• Stimulante générale+, tonique physique et psychique, améliore les performances sportives
• Tonique mentale, stimulante nerveuse à faible dose+++ : éveille l'esprit, rend vigilant, facilite la concentration, la mémorisation, pousse à agir, renforce les nerfs
• Neurorégulatrice ortho et para-sympathique
• Stimulante sexuelle, légère aphrodisiaque, renforce et stimule la virilité

• Cardiotonique, hypertensive, vasoconstrictrice+, régularise le rythme cardiaque
• Résout des problèmes de peau : zona, varicelle, plaie, urticaire
• Décongestionnante du nez, de la prostate
• Rafraîchissante ou réchauffante selon les besoins
• Régule la transpiration
• Antiprurigineuse

Ses indications

• Troubles digestifs : digestion lente, indigestion, dyspepsie+, nausées, vomissements, mal des transports, acidité gastrique, remontées acides, brûlures d'estomac, ulcère, aérocolie, aérophagie+, flatulences, gaz en excès, coliques, spasmes gastro-intestinaux, diarrhées, constipation occasionnelle, manque d'appétit
• Insuffisance hépatopancréatique+++, hépatite virale+, gastro-entérite, colite spasmodique, mauvaise haleine, coliques hépatiques, néphrétiques, cirrhose
• Déstockage des graisses, traitement allopathique prolongé
• Rhinite, sinusite, otite, laryngite
• Acné, impuretés cutanées
• Douleurs locales de toutes sortes, plaies, brûlures, coups, chocs, traumatismes, céphalées+, maux de tête+++, migraines+, névralgies++, névrite virale+ (zona+, herpès), tendinite, sciatique, rhumatismes
• Démangeaisons++ de toute origine, urticaire+, eczéma, zona, varicelle, plaie, brûlure
• Douleurs des règles, prostatite
• Accouchement difficile, arrêt de la lactation
• Goutte, sciatique++, arthrite, tendinite, rhumatismes
• Toutes asthénies+ : fatigue psychique, fatigue physique, fatigue nerveuse, épuisement, convalescence, manque d'entrain
• Perte de concentration, de mémoire, esprit embrouillé
• Baby blues, crises de nerfs, hystérie, excès d'émotivité, caractères explosifs, irritables, peurs chroniques, trac de l'examen, épreuves sportives ou intellectuelles
• À faible dose, aide à se surpasser en présence d'événements déstabilisants
• Insolation+
• Faiblesse cardiaque, tachycardie, hypotension, lipothymie
• Transpiration excessive
• Prévention moustiques

Ses voies d'utilisation et ses posologies

VOIE ORALE (PERLINGUALE)

• *Adultes :* 1 goutte 3 fois par jour pendant 7 jours.
• *Enfants :* 1 goutte 2 fois par jour pendant 7 jours.

VOIE CUTANÉE

• *Adultes :* 1 ou 2 gouttes pures sur un point précis 3 fois par jour pendant 7 jours.
  – Très diluée à 10 % dans une HV en massages 3 fois par jour pendant 7 jours.
• *Enfants :* 1 goutte diluée dans une HV 3 fois par jour pendant 7 jours.

VOIE AÉRIENNE

• *Flacon :* 3 à 4 inspirations profondes au flacon ouvert.
• *Diffusion :* avec la plus grande précaution, 2 gouttes seulement dans une synergie de 10 gouttes d'autres HE

Mes conseils d'utilisation

• *Conduite automobile la nuit :* 1 goutte sous la langue ou sur 1 comprimé neutre ou encore sur 1 sucre toutes les heures + respirer au flacon de temps à autre.
• *Soirée importante après journée harassante, fatigue :* laper 1 goutte posée sur le dos de la main et en appliquer 2 gouttes sur la nuque.

- *Indigestion, repas copieux, lourd, digestion lente, ballonnements :* 1 goutte sur un comprimé neutre à sucer après le repas 2 fois par jour pendant 2 jours.
- *Migraine :* appliquer 1 goutte pure en massage des tempes 2 ou 3 fois, le temps de la migraine.
- *Préparation d'examen, pour clarifier l'esprit :* appliquer 1 goutte + 1 goutte d'HE de basilic exotique sur le front et les tempes pendant le travail (attention aux yeux).
- *Insolation, canicule :* masser chaque tempe, le front, la base du crâne avec 1 goutte et attendre 15 minutes à l'ombre + ajouter 2 gouttes dans le flacon de gel-douche.
- *Mal des transports (adultes) :* 1 goutte + 1 goutte d'ess. de citron jaune sur un comprimé neutre à sucer avant le départ ; à renouveler au cours du voyage si nécessaire.
- *Démangeaisons :* appliquer 3 gouttes diluées dans 10 gouttes d'HV de calendula ou d'amande douce en massage des endroits prurigineux.
- *Cuisine :* 1 goutte parfume un plat pour 5 personnes.

Ses contre-indications et mises en garde

- Réservée à l'adulte et l'ado en traitements oraux courts : 5 à 7 jours.
- Interdite par voie orale chez les femmes enceintes ou allaitantes, les personnes âgées ou épileptiques, les bébés, les jeunes enfants : risque de spasme laryngé ou nasal, arrêt de la respiration puis mort.
- Toxique pour les bébés même en usage externe.
- Par voie cutanée, s'abstenir chez le jeune enfant, la femme enceinte ou allaitante et l'épileptique. Sauf très localement : front, tempes, lobes des oreilles.
- En applications locales, la diluer fortement si la peau est sensible et ne l'appliquer que sur une petite superficie, sinon risque d'hypothermie.
- À fortes doses par voie orale, excitante, tremblements puis elle devient stupéfiante, suivie d'une phase dépressive.
- Risque d'insomnie, attention chez l'hypertendu.

Mon avis

- C'est un vrai médicament d'urgence : choc physique ou nerveux, bleu.
- Autres menthes : menthe des champs, menthe sylvestre (verte au goût de chewing-gum), menthe douce ou nanah, menthe pouliot, toutes plus ou moins riches en menthone et en menthol donc toutes plus ou moins neurotoxiques.

Associations suggérées

- *Digestives :* basilic, estragon, angélique semences, gingembre.

MYRRHE AMÈRE

Calmante profonde
Anti-infectieuse, antiparasitaire,
cicatrisante cutanée

Myrrhe heerabol, balsamier de Somalie
Commiphora molmol, Commiphora myrrha, Commiphora abyssinica
Famille : Burséracées
Origine géographique : Afrique de l'Est, Péninsule arabique, Somalie, Éthiopie, Yémen, Soudan, pourtour méditerranéen, Asie du Sud-Ouest

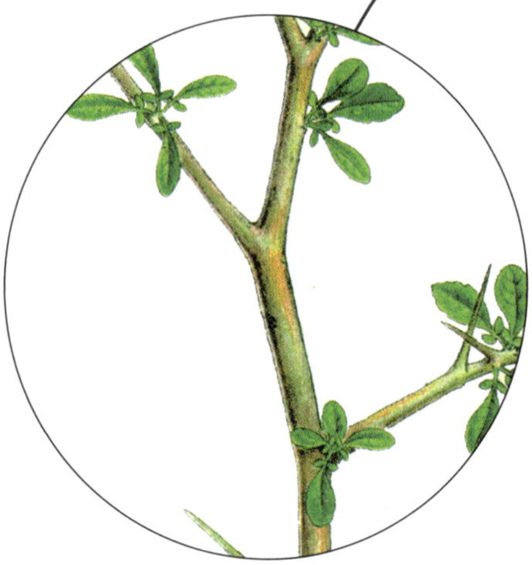

On extrait l'huile essentielle de l'oléorésine

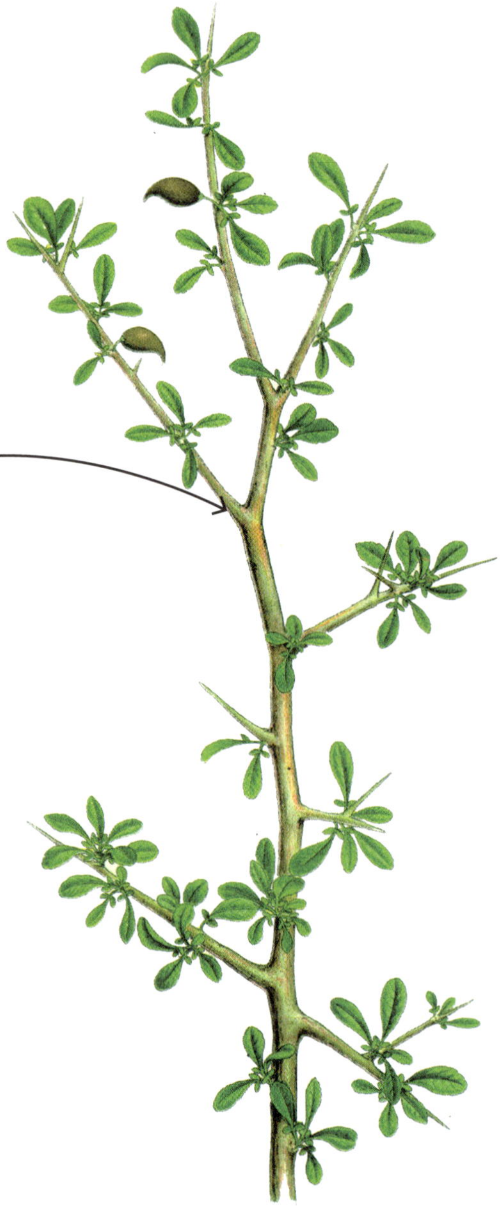

➔ LE VÉGÉTAL

L'arbre à myrrhe, haut de 2 à 3 mètres, pousse dans les régions désertiques au climat torride et aux sols archi-secs. Branches écailleuses, épineuses, petites feuilles éparses, ovales, fleurs rouge orangé. De son écorce coule la gomme résineuse appelée myrrhe amère, comme l'encens s'écoule de l'écorce de l'arbre à encens, le Boswellia, qui pousse dans les mêmes régions : tous deux servaient aux Égyptiens pour les embaumements et les fumigations. Et comme l'encens, la myrrhe a une connotation religieuse : elle entre dans la composition de l'huile sainte et est chantée dans le Cantique des Cantiques. Dans l'Antiquité, elle servait à embaumer les morts et, dans un tout autre domaine, à soigner les blessures de guerre, les plaies buccales et cutanées.

➔ L'HUILE ESSENTIELLE

- *Organe distillé :* gomme oléorésine séchée = « larmes ».
- *Couleur :* jaune verdâtre à brune ambrée.
- *Odeur :* douce, balsamique, boisée, profonde, avec une nuance épicée.

Sa composition biochimique

- Sesquiterpènes et hydrocarbures sesquiterpéniques 70 à 90 % : curzérène, élémènes, copaène, lindestrène, furanoeudesmadiène
- Cétone 5 %, aldéhydes, alcools

Ses propriétés

- Anti-infectieuse, antibactérienne, antiseptique des voies respiratoires et intestinales, parasiticide (ascaris), immunostimulante++, antivirale+++, fongicide
- Antiseptique, astringente, protectrice et cicatrisante cutanée+++, vulnéraire, régénératrice cutanée
- Anti-inflammatoire+++, antalgique
- Hormon-like, régule le système endocrinien : thyréomodératrice, anaphrodisiaque
- Rééquilibrante nerveuse, anxiolytique, relaxante, profondément calmante, stabilisante
- Libère des contraintes sociales, guérit les blessures psychiques, aide à se redresser
- Propice à la méditation, inspirante
- Ses indications
- Infections virales, infections bactériennes
- Dysenterie+++, diarrhées, colite, gastro-entérites, hépatites, vers
- Soins cutanés et buccaux : cicatrisation difficile+, plaies récalcitrantes, acné, abcès, furoncles, intertrigo, aphtes, gingivite, stomatite, herpès buccal, coup de soleil, brûlure, eczéma, psoriasis, gerçures (lèvres, pieds), crevasses, ulcère cutané, escarres, vergetures, peau sensible
- Système immunitaire affaibli
- Toux grasse, bronchite chronique, rhino-pharyngite
- Agitation, tension nerveuse, hyperthyroïdie, excitation sexuelle, libido exacerbée
- Stress, angoisse, choc émotionnel, deuil, chagrin, pipi au lit, phobies
- Méditation

Ses voies d'utilisation et ses posologies

VOIE ORALE

- 1 goutte sur un comprimé neutre à sucer 2 fois par jour pendant 7 jours.

VOIE CUTANÉE

- Diluée dans une HV à 20 %.

VOIE AÉRIENNE

- *Diffusion :* 5 gouttes + 5 gouttes d'HE de ravintsara pour stimuler le système immunitaire.

Mes conseils d'utilisation

- *Toux grasse, bronchite :* appliquer 3 gouttes diluées dans 5 gouttes d'HV sur les bronches et dans le dos 3 fois par jour pendant 5 jours + diffuser 10 gouttes matin et soir.
- *Plaie et cicatrisation difficile :* appliquer 2 gouttes + 2 gouttes d'HE d'encens + 3 gouttes d'HE de lavande officinale diluées dans 5 gouttes d'HV de rose musquée matin et soir.
- *Méditation :* 5 gouttes + 5 gouttes d'HE d'encens en diffusion atmosphérique.
- *Hypothyroïdie :* 1 goutte + 1 goutte d'HE de giroflier sur un comprimé neutre à sucer 3 fois par jour en cures de 10 jours.

Ses contre-indications et mises en garde

- Interdite pendant la grossesse.
- Peut rendre mélancolique, l'éviter en cas de déprime.
- Réaction allergique cutanée possible : la diluer et pratiquer le test du pli du coude (voir p. 259).

MYRTE COMMUN À CINÉOLE

Antiseptique majeure respiratoire

Myrte vert
Myrtus communis cineoliferum
Famille : Myrtacées
Origine géographique : Corse, Sud de la France, pourtour méditerranéen, Turquie

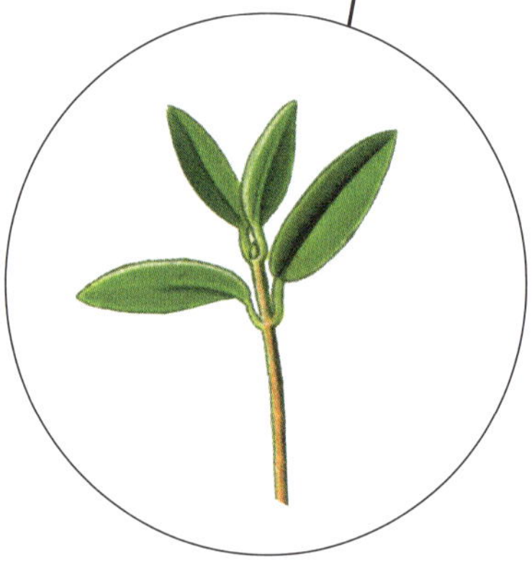

On extrait l'huile essentielle des rameaux feuillés

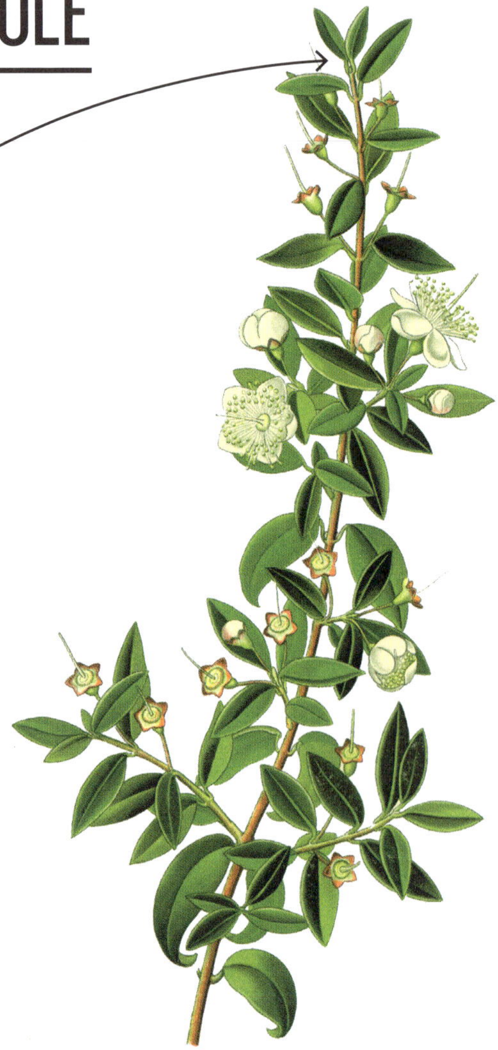

➔ Le végétal

Le myrte est un arbuste buissonnant et touffu, qui pousse de façon sauvage dans les maquis secs et ensoleillés de Corse, de Sicile de Sardaigne, du Maghreb, des Balkans. Petit arbuste à port étalé. Feuilles brillantes, petites, lancéolées, coriaces, très aromatiques. Petites fleurs blanches parfumées elles aussi, baies noir bleuté. Employé autrefois pour confectionner des emplâtres, des pâtes antiseptiques et pour désodoriser la bouche. Encore utilisé aujourd'hui en parfumerie et pharmacie. Forte valeur symbolique : virginité, amour, courage. Plante sacrée citée dans les textes religieux.

➔ L'huile essentielle

- *Organe distillé :* rameaux feuillés frais.
- *Couleur :* jaune pâle, jaune orangé ou vert pâle.
- *Odeur :* fraîche, herbacée, d'eucalyptus, balsamique, légèrement mystique.

Sa composition biochimique

- Oxydes terpéniques : 1-8 cinéole 25 %
- Monoterpènes 50 % : pinènes
- Monoterpénols : 15 %
- Aldéhydes, esters, lactones, sesquiterpènes

Ses propriétés

• Excellente anti-infectieuse des voies respiratoires+, très bonne antiseptique atmosphérique, expectorante+++ et mucolytique, antitussive, antibactérienne, antivirale puissante, fébrifuge, anticatarrhale (diminue la production de mucus et le fluidifie), immunostimulante puissante+++
• Tonique cutanée, astringente, resserre les pores
• Stimulante thyroïdienne+
• Décongestionnante prostatique++
• Rééquilibrante psychique, hypnotique+++, améliore la qualité du sommeil, tonique nerveuse

Ses indications

• Prévention et traitement des infections respiratoires : sinusite, otite, rhume, rhinorrhée, asthme, bronchite, laryngite. Toux spasmodique du fumeur, catarrhe, angine, mucoviscidose, fièvre, herpès labial, zona
• Entretien de la peau pour prévenir ou retarder son vieillissement, vergetures, psoriasis, peau ridée, fatiguée, dévitalisée, cils et sourcils déficients, ongles cassants, acné, peaux atones
• Difficultés d'endormissement+++, insomnies fréquentes+, dépendances, sentiments négatifs
• Hypothyroïdie
• Prostatite inflammatoire

Ses voies d'utilisation et ses posologies

VOIE CUTANÉE

• *2* gouttes pures pour applications.
• Diluée dans une HV à 50 % pour frictions.
• Diluée dans une HV à 20 % pour massages.

VOIE AÉRIENNE

• Diffusion atmosphérique assainissante : une dizaine de gouttes.

EN BAIN

• 10 gouttes diluées dans 1 cuillère à café de base pour bain à verser dans l'eau du bain. Se sécher sans se rincer.

VOIE RECTALE

• *Bébés :* 50 mg/suppositoire.
• *Enfants :* 75 mg/suppositoire.
• *Adultes :* 150 mg/suppositoire.

Mes conseils d'utilisation

• *Diffusion assainissante :* 10 gouttes + 5 gouttes d'HE d'eucalyptus radié matin et soir.
• *Rhinite :* 2 gouttes sur un comprimé neutre à sucer 3 fois par jour.
• *Rhino-pharyngite :* 1 goutte + 1 goutte d'HE de marjolaine des jardins sur un comprimé neutre à sucer 3 fois par jour.
• *Toux du fumeur :* respirer 2 gouttes sur le mouchoir lorsque toux irritative.
• *Toux grasse :* 2 gouttes sur un comprimé neutre à sucer 3 fois par jour pendant 5 à 6 jours.
• *Beauté :* 1 goutte dans la dose de crème de soin quotidienne.
• *Pour fortifier les ongles :* appliquer 2 gouttes diluées dans de l'HV de ricin sur les ongles.

Ses contre-indications et mises en garde

• Aucune contre-indication, cette huile essentielle est très bien tolérée, dénuée de toxicité : utilisable par tous, même les enfants, les personnes âgées ou affaiblies.
• Riche en terpènes, elle doit être diluée suffisamment avant massages, surtout si la peau est sensible (enfants, personnes âgées).

Associations suggérées

• *Anti-infectieuses :* thyms, romarin à cinéole, eucalyptus radié, ravintsara.

MYRTE COMMUN À MYRTÉNYLE

Décongestionnante veineuse

Myrte rouge
Myrtus communis myrtenylacetatiferum
Famille : Myrtacées
Origine géographique : bassin méditerranéen, Maroc, Tunisie

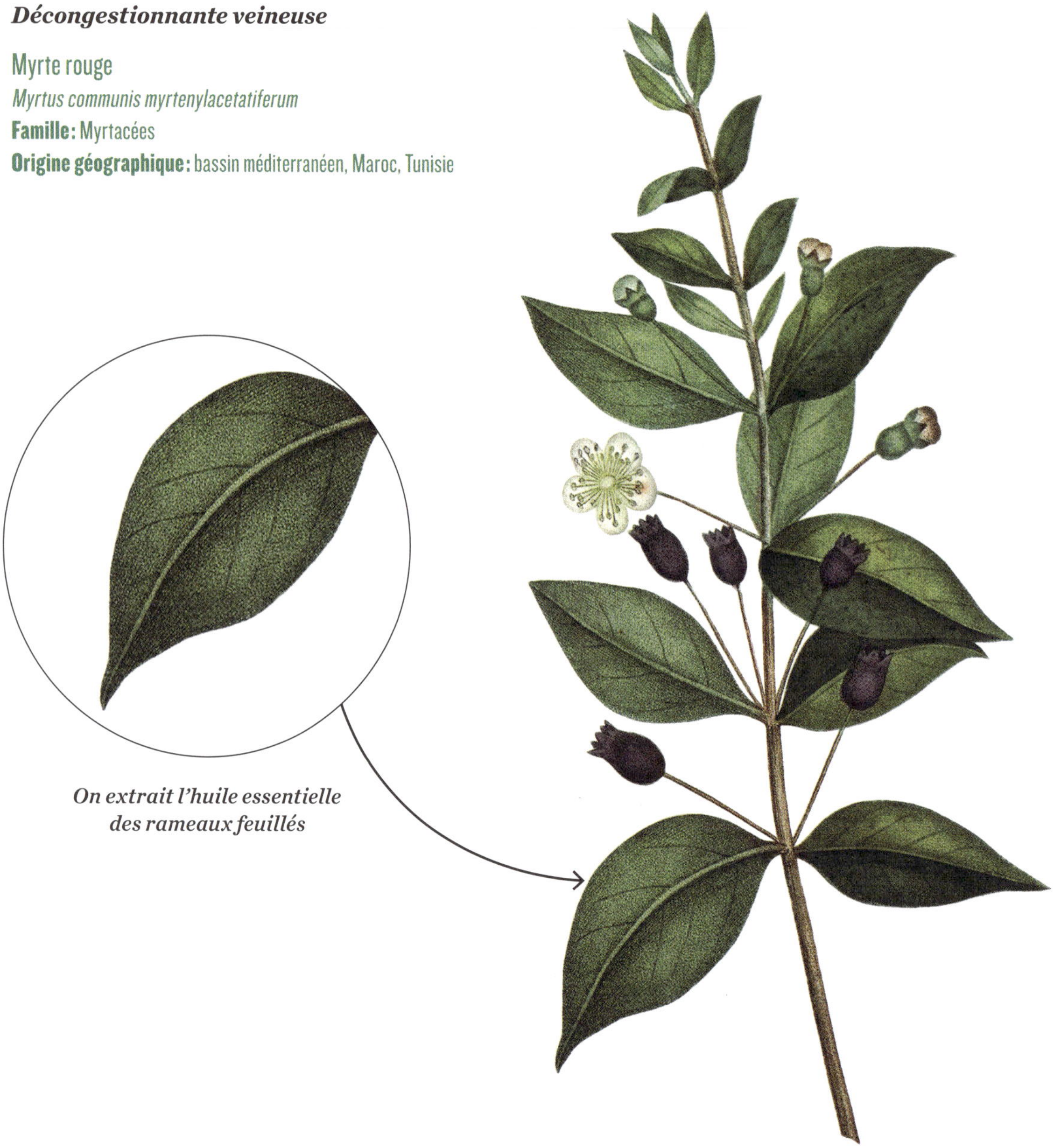

On extrait l'huile essentielle des rameaux feuillés

➔ Le végétal

Le myrte est un arbuste buissonnant et touffu, qui est cultivé en Afrique du Nord. Petit arbuste à port étalé. Feuilles brillantes, petites, lancéolées, coriaces, très aromatiques. Petites fleurs blanches parfumées elles aussi, baies noir bleuté. Employé autrefois pour confectionner des emplâtres, des pâtes antiseptiques et pour désodoriser la bouche. Encore utilisé aujourd'hui en parfumerie et pharmacie. Forte valeur symbolique : virginité, amour, courage. Plante sacrée citée dans les textes religieux.

➔ L'HUILE ESSENTIELLE

- *Organe distillé :* rameaux feuillés légèrement séchés.
- *Couleur :* rougeâtre.
- *Odeur :* chaude, résineuse, herbacée, balsamique, sucrée, boisée.

Sa composition biochimique

- Esters : acétates de myrténYle 25 %, de linalyle, de bornyle, terpényle
- Oxydes : 1-8 cinéole 20 à 30 %
- Monoterpènes : pinène, limonène et sesquiterpènes
- Monoterpénols 5 %

Ses propriétés

- Décongestionnante lymphatique+++, veineuse+++ et prostatique, antiœdèmateuse
- Antiseptique+, bactéricide, virucide, fongicide, mucolytique, expectorante
- Antispasmodique, calmante et tonique à la fois, antidépressive, relaxante et tonique, rééquilibrante
- Très douce, apaisante pour la peau, astringente et tonique cutanée

Ses indications

- Jambes lourdes, hémorroïdes+++, varices+++, œdèmes
- Colite, douleurs des règles, prostatite
- Affections des voies respiratoires chez les enfants notamment : sinusite, bronchite, angine, otite séreuse, tuberculose, toux grasse et sèche
- Soins cutanés, cellulite
- Hypothyroïdie
- Troubles du sommeil, épuisement, agitation, épisodes dépressifs

Ses voies d'utilisation et ses posologies

VOIE ORALE

- *Adultes :* 2 gouttes 3 fois par jour pendant 7 jours.
- *Enfants :* 1 goutte 3 fois par jour pendant 7 jours.

VOIE CUTANÉE

- *Adultes :* 3 gouttes pures pour applications très locales.
  - Diluée à 20 % dans une HV 3 fois par jour.
- *Enfants :* 2 gouttes diluées dans une HV 3 fois par jour.

Mes conseils d'utilisation

- *Jambes lourdes, varices :* appliquer 5 gouttes diluées dans 1 cuillère à café d'HV de calophylle en massages le long des jambes, de bas en haut en insistant sur les veines apparentes.
- *Hémorroïdes :* appliquer 1 goutte diluée dans 5 gouttes d'HV de calophylle sur l'hémorroïde matin et soir après la toilette, et après chaque selle.
- *Prostate :* masser le bas du ventre matin et soir avec 3 gouttes de myrte rouge diluées dans 3 gouttes d'HV de calophylle.

Ses contre-indications et mises en garde

- Pas de contre-indications majeures.

Mon avis

- On utilisera de préférence le myrte vert pour les voies respiratoires et le rouge pour les problèmes circulatoires.
- Autre myrte : citronné d'Australie.

Associations suggérées

- *Décongestionnantes et circulatoires :* lentisque pistachier, cèdre de l'Atlas, cyprès de Provence, patchouli, HV de calophylle.

NARD DE L'HIMALAYA

L'HE de la solution au problème
Régulatrice du système nerveux autonome, calmante exceptionnelle

Jatamansi, nard indien, nard du Gange
Nardostachys jatamansi, Nardostachys grandiflora
Famille : Valériancées
Origine géographique :
Himalaya, Népal, Inde, Tibet, Chine

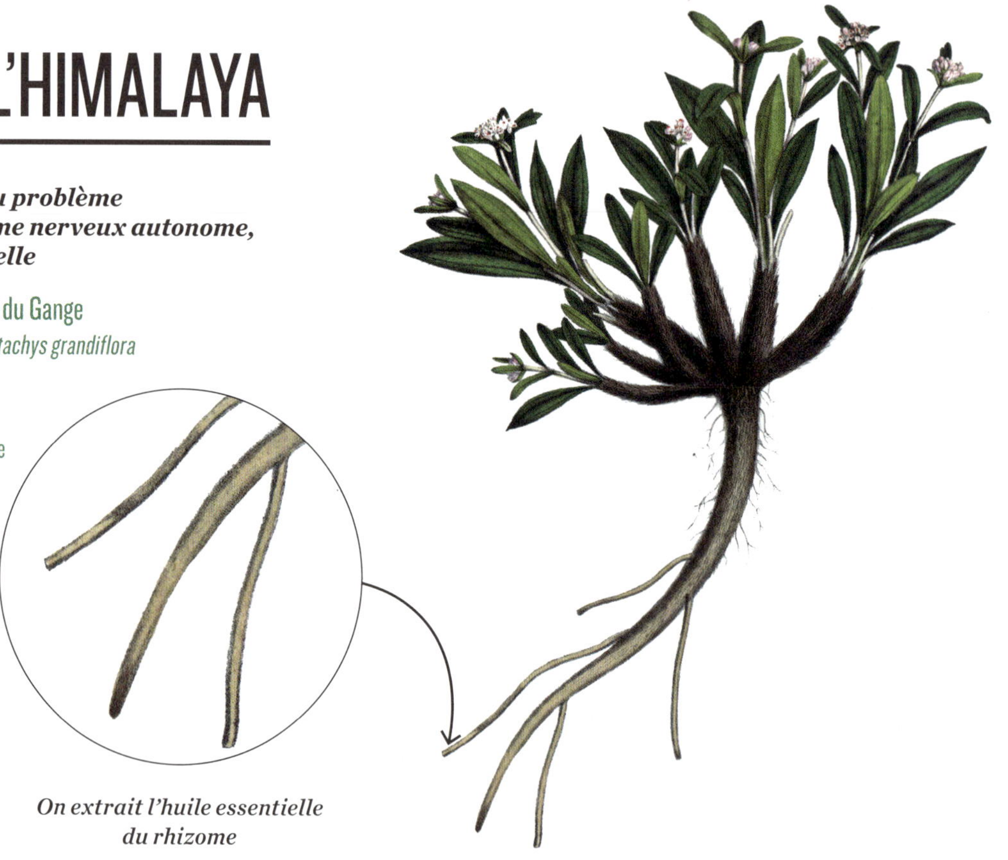

On extrait l'huile essentielle du rhizome

Le végétal

Plante sacrée. Pousse à 5 000 mètres d'altitude sous la neige. Racines robustes et ligneuses, rougeâtres, tiges minces, feuilles longues, fines, opposées, découpées. Fleurs en corolles de 3 à 5 pétales et 4 étamines. Apprécié en Inde et au Népal pour ses propriétés digestives, respiratoires et nerveuses. Parfum de musc et de patchouli, utilisé en parfumerie et cosmétologie. Mentionnée dans la Bible comme étant l'huile essentielle utilisée par Marie-Madeleine pour préparer le Christ à sa torture. Symbole de l'humilité.

L'huile essentielle

- *Organe distillé :* rhizome broyé.
- *Couleur :* jaune pâle à ambré.
- *Odeur :* boisée, lourde, puissante, terreuse, proche de l'humus, épicée, forte, mystique.
- Rare, précieuse, chère.

Sa composition biochimique

- Sesquiterpènes 65 % : β-gurjunène, calarène, aristolène
- Cétones 10 % : sesquiterpénones
- Alcools sesquiterpéniques (nardol)
- Acides
- Aldéhydes
- Coumarines

Ses propriétés

- Neurorégulatrice ortho et parasympatique+ ++: harmonisante du système neurovégétatif+, calmante de nos plexus cardiaque, solaire, sacré+++, relie les chakras entre eux, régulatrice psychique, très sédative, apaisante, réconfortante, anxiolytique, calmante, relaxante, déstressante, favorise le sommeil, apporte une tranquillité d'esprit, l'élève, procure sagesse, aide à se recentrer et à retrouver la paix intérieure, enracine, équilibre tous les aspects de la personnalité, nous fait prendre conscience de notre statut d'être humain et d'une présence en nous et

supérieure à nous, ouvre à la spiritualité, nous aide à nous recentrer pour devenir maître de notre propre vie, dans le calme et la sérénité, nous fait toucher du doigt que nous sommes responsables de nos soucis, amène à réfléchir sur le sens de la vie, de notre propre place dans l'univers, aide à la concentration, à la méditation
• Soigne les problèmes de peau d'origine nerveuse, calme les démangeaisons, stimule la pousse des cheveux
• Excellente décongestionnante veineuse+, phlébotonique+
• Régularise le système cardiovasculaire, le rythme cardiaque
• Endocrinomodulante, stimulante ovarienne
• Antihistaminique, anti-inflammatoire, bactéricide (staphylocoque)

Ses indications

• Sur le plan psychique : dystonie neurovégétative, troubles psychologiques, stress, inquiétude, angoisse, anxiété, déprime passagère, doutes existentiels, choc émotionnel, deuil, instabilité affective, vie dissolue, besoin de se préparer à un départ (séparation, mise à la retraite, déménagement), manque de courage, de foi, de force, surmenage nerveux, épuisement professionnel, accompagnement d'une personne en fin de vie, deuil, méditation, troubles addictifs
• Arythmie cardiaque+ tachycardie
• Psoriasis++ dans les poussées dues au stress++, prurit
• Hémorroïdes externes et internes+, varices+
• Troubles des règles, ménopause

Ses voies d'utilisation et ses posologies

VOIE CUTANÉE

• 2 gouttes pures sur le plexus 2 fois par jour pendant 7 jours.
• Diluée à 20 % dans une HV en massages locaux 2 fois par jour pendant 7 jours.

EN BAIN

• 10 gouttes diluées dans 1 cuillère à café de base pour bain à verser dans l'eau du bain.

VOIE AÉRIENNE

• *Flacon :* 3 à 4 inspirations profondes au flacon ouvert.
• *Diffusion :* quelques gouttes en synergie avec l'encens et la myrrhe.

Mes conseils d'utilisation

• *Accompagnement d'une personne en fin de vie :* diffuser ou faire respirer le nard au flacon et appliquer 2 gouttes d'HE de rose de Damas sur la main et le cou-de-pied.
• *Crise de psoriasis :* appliquer quelques gouttes pures ou 1 goutte d'HE de nard + 1 goutte d'HE de camomille noble diluées dans 3 gouttes d'HV de rose musquée matin et soir sur la surface à traiter jusqu'à extinction de la crise.
• *Trac, entretien :* appliquer 2 gouttes pures sur les plexus solaire et cardiaque et sur le dessus du pied.
• *Comme calmant :* 10 gouttes + 5 gouttes d'HE de petit grain bigarade diluées dans 1 cuillère à café de base pour bain à verser dans l'eau bien chaude du bain. Se sécher sans se rincer + appliquer 2 gouttes pures sur les plexus solaire, sacré, cardiaque
• *Spasmes digestifs dus au stress émotionnel :* appliquer 2 gouttes diluées dans 3 gouttes d'HV en massages du ventre.
• *Marre des mauvaises nouvelles dans les médias :* respirer le flacon, et méditer.
• *À quoi bon ? :* 1 goutte sur le plexus solaire + 1 goutte sur la face interne des poignets et les renifler.

Ses contre-indications et mises en garde

• Pas de contre-indications majeures.

Associations suggérées

• *Psy :* encens, myrrhe, rose de Damas.

NÉROLI

Au bord de la crise de nerfs ou baume pour l'âme

Fleur d'oranger, néroli bigarade, oranger bigaradier, bigaradier fleurs
Citrus aurantium ssp aurantium, Citrus aurantium ssp amara Citrus aurantium bigaradia
Famille: Rutacées
Origine géographique: Chine, pourtour méditerranéen, Italie, France, Espagne, Maroc Tunisie, Algérie, Égypte, Liban, Paraguay, Chine

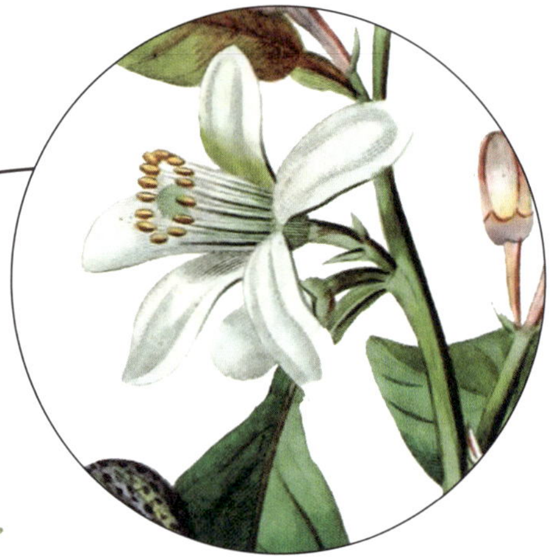

On extrait l'huile essentielle des fleurs

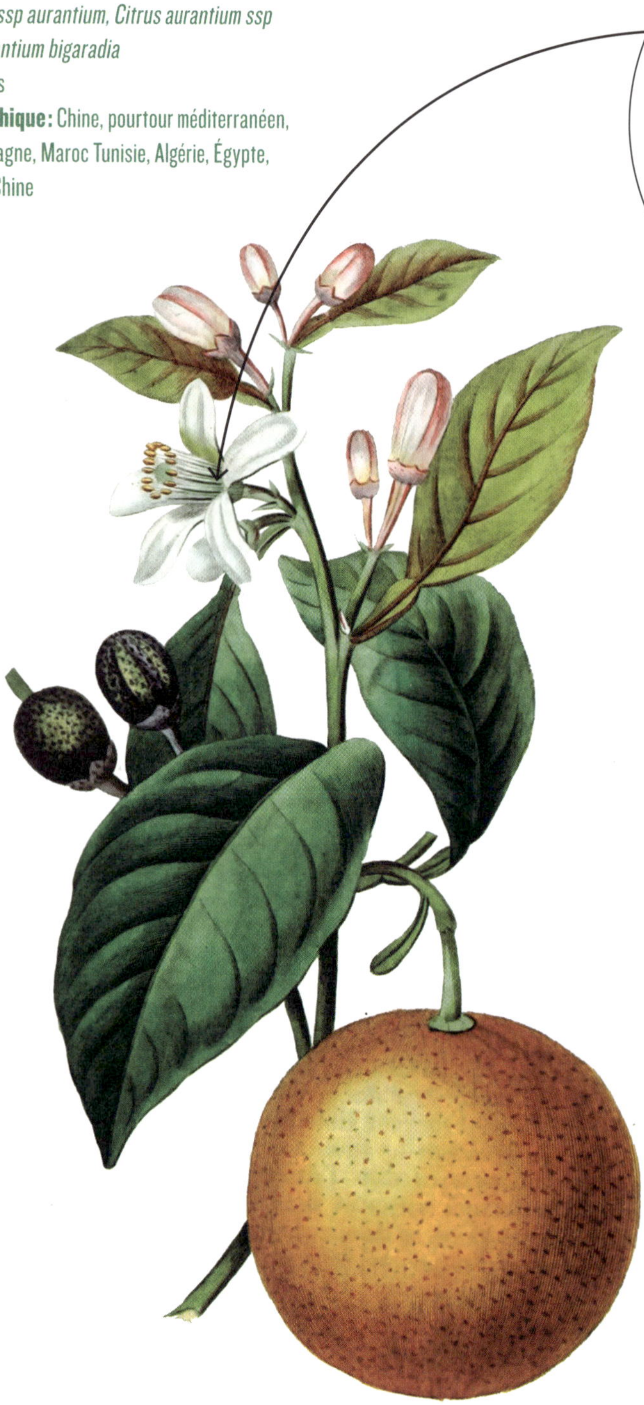

➲ Le végétal

L'oranger amer ou bigaradier est un petit arbre épineux, de 5 à 7 mètres de haut, originaire d'Asie du Sud-Est. Arbre cultivé, toujours vert, appelé aussi bigaradier. Branches épineuses. Feuilles persistantes, brillantes, vert pomme, ovales, lancéolées, coriaces. Fleurs blanches robustes de 4 à 8 pétales, très odorantes (néroli). Fruit : orange amère plus petite et plus foncée que l'orange douce, à la peau rugueuse, impropre à la consommation, mais dont l'écorce (zeste) servait aussi, autrefois, comme celle de l'orange douce, à la fabrication de vins apéritifs. Très employé en parfumerie, il entre dans la composition des eaux de Cologne. L'eau de fleur d'oranger fut utilisée comme calmant des pâmoisons, convulsions, spasmes de ces dames aux XVIIIe et XIXe siècles.

➲ L'huile essentielle

3 huiles essentielles sont extraites du bigaradier : celle de néroli à partir des fleurs, celle de petit grain bigarade à partir des feuilles et l'essence d'oranger amer à partir du zeste du fruit.
• *Organe distillé :* fleurs fraîches cueillies à la main une à une en choisissant celles qui sont sur le point d'éclore. Il faut 1 tonne de pétales pour obtenir 1 kg d'HE !
• *Couleur :* jaune clair.
• *Odeur :* puissante et enivrante, douce et fraîche, sucrée, fleurie.

Sa composition biochimique

• Monoterpénols 40 % : linalol, α-terpinéol, nérol, géraniol
• Monoterpènes 35 % : pinène, limonène
• Esters terpéniques 6 à 21 % : acétates de linalyle, néryle, géranyle
• Sesquiterpénols : nérolidol 6 %, farnésol
• Indole, anthranilate de méthyle, jasmone sont responsables de sa fragrance qui rappelle celle du jasmin

Ses propriétés

• Très anti-infectieuse, presque autant que le thym à thymol en infiniment plus douce : bactéricide (colibacille, bacille de Koch), parasiticide+ (ankylostome, lambliase)+, antivirale, fébrifuge
• Rééquilibrante énergétique, très apaisante, calmante nerveuse, antihypertensive, somnifère et en même temps, très neurotonique+++, positivante, antidépressive+++, fait baisser la pression intérieure, cicatrise les blessures de l'âme
• Régénérante et tonique cutanée, anti-infectieuse cutanée, antiprurigineuse
• Phlébotonique+
• Stimulante digestive, hépatopancréatique+
• Aphrodisiaque

Ses indications

• ORL : bronchite+, otite, pleurésie+, tuberculose pulmonaire+, fièvre surtout chez l'enfant
• Système nerveux : fatigue nerveuse+++, angoisses+++, anxiété, nervosité, stress, épuisement psychique, surmenage, fatigue, manque d'entrain, troubles du sommeil+++, dépression nerveuse+++, traumatismes psychiques, crise de nerfs, nerfs en pelote, hystérie, obsessions, grande irritabilité, choc, blessure psychique chez les hypersensibles perdus dans ce monde de bruts, mal-être, désespoir, manque d'entrain, enfants agités, agressifs, spasmophilie, besoin de soutenir le tonus (examens, accouchement...), troubles addictifs, somatisations dues à un stress : mal au ventre, spasmes, palpitations, hypertension artérielle, arythmie cardiaque due au stress
• Varices, hémorroïdes+
• Entérocolite parasitaire+++ ou bactérienne+++, colites spasmodiques d'origine nerveuse, insuffisance hépatopancréatique+++, hépatisme, maux de ventre chez l'enfant

• Préparation à l'accouchement, nausées de la grossesse
• Peau : acné, démangeaisons, soins des peaux sensibles, couperose, rides, vergetures

Ses voies d'utilisation et ses posologies

VOIE ORALE (SUBLINGUALE)

• *Adultes :* 2 gouttes 3 fois par jour pendant 7 jours.
• *Enfants :* 1 goutte 3 fois par jour pendant 7 jours.

VOIE CUTANÉE

• *Adultes :* 3 gouttes pures sur le plexus 3 fois par jour.
  – Diluée dans une HV à 2 % en massages 3 fois par jour.
• *Enfants :* 2 gouttes diluées dans une HV 3 fois par jour.
• *Beauté :* 1 goutte dans la dose de crème de nuit.

VOIE AÉRIENNE

• *Flacon :* 3 à 4 inspirations profondes au flacon ouvert.
• *Diffusion :* quelques gouttes en synergie pour la détente (HE onéreuse).

Mes conseils d'utilisation

• *Angoisse, tension nerveuse :* 2 gouttes sur un comprimé neutre à sucer 3 fois par jour.
• *Choc émotionnel :* appliquer 1 goutte sur la langue et 1 goutte dans le pli du coude.
• *Palpitations, oppression thoracique :* appliquer 2 gouttes + 2 gouttes d'HE de petit grain bigarade sur le plexus solaire 2 à 3 fois par jour.
• *Stress :* diffuser 3 gouttes + 5 gouttes d'HE de petit grain bigarade pendant 10 minutes.
• *Déprime :* appliquer 2 gouttes + 2 gouttes d'HE de bois de rose sur le plexus solaire et les veines des poignets matin et soir pendant 3 semaines.
• *Pour soutenir le tonus pendant l'accouchement ou un examen :* appliquer 2 gouttes sur le bas du dos.

Ses contre-indications et mises en garde

• Pas de contre-indications majeures.

Mon avis

• C'est peut-être la meilleure HE pour les nerfs. Onéreuse mais 1 seule goutte sous la langue, ou le flacon juste reniflé suffit à calmer instantanément.
• Elle fait partie des HE les plus utilisées en parfumerie et pour l'eau de Cologne, péché mignon de Napoléon et Goethe.
• L'hydrolat, eau de fleurs d'oranger, est un sous-produit de la distillation qui sert à parfumer les pâtisseries et des boissons ou en application sur le torse ou même par voie orale pour endormir les jeunes enfants agités et nerveux.

NIAOULI

Le goménol
Antiseptique respiratoire, tonique veineuse, radioprotectrice cutanée

Niaouli à cinéole

Melaleuca quinquenervia cineolifera, Melaleuca viridiflora, Melaleuca goménol

Famille : Myrtacées

Origine géographique : Nouvelle-Calédonie, Madagascar, Australie, Papouasie

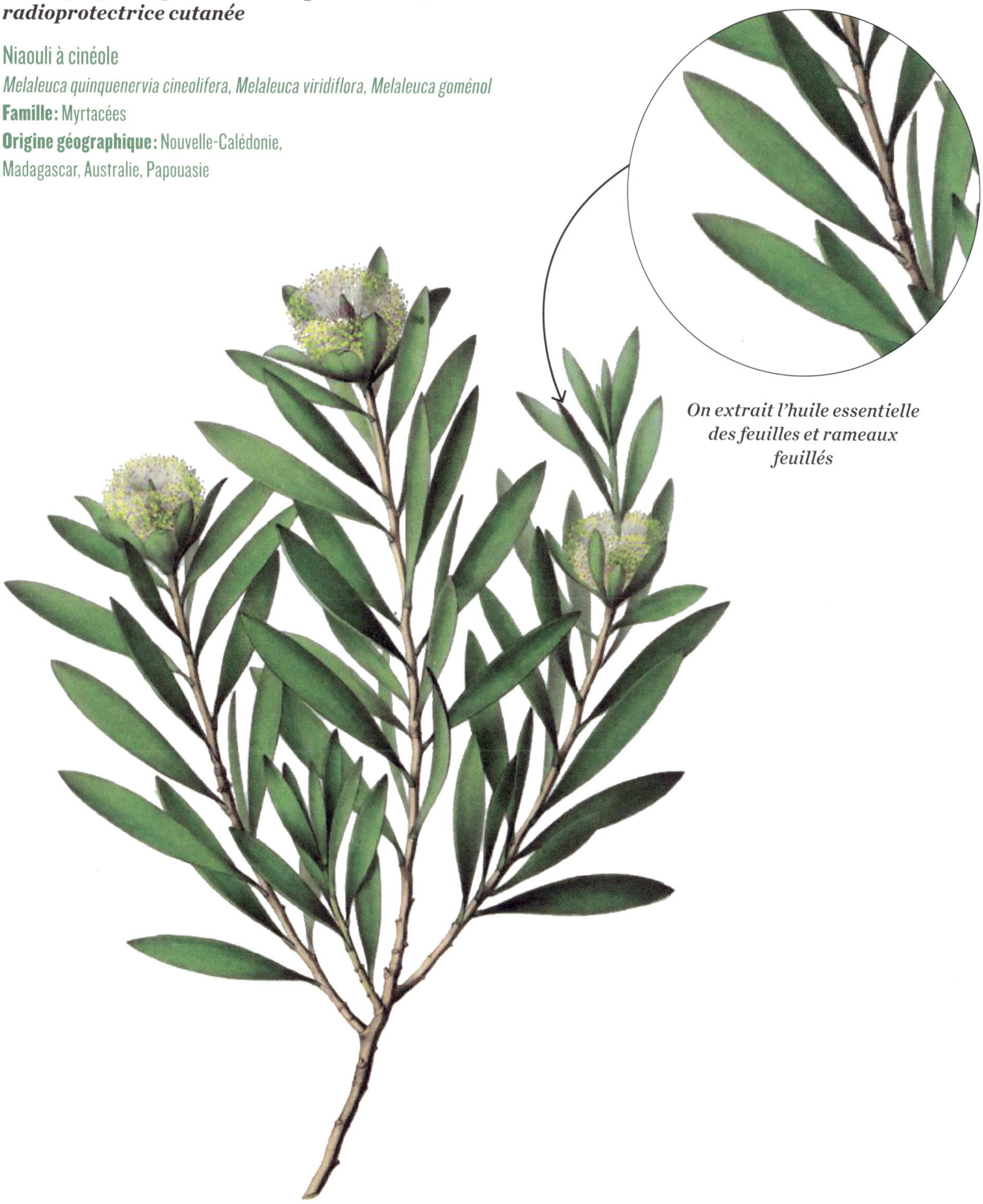

On extrait l'huile essentielle des feuilles et rameaux feuillés

➔ Le végétal

Arbre sauvage originaire de Nouvelle-Calédonie, où les Kanaks ont vite appris à se servir des feuilles pour cicatriser les blessures, et de l'écorce pour soigner douleurs rhumatismales et refroidissements. Assez voisin de l'eucalyptus, très grand, très robuste, il peut atteindre 30 mètres de haut. Écorce blanche ou grise, épaisse mais fragile qui desquame par lambeaux. Feuilles gris-vert épaisses et lancéolées, odorantes. Le niaouli s'appelle aussi goménol car il était exporté autrefois du port de Gomen (Nouvelle-Calédonie). Pousse volontiers dans des zones marécageuses qu'il assainit en pompant de grandes quantités d'eau dans le sol. Traditionnellement utilisé en décoctions et inhalations décongestionnantes des voies respiratoires.

➔ L'huile essentielle

- *Organe distillé :* feuilles et rameaux feuillés.
- *Couleur :* incolore.
- *Odeur :* balsamique, herbacée, camphrée et fraîche d'eucalyptus.

Sa composition biochimique

- Oxydes terpéniques : 1-8 cinéole 50 %
- Monoterpènes 20 % : pinènes, phellandrène, terpinène, limonène
- Monoterpénols : α-terpinéol
- Sesquiterpénols : viridiflorol
- Aldéhydes, composés soufrés, sesquiterpènes

Ses propriétés

- Puissante anti-infectieuse respiratoire, urinaire, gynécologique, cutanée
- Bactéricide à très large spectre+++ : staphylocoque doré++++, pneumocoque+, streptocoques++, bacille de Koch++
- Excellente antivirale+++
- Antifongique+ : candida+++
- Parasiticide (plasmodium)
- Immunostimulante+++
- Fébrifuge
- Fluidifiante+, expectorante+++
- Anti-inflammatoire du réseau veineux, tonique et décongestionnante veineuse++ et lymphatique, fluidifiante sanguine
- Cicatrisante+++, radioprotectrice++, tonique cutanée, raffermissante tissulaire, améliore la résistance de la peau et des muqueuses : régénératrice cutanée, tonifie les gencives
- Hormon-like : axe hypophyso-ovarien, axe hypophyso-testiculaire, œstrogen-like
- Insectifuge
- Tonique psychique, aiguise l'esprit, revigorante

Ses indications

- Infections respiratoires chroniques avec foyer inflammatoire : grippe, rhume, rhinite, sinusite++, rhino-pharyngite+, trachéite, amygdalite, laryngite, bronches encombrées, bronchite+++, coqueluche, otite, infection catarrhale respiratoire chronique, tuberculose
- Affections cutanées importantes : furoncles+, plaies surinfectées, panaris, herpès labial++, condylomes+, varicelle, zona, lésions planes+++, psoriasis, intertrigo
- Candidoses cutanées+, onyxis, coups de soleil, brûlures, radiothérapie anticancer
- Vergetures
- Soins buccaux
- Infections urinaires : cystites
- Affections gynécologiques : candidoses (*C. albicans*), herpès génital++, certains fibromes++, infections à papillomavirus, condylomes vénériens+, dysplasie du col de l'utérus+++
- Hépatite virale+++, gastro-entérite
- Varices++, hémorroïdes++, phlébite, ulcères variqueux, escarres

• Artérite+++, endocardite, coronarite, athérosclérose, hémogliase
• Fatigue chronique

Ses voies d'utilisation et ses posologies

VOIE ORALE

• *Adultes :* 2 gouttes 3 fois par jour pendant 7 jours.
• *Enfants :* 1 goutte 3 fois par jour pendant 7 jours.

VOIE CUTANÉE

• *Adultes :* 3 gouttes pures sur petites surfaces (herpès) 3 fois par jour.
 – Diluée dans une HV à 20 % en massages lymphatique et circulatoire, 3 fois par jour.
• *Enfants :* 2 gouttes diluées dans une HV 3 fois par jour.

VOIE AÉRIENNE

• *Diffusion :* quelques gouttes pures ou en synergie anti-infectieuse ORL (ravintsara, eucalyptus radié).
• *Inhalation :* 6 gouttes dans un un bol d'eau chaude. Respirer les vapeurs pendant 7 à 10 minutes. Ne pas sortir dans les 2 heures qui suivent.

EN BAIN

• 15 gouttes diluées dans 1 cuillère à café de base pour bain à verser dans l'eau du bain. Y rester 20 minutes avant de se sécher sans se rincer.

VOIE RECTALE

• *Bébés :* 50 mg/suppositoire.
• *Enfants :* 75 mg/suppositoire.
• *Adultes :* 150 mg/suppositoire.

Mes conseils d'utilisation

• *Rhume, rhinite, rhino-pharyngite :* 2 gouttes sur un comprimé neutre à sucer 3 fois par jour pendant 7 jours + appliquer 5 gouttes en frictions sur le cou, le thorax, le front 3 fois par jour pendant 7 jours + inhalations+++ : 6 gouttes dans un inhalateur ou un bol d'eau frémissante, respirer les vapeurs 7 à 8 minutes.
• *Brûlure :* appliquer 2 gouttes + 2 gouttes d'HE de lavande officinale diluées dans 5 gouttes d'HV de millepertuis 3 fois par jour.
• *Grippe :* 1 goutte + 1 goutte d'HE de thym à linalol dans ½ cuillère à café de miel de thym à avaler 3 fois par jour pendant 7 jours.
• *Hémorroïdes externes :* appliquer 1 goutte + 1 goutte d'HE de lavande officinale après la toilette et après chaque selle.
• *Herpès labial :* appliquer 1 goutte sur le bouton de fièvre 6 fois par jour les 2 premiers jours, 3 fois par jour les 2 ou 3 jours suivants.
• *Radiothérapie :* appliquer 2 à 3 gouttes pures sur la zone qui va être irradiée.

Ses contre-indications et mises en garde

• Cette HE est interdite chez les femmes enceintes ou allaitantes, les bébés, les jeunes enfants (moins de 3 ans), les personnes atteintes de cancer hormono-dépendant, les épileptiques.

Mon avis

• Utiliser à la goutte près.
• Huile goménolée dans le commerce = antiseptique nasal, décongestionnant des voies respiratoires supérieures et des bronches.
• Études en cours sur ses propriétés antitumorales.

Associations suggérées

• *Antivirales :* arbre à thé, ravintsara, saro.

NOIX DE MUSCADE

Tonique tous azimuts et antidouleur puissante
À manipuler avec la plus grande précaution

Myristica fragrans
Famille : Myristicacées
Origine géographique : Asie du Sud-Est, Archipel des Moluques en Indonésie (l' le aux épices), Inde, Chine, Ceylan, Brésil

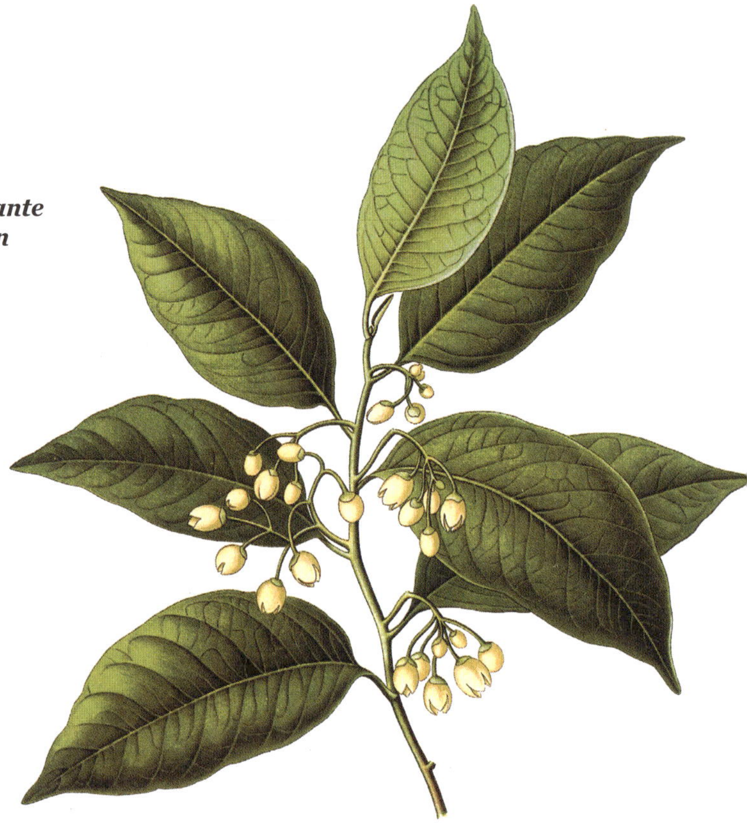

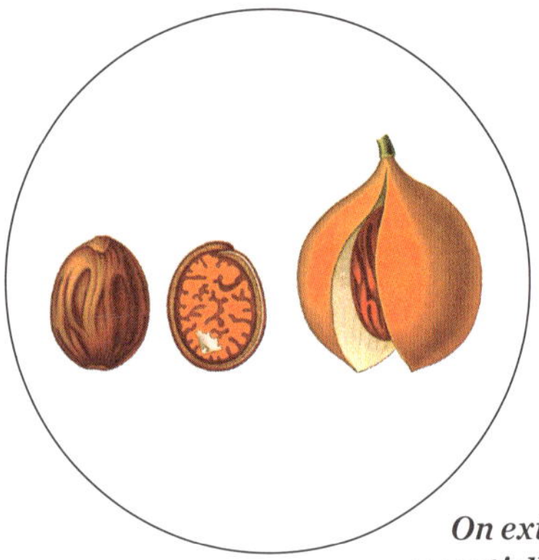

On extrait l'huile essentielle du fruit mûr

➔ Le végétal

Le muscadier est un arbre originaire des îles Banda (Moluques) et cultivé aux Antilles et autres régions tropicales. Feuilles persistantes, fleurs jaunes en grappes, fruits portés par les arbres « femelles » : capsules ovales contenant chacune une graine entourée du « macis », enveloppe charnue à l'origine de l'épice. Elle est très utilisée en cuisine et en médecine pour ses propriétés analgésiques ou toniques.

➔ L'huile essentielle

- *Organe distillé :* fruit mûr.
- *Couleur :* jaune.
- *Odeur :* sucrée, épicée, poivrée, boisée.

Sa composition biochimique

- Monoterpènes 65 % : pinènes, sabinène, terpinènes, limonène
- Monoterpénols : terpinène 1-ol-4 10 %
- Phénol méthyl-éthers : myristicine 2 %
- Éther-oxydes : safrole 1 %
- Éthers : méthyl eugénol
- Phénols : eugénol

Ses propriétés

- Antalgique très active+++, antispasmodique, échauffante et analgésique ostéo-articulaire+ et musculaire+
- Antispasmodique+++ neurotrope et musculotrope, analgésique des organes digestifs
- Antiseptique
- Propriétés digestives, tonique digestive, stimule l'appétit, carminative, antiseptique intestinale, antiparasitaire
- Tonique générale, physique, psychique+++, sexuelle

• Œstrogen-like : stimule le système reproductif, tonique utérine, régule le flux menstruel, emménagogue, soulage les spasmes de l'utérus
• Tonique capillaire
• Favorise l'activité onirique

Ses indications

• Digestions lentes et pénibles, indigestions, post-périodes de fêtes
• Nausées et vomissements, crampes à l'estomac, spasmes intestinaux, entérocolite spasmodique et infectieuse, diarrhées, parasitoses, vers intestinaux++
• Douleurs musculaires+++ et articulaires, contractures musculaires, douleurs rhumatismales, arthrite, goutte, entorse, courbatures+++
• Douleurs dentaires, névralgies
• Règles douloureuses et peu abondantes : aménorrhées, hypoménorrhées
• Accouchement difficile
• Stress, surmenage, manque d'énergie vitale+, fatigue physique, asthénie intellectuelle+++
• Frigidité, impuissance
• Obnubilation
• Cheveux ternes, mous, sans ressorts

Ses voies d'utilisation et ses posologies

VOIE ORALE

• 1 goutte par jour pendant 3 jours. Jamais plus de 6 gouttes par jour.

VOIE CUTANÉE

• Toujours diluée à 10 % : 2 gouttes diluées dans 20 gouttes d'HV pour applications locales, 2 fois par jour pendant 3 jours.

VOIE AÉRIENNE

• *Diffusion :* 2 gouttes + 8 gouttes d'autres HE pour une diffusion de 20 minutes.
• *Inhalation :* 2 gouttes + 2 gouttes d'HE d'ylang-ylang + 6 gouttes d'HE de menthe bergamote pour la libido.

EN BAIN

• 3 gouttes + 7 gouttes d'une autre HE diluées dans 1 cuillère à café de base pour bain, à verser dans l'eau du bain.

Mes conseils d'utilisation

• *Douleurs musculaires :* 3 gouttes + 7 gouttes d'HE d'eucalyptus citronné diluées dans 1 cuillère à café de base pour bain à verser dans la baignoire remplie d'eau chaude. Y rester 20 minutes avant de se sécher sans se rincer.
• *Chute de cheveux, chevelure triste, atone :* verser 2 gouttes dans la dose de shampooing 2 fois par semaine.
• *Douleur violente au ventre :* absorber 1 goutte et une seule dans de l'huile d'olive, du miel, sur un sucre ou un comprimé neutre.

Ses contre-indications

• Huile essentielle **toxique à doses élevées**. Ne pas l'employer sur une période prolongée. Ne l'utiliser qu'à très faibles doses dans l'inhalation, en application locale, dans le bain : jamais plus de 3 gouttes en synergie. Au-delà de 6 gouttes par jour par voie orale, elle peut être hallucinogène, stupéfiante : ébriété, nausées, tachycardie...
• Irritante pour la peau : concentration maximale dans les lotions 10 %.
• **Neurotoxique et abortive :** elle est interdite aux bébés, aux enfants, aux femmes enceintes ou allaitantes, aux épileptiques.
• **Utérotonique**, elle ne peut être utilisée qu'en toute fin de grossesse pour faciliter l'accouchement, rendre les contractions plus efficaces.

Mon avis

• Elle se marie à merveille aux pâtes, aux desserts lactés, gâteaux de riz. Peut être associée au clou de girofle dans les mêmes mets.

Associations suggérées

• *Dans la cuisine aromatique :* poivre, clous de girofle, sauge sclarée, orange, citron.

ORANGE DOUCE

Pour une atmosphère de détente
Antistress, antiseptique aérienne, digestive

Zeste d'orange douce
Citrus sinensis
Famille : Rutacées
Origine géographique : Asie du Sud-Ouest, Chine, région méditerranéenne, Amérique du Sud et Centrale, Israël, Brésil, Paraguay, Afrique du Sud, Australie, Europe, Grèce

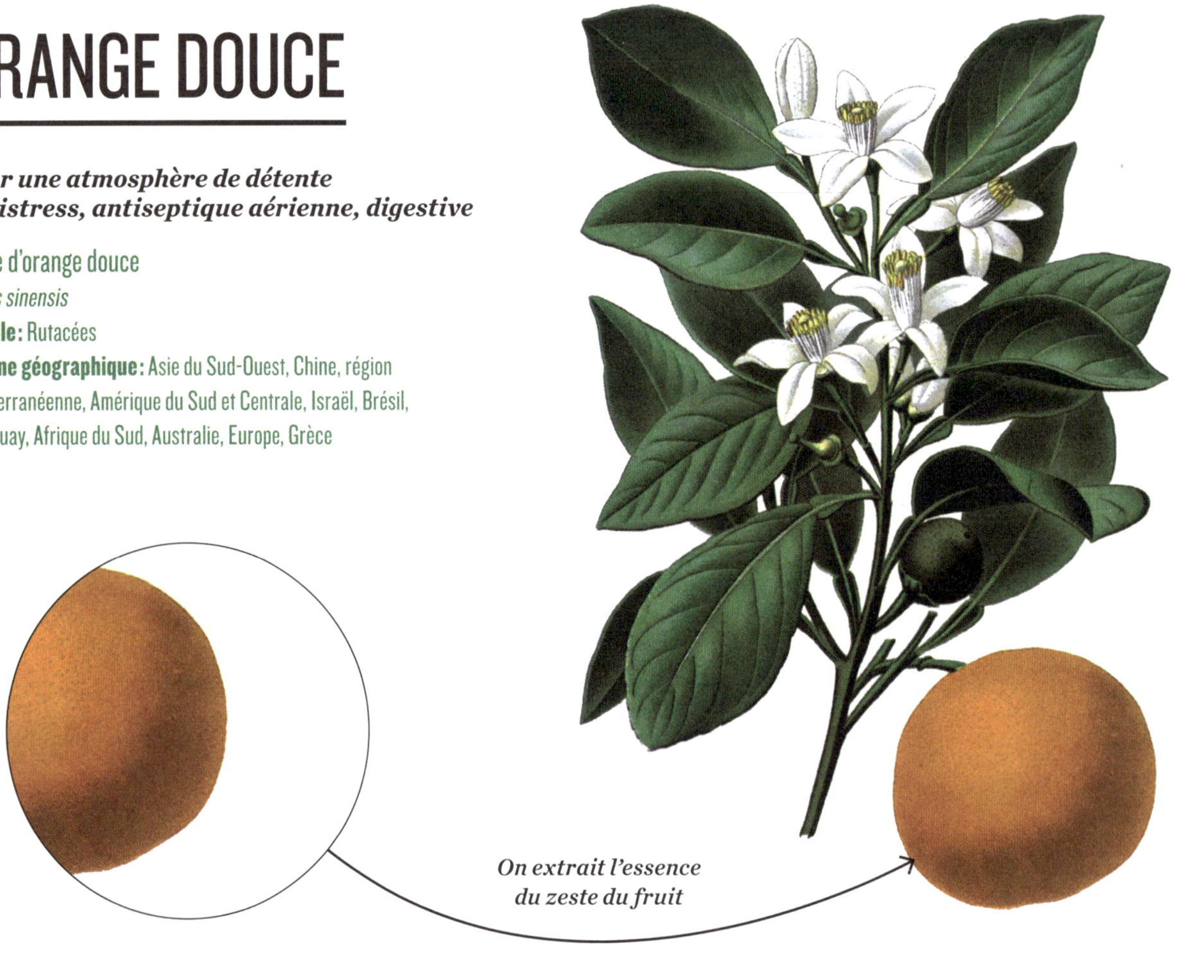

➔ LE VÉGÉTAL

L'oranger, originaire d'Asie, est un hybride entre le pamplemousse et la mandarine. Il pousse bien dans les régions chaudes, sur le pourtour méditerranéen. Petit arbre de 10 mètres de haut, branches épineuses, grandes feuilles persistantes, nervurées, fleurs blanches délicieusement parfumées, fruit doux, délicieux. Ne pas le confondre avec l'orange amère, fruit du bigaradier

➔ L'ESSENCE

- *Organe exprimé à froid :* zeste du fruit.
- *Couleur :* incolore à orange clair.
- *Odeur :* douce, fraîche, fruitée, sucrée, acidulée, délicieuse.

Sa composition biochimique

- Monoterpènes 80 % : limonène 50 %
- Alcools monoterpéniques : linalol, terpinéol, géraniol
- Aldéhydes : citronnellal, alpha-sinensal (responsable du parfum caractéristique de l'orange)
- Coumarines, furocoumarines, cétones, sesquiterpènes

Ses propriétés

- Sédative+, apaisante, anxiolytique+, équilibrante nerveuse, calmante psychique, induit le sommeil, favorise un sommeil naturel, paisible et réparateur, revigorante, antidépressive
- Antiseptique++, antimicrobienne, désinfecte l'air ambiant+, antivirale, immunostimulante

• Tonique digestive, stomachique et carminative+, antispasmodique gastrique+
• Anti-inflammatoire et antispasmodique
• Décongestionnante sur le système lymphatique, décongestionne les tissus, et mange-graisses

Ses indications

• Désinfection des locaux++ par diffusion, épidémies
• Anxiété++, tension nerveuse, stress, nervosisme++ chez les enfants en particulier, agitation, palpitations, épisodes dépressifs, sommeil agité, difficultés d'endormissement
• Dyspepsie+, flatulences, ballonnements, spasmes gastriques et intestinaux, nausées de la grossesse
• Stases veineuses, lymphœdème, cellulite

Ses voies d'utilisation et ses posologies

VOIE ORALE

• 2 gouttes sur un comprimé neutre à sucer 3 fois par jour pendant 7 jours.

VOIE CUTANÉE

• 2 gouttes pures sur le plexus.
• Diluée à 20 % dans une HV en massages anticellulitiques locaux.

VOIE AÉRIENNE

• *Diffusion :* une dizaine de gouttes pour une diffusion détente de 20 minutes.

EN BAIN

• 10 gouttes diluées dans 1 cuillère à café de base pour bain à verser dans l'eau du bain. Se sécher sans se rincer.

Mes conseils d'utilisation

• *Désinfection des locaux :* en diffusion + quelques gouttes dans l'eau de nettoyage.
• *Diffusion purificatrice, apaisante, très agréable de fin de journée :* 5 gouttes + 5 gouttes d'HE de lavande officinale pendant 20 minutes.
• *Détente anxiété :* 5 gouttes en diffusion + 10 gouttes diluées dans 1 cuillère à café de base pour bain à verser dans l'eau du bain + 1 goutte sur 1 comprimé neutre à sucer 3 fois par jour pendant 10 jours.
• *Pour parfumer des salades de fruits, entremets, crêpes... et aider à digérer :* dans les plats ou desserts.
• *Mange-graisses :* 1 goutte + 1 goutte d'ess. de citron + 1 goutte d'ess. de pamplemousse + solubol ou disper + eau à avaler 2 fois par jour pendant 7 jours.

Ses contre-indications et mises en garde

• Potentiellement allergisante et **phototoxique** : la voie cutanée ne convient que s'il n'y a pas d'exposition au soleil ensuite.
• Peut se révéler **dermocaustique** (terpènes) sur des peaux sensibles.

Mon avis

• Peu onéreuse.
• Très voisine de la mandarine réservée aux enfants.

Associations suggérées

• *Pour diffusion assainissante :* citron, pamplemousse, mandarine ; ou, très agréable, cannelle-oranger.

ORIGAN COMPACT

Notre « antibiotique » naturel

Origan à inflorescences compactes, marjolaine sauvage
Origanum compactum
Famille : Lamiacées
Origine géographique : pourtour méditerranéen : Espagne, Maroc, Sud de la France

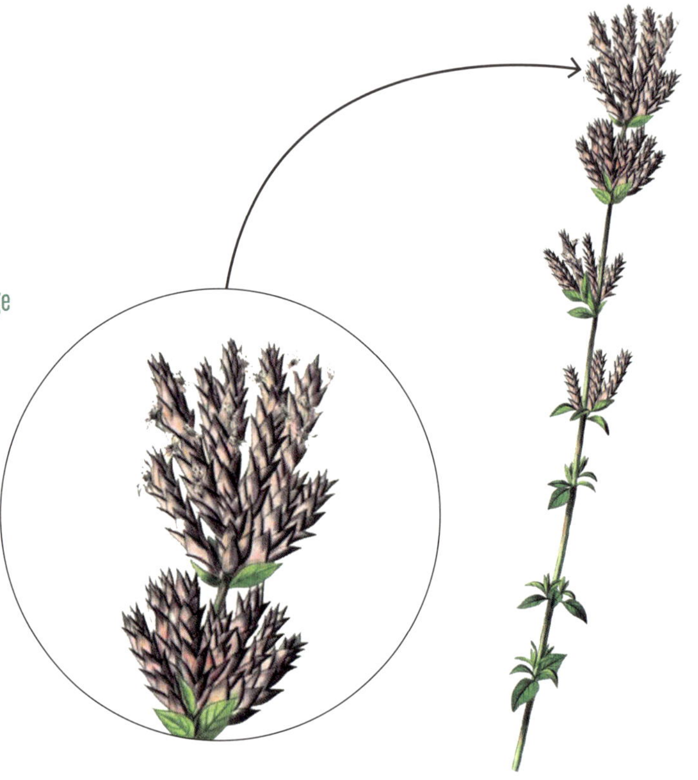

On extrait l'huile essentielle de la plante fleurie

LE VÉGÉTAL

Plante aromatique vivace de 30 à 80 cm de hauteur de la famille des thyms et de la sarriette. Pousse sur les versants secs et ensoleillés des coteaux. Tige rougeâtre couverte de poils. Feuilles vert foncé, ovales, pointues, au goût piquant. Inflorescences : nombreuses fleurs roses compactes et odorantes à l'extrémité de chaque ramification. C'est la variété sauvage de la marjolaine (*Origanum majorana*) originaire d'Asie et de composition totalement différente. On l'employait jadis en emplâtres contre des douleurs rhumatismales, ou en tabac à priser pour dégager des nez bouchés, en infusions et en cuisine pour faciliter la digestion.

L'HUILE ESSENTIELLE

- *Organe distillé :* plante fleurie.
- *Couleur :* incolore, orangé à brun clair.
- *Odeur :* chaude, lourde, piquante, épicée du thym et d'herbe fraîche.

Sa composition biochimique

- Phénols 60 à 70 % : carvacrol 45 %, thymol
- Monoterpènes 25 % : pinènes, p-cymène, γ-terpinène
- Monoterpénols : linalol
- Cétones, éthers, sesquiterpènes

Ses propriétés

- Anti-infectieuse exceptionnellement puissante+++, l'antibiotique naturel de demain (on devrait dire l'*eubiotique* car *antibiotique* veut dire « anti-vie », alors que cet antibactérien-là entretient la vie au contraire). Antibactérienne super-extra-efficace et à très large spectre++ = active sur de très nombreux germes. Pas de résistance possible des bactéries car composée de trop de molécules toutes plus anti-infectieuses les unes que les autres, et pas de destruction de la flore intestinale et même au contraire, l'origan compact équilibre la flore. Tue les germes pathogènes, en respectant les bactéries amies. Ses cibles : staphylocoques, streptocoques, pneumocoques, entérocoques, *E. coli*, Proteus
- Très antivirale (protection) et virucide (traitement)++

• Antifongique et fongicide+++ (*C. albicans*)
• Immunostimulante+++
• Antiparasitaire exceptionnelle+++
• Stimulante générale+++ : physique, psychique, sexuelle, tonique intellectuelle
• Hypertensive

Ses indications

• Toutes infections bactériennes, virales, fongiques, parasitaires
• Infections nosocomiales
• Infections respiratoires sévères ORL+++ et bronchopulmonaires+++ : rhino-broncho-pneumopathie infectieuse+++, rhino-pharyngite infectieuse+++, grippe, angine, sinusite, bronchite
• Infections du système urinaire+++ : cystites bactériennes+, néphrite+
• Infections intestinales, diarrhées, dysenterie+, entérocolite+, gastro-entérite, amibiase, candidoses
• Infections du système génital
• Infections cutanées : abcès, furoncle, acné, gale, teigne, mycoses
• Immunité faible
• Infections virales : herpès, zona, grippe, mononucléose, SIDA
• Mycoses internes : digestives, gynéco
• Mycoses unguéales
• Maladies tropicales : paludisme+++, parasitoses++, amibiases+++
• Adénite (inflammation d'un ganglion lymphatique)
• Fatigue physique et nerveuse++, asthénie profonde, épuisement, pertes de mémoire
• Hypotension+

Ses voies d'utilisation et ses posologies

VOIE ORALE

• *Adultes et ados :* 1 goutte 3 à 6 fois par jour ou, mieux, 2 oléocapsules non agressives pour la muqueuse digestive 3 fois par jour pendant 5 jours.

VOIE CUTANÉE

• *Adultes :* très diluée, 10 % maxi pour une application très localisée et associée à quelques gouttes d'HE de lavande officinale. Diluée à 1 % maxi en synergie avec d'autres HE sans phénols pour massage revitalisant.

Mes conseils d'utilisation

• *Angine :* 1 goutte + 1 goutte d'ess. de citron sur un comprimé neutre à sucer 3 fois par jour pendant 5 jours.
• *Sinusite purulente :* 1 goutte + 1 goutte d'HE d'eucalyptus radié sur un comprimé neutre à sucer 3 fois par jour pendant 5 jours.
• *Bronchite :* 1 goutte + 1 goutte d'HE de romarin à cinéole sur un comprimé neutre à sucer 3 fois par jour pendant 5 jours.
• *Cystite :* avaler 2 capsules 3 fois par jour pendant 5 jours, puis 1 matin et soir 10 jours par mois pendant 3 mois si récidive.
• *Diarrhées bactériennes :* 1 goutte sur un comprimé neutre à sucer 6 fois par jour pendant 5 jours ou 2 capsules 3 fois par jour.
• *Mycoses unguéales :* appliquer 1 goutte d'un mélange à 50 % dans HV sur l'ongle infecté, limé sur le dessus.

Ses contre-indications et mises en garde

• Interdite aux bébés, aux enfants de moins de 12 ans, aux femmes enceintes ou allaitantes (sauf cas exceptionnel).
• Réservée aux affections sévères, à l'adulte et à l'ado, à la voie orale et sur un temps limité : en gélules, oléocapsules.
• S'abstenir par voie cutanée (sauf exception) : trop dermocaustique.
• Toxique pour le foie à doses élevées et sur un temps prolongé.

Associations suggérées

• *Très anti-infectieuses :* niaouli, cannelles, thym à thymol, giroflier, arbre à thé.

PALMAROSA

La beauté au féminin
Antifongique cutanée, gynécologique, intestinale

Gingergrass
Cymbopogon martinii var Motia
Famille : Poacées
Origine géographique : Inde, Népal, Pakistan, Indonésie, Brésil, Guatemala, Vietnam, Madagascar, Afrique du Nord, Kenya

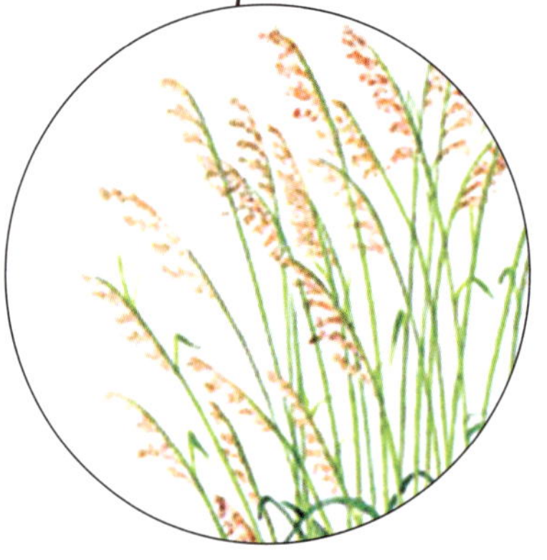

On extrait l'huile essentielle des parties aériennes fleuries

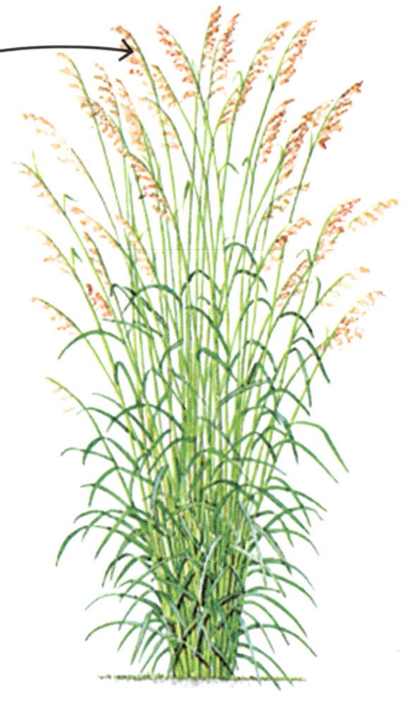

➲ Le végétal

De la famille des Cymbopogons comme le lemongrass et les citronnelles. Grande herbe pouvant dépasser 3 mètres de haut, aimant les sols secs. Pousse en touffes. Feuilles très longues, étroites et tombantes, dégagent une odeur proche de celle de la rose. A longtemps servi en Bulgarie à falsifier l'HE de rose tellement plus onéreuse. En Inde, elle n'a cessé de jouer un rôle important pour ses propriétés toniques et cicatrisantes.

➲ L'huile essentielle

• *Organe distillé :* parties aériennes fleuries fraîches ou sèches.
• *Couleur :* incolore.
• *Odeur :* fraîche, herbacée, douce, chaude, fleurie, rappelant celle du géranium rosat et, de loin, la rose.

Sa composition biochimique

• Alcools monoterpéniques 65 % : géraniol, linalol
• Esters terpéniques 15 % : acétate et formiate de géranyle
• Sesquiterpénols, aldéhydes, sesquiterpènes, carvone

Ses propriétés

• Anti-infectieuse respiratoire, urinaire, intestinale, gynécologique
• Puissante anti-infectieuse, antiseptique aérienne, bactéricide à large spectre+++
• Antifongique puissante++++
• Virucide+++
• Immunostimulante
• Drainante lymphatique, décongestionnante et anti-inflammatoire, antalgique
• Utérotonique++ : facilite l'accouchement
• Cardiotonique++, protectrice cardiovasculaire
• Tonique nerveuse++, déstressante, équilibre l'humeur, régularise la sécrétion de catécholamines et donc aide à lutter contre les effets du stress, réconfortante, rééquilibrante émotionnelle
• Régénératrice de la flore intestinale
• Régénératrice cutanée, reconstitue la flore cutanée
• Tempère la transpiration et empêche les mauvaises odeurs dues au développement bactérien, régule la sécrétion de sébum

Ses indications

- Infections respiratoires répétitives de la sphère ORL : bronchite+, otite+, rhino-pharyngite+, sinusite+
- Infections+++ et mycoses+++ gynécologiques, urogénitales, urinaires+, cystites+, urétrite+, vaginite+, cervicite+, salpingite+
- Infections intestinales+ (entérite bactérienne ou virale+++, gastro-entérite)
- Virémie+++, baisse immunitaire
- Affections cutanées : acné+, eczéma sec ou suintant, dartres, escarres, engelures, crevasses aux commissures des lèvres, autour des mamelons, des talons, mycoses, rides, peau irritée, sensible, intertrigo, pied d'athlète, pied diabétique, muguet, érythème fessier, piqûres d'insectes, soins des bébés et jeunes enfants
- Accouchement+++, mastose, douleurs des seins, cellulite
- Déodorant efficace sur 24 heures, sans tacher les vêtements
- Pellicules capillaires, cheveux gras
- « Mal dans sa peau » tristesse profonde, baisse de libido par excès de stress, déprime, sautes d'humeur, chagrin

Ses voies d'utilisation et ses posologies

VOIE ORALE

- *Adultes :* 2 gouttes 3 fois par jour pendant 7 jours.
- *Enfants :* 1 goutte 3 fois par jour pendant 7 jours.

VOIE CUTANÉE

- *Adultes :* 3 gouttes pures sur le plexus nerveux, le thorax, la gorge, le dos 3 fois par jour.
  – Diluée à 20 % en massages du ventre, des lombaires, du bas-ventre ou en massage aphrodisiaque 3 fois par jour.
- *Enfants :* 2 gouttes diluées dans une HV 3 fois par jour.

VOIE AÉRIENNE

- *Diffusion :* en synergie pour assainir l'atmosphère et remonter le moral.

VOIE VAGINALE

- 250 mg/ovule. Insérer 1 ovule le soir au coucher pendant 1 semaine, puis 2 ovules par semaine pendant 15 jours.

Mes conseils d'utilisation

- *Acné :* appliquer 1 goutte sur le bouton 3 fois par jour.
- *Mycose cutanée :* appliquer 2 gouttes + 2 gouttes d'HE d'arbre à thé sur la lésion matin et soir.
- *Déodorant :* appliquer 2 gouttes sur les aisselles ou la plante des pieds le matin après la toilette.
- *Cellulite :* appliquer 1 goutte + 1 goutte d'HE de laurier noble + 1 goutte d'HE de géranium odorant diluées dans 5 gouttes HV de calophylle en massage prolongé 2 fois par jour.
- *Cheveux gras :* ajouter 3 gouttes dans la dose de shampooing.
- *Pour les soins du visage, des seins, des pieds :* ajouter 1 goutte dans la dose de crème de soin.

Ses contre-indications et mises en garde

- Cette huile essentielle est contre-indiquée aux femmes enceintes ou allaitantes.

Mon avis

- Peut remplacer le géranium : parfum voisin, mêmes propriétés.
- Très bien tolérée par les peaux même fragiles des enfants.

Associations suggérées

- *Pour faciliter le travail le jour de l'accouchement :* épinette noire, giroflier, sauge sclarée dans l'HV de rose musquée en massage des lombaires.
- *Pour les soins de la peau :* lavande officinale, géranium rosat.

PAMPLEMOUSSE

Gaieté, sérénité
Mange-graisses

Citrus paradisii et Citrus maxima
Famille : Rutacées
Origine géographique : Sud-Est asiatique, pourtour méditerranéen, Israël, Amérique du Sud, Argentine, États-Unis

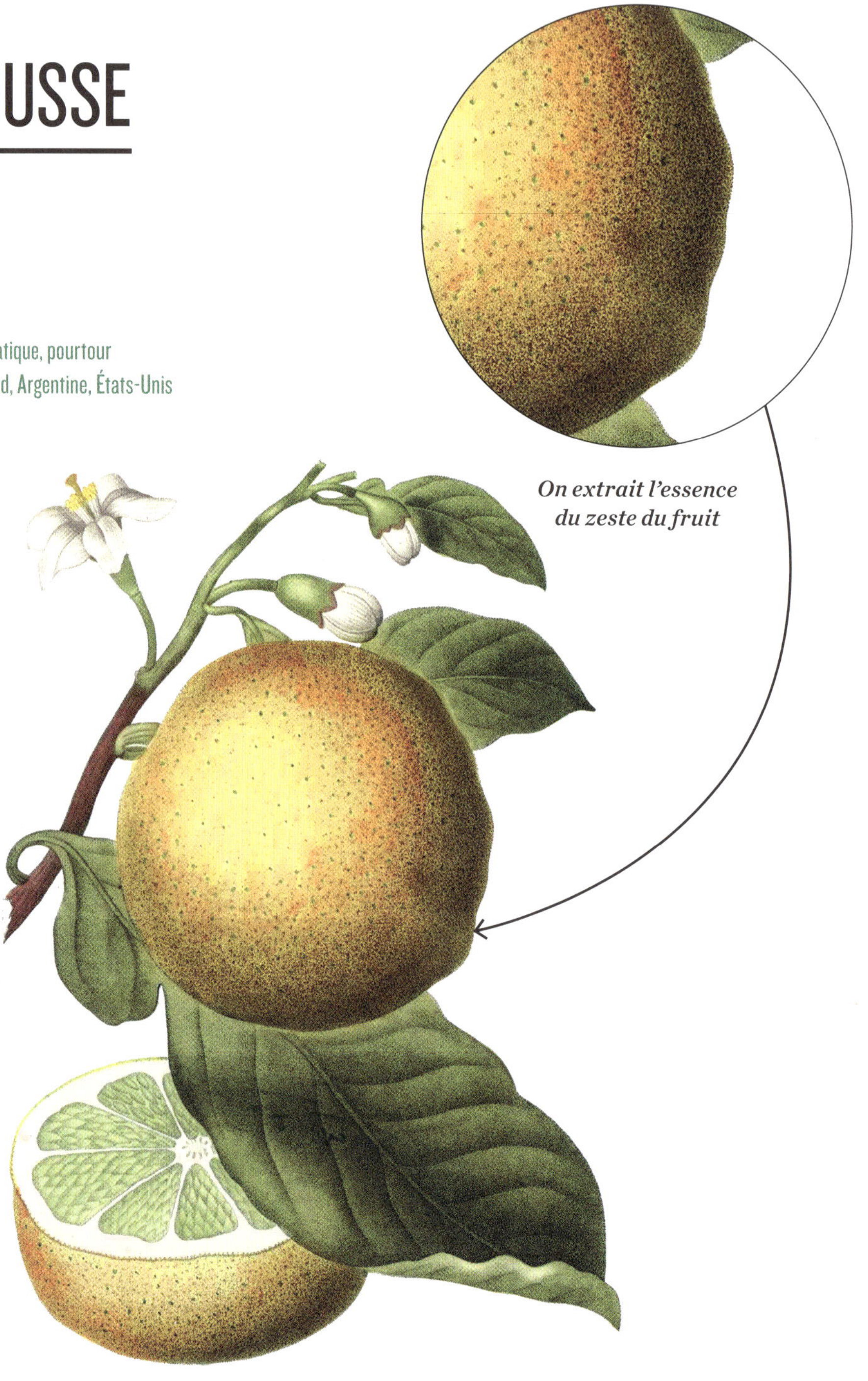

➔ Le végétal

Petit arbre épineux à la cime arrondie. Larges feuilles vertes persistantes, coriaces, ovales. Fleurs blanches odorantes. Cultivé dans les régions tropicales, subtropicales et méditerranéennes.

Mise au point : le véritable pamplemousse est le *Citrus maxima* = gros fruit piriforme à chair amère et peu juteuse. Le pomelo : *Citrus paradisii* = hybride blanc ou rose du pamplemoussier d'Asie du Sud-Est et de l'oranger doux de Chine. C'est le fruit consommé en Europe.

➔ L'ESSENCE

- *Organe exprimé à froid :* zestes.
- *Couleur :* jaune-vert.
- *Odeur :* fraîche, fruitée, légère, sucrée.
- Très fluide.

Sa composition biochimique

- Monoterpènes : limonène 96 à 98 %
- Aldéhydes, alcools, esters, furocoumarines, sesquiterpènes
- Dérivé soufré du limonène (mercaptan), cétone sesquiterpénique (nootkatone) : responsables de l'odeur fruitée très fraîche

Ses propriétés

- Antiseptique, immunostimulante, fébrifuge++, désinfectante aérienne++
- Antispasmodique
- Revigorante
- Stimulante hépatique, drainante rénale, tonique digestive, apéritive, détoxicante, mange-graisses
- Astringente (dégraisse et raffermit la peau, stimule le métabolisme cutané), régule la transpiration, tonique capillaire (cheveux)
- Rééquilibrante psychique : stimule et régule la libération d'endorphines, tonique psychique, revigorante en application sur les plexus et relaxante en diffusion, stimulante, améliore la concentration, antidépressive

Ses indications

- Assainissement des pièces, locaux, bureaux++
- Toux, bronchite, coqueluche
- Surmenage nerveux, apathie, épuisement psychique, fatigue, humeur maussade, épisodes dépressifs, angoisses, toxicomanie, décalage horaire++
- Excès de table, nausées de la grossesse
- Peau flétrie, fatiguée
- Varices, cellulite
- Transpiration excessive

Ses voies d'utilisation et ses posologies

VOIE ORALE

- 2 gouttes 3 fois par jour pendant 7 jours.

VOIE CUTANÉE

- Diluée dans une HV à 20 %.

VOIE AÉRIENNE

- Diffusion assainissante et relaxante : 10 gouttes pour 30 minutes de diffusion.

Mes conseils d'utilisation

- *Décalage horaire :* appliquer 2 gouttes dans la nuque au coucher pendant 2 à 3 nuits.

Ses contre-indications et mises en garde

- Cette HE est **phototoxique** : pas d'exposition au soleil après application.
- Elle est **dermocaustique** : la diluer suffisamment.
- Elle se conserve moins bien que la plupart des autres HE : 3 ans maximum.

Associations suggérées

- *Mange-graisses :* zestes d'agrumes.
- *Pour diffusions assainissantes et calmantes :* lavandes, pin, saro.

PÉTASITE OFFICINAL

L'anti-crise d'asthme, l'anti-rhinite allergique
Antispasmodique exceptionnelle

Petasites officinalis
Famille : Astéracées
Origine géographique : Est de la France, Europe, Amérique du Nord, Arctique

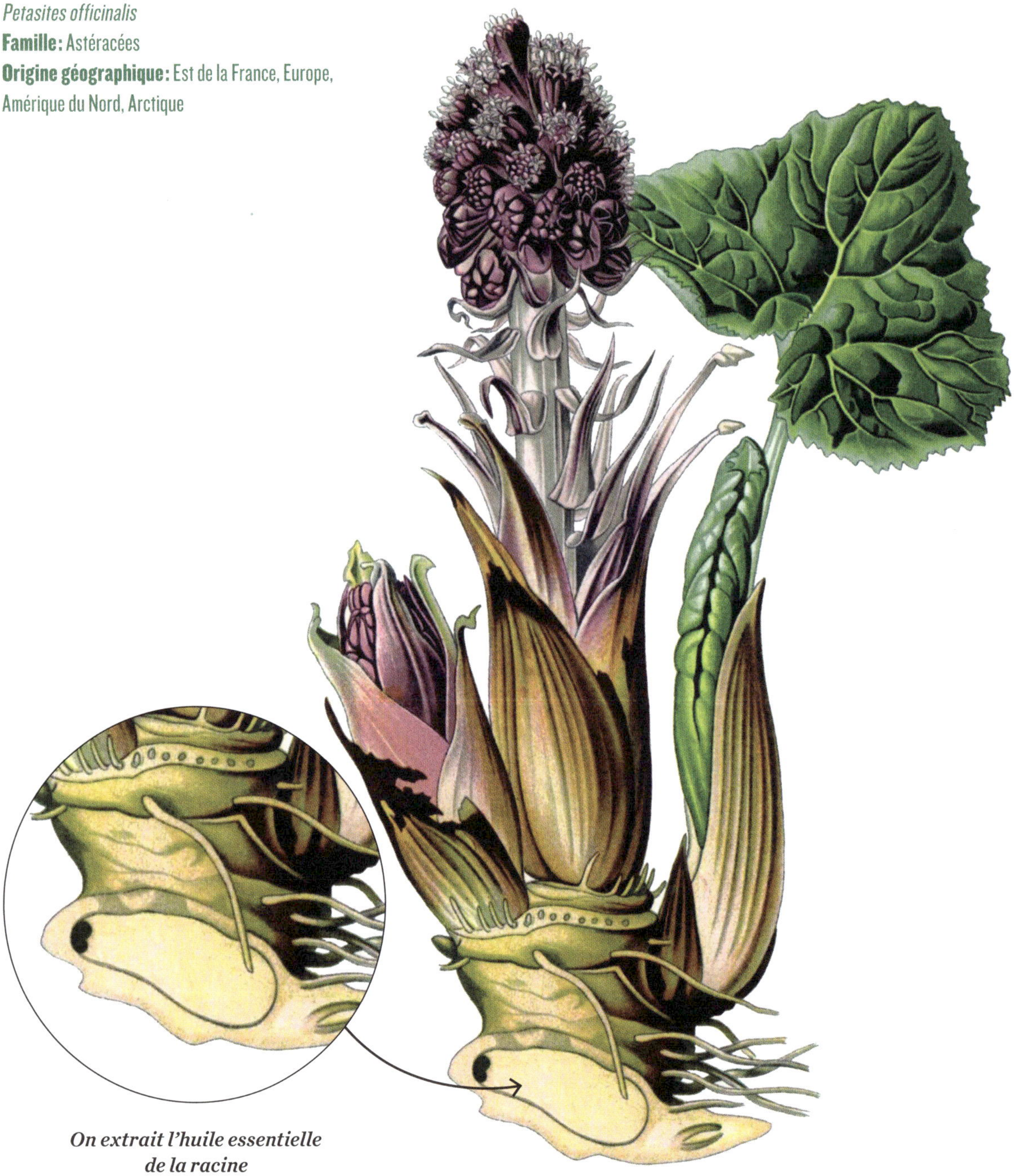

On extrait l'huile essentielle de la racine

➔ Le végétal

Plante herbacée vivace à rhizome d'odeur déplaisante. Immenses feuilles arrondies, en forme de cœur, veloutées qui peuvent atteindre 1 mètre d'envergure. Fleurs rougeâtres à violettes, en capitules tubuleuses. Pousse sur sols riches, humides, plutôt à l'ombre, dans des lieux marécageux. C'est une plante ornementale et médicinale. Sa racine est antimigraine, elle était utilisée au Moyen Âge contre la peste, la fièvre, puis plus tard contre la toux, l'asthme et les blessures cutanées.

➔ L'huile essentielle

• *Organe distillé :* racine, fraîche de préférence.
• *Couleur :* rose pâle à pourpre.
• *Odeur :* florale rappelant celle du lilas (dodécanal).

Sa composition biochimique

• Esters : acétate et angélate de pétasyle et d'isopétasyle
• Lactones sesquiterpéniques : érémophilanolides, furanophilanolides
• Aldéhydes : dodécanal
• Sesquiterpènes

Ses propriétés

• Antispasmodique++++, plus puissante que la papavérine : spasmolytique surtout au niveau des bronches
• Exceptionnelle antiasthme++++
• Expectorante++, mucolytique
• Augmente la sudation
• Vermifuge

Ses indications

• Crises d'asthme d'origine nerveuse ou allergique++++
• Bronchite+, bronchite asthmatiforme+++, catarrhe, rhinite allergique (rhume des foins), toux, enrouement
• Spasmes urinaires et biliaires
• Dysménorrhées
• Entorses, foulures
• Verminoses

Ses voies d'utilisation et ses posologies

VOIE CUTANÉE

• *Adultes :* 2 gouttes 3 fois par jour.
• *Enfants :* 1 goutte sur les bronches et le plexus solaire 3 fois par jour.

VOIE RECTALE

• *Bébés :* 50 mg/suppositoire.
• *Enfants :* 75 mg/suppositoire.
• *Adultes :* 150 mg/suppositoire.

Mes conseils d'utilisation

• *Crise d'asthme :* appliquer 2 gouttes diluées dans 3 gouttes d'HV de noisette sur le plexus solaire, la plante des pieds et les bronches toutes les ½ heures jusqu'à cessation.
• *En prévention :* appliquer 2 gouttes sur le plexus solaire le soir au coucher.

Ses contre-indications et mises en garde

• Aucune. Elle est très bien tolérée par tous, enfants compris.

Associations suggérées

• *Antiasthmatiques :* khella, pin de Patagonie, estragon, camomille.

PETIT GRAIN BIGARADE

Pour bien dormir

Oranger amer, oranger de Séville
Citrus aurantium ssp amara,
Citrus aurantium ssp aurantium feuille
Famille : Rutacées
Origine géographique :
Bassin méditerranéen, Maroc, Tunisie, Égypte, Paraguay, Asie orientale, Inde, Chine

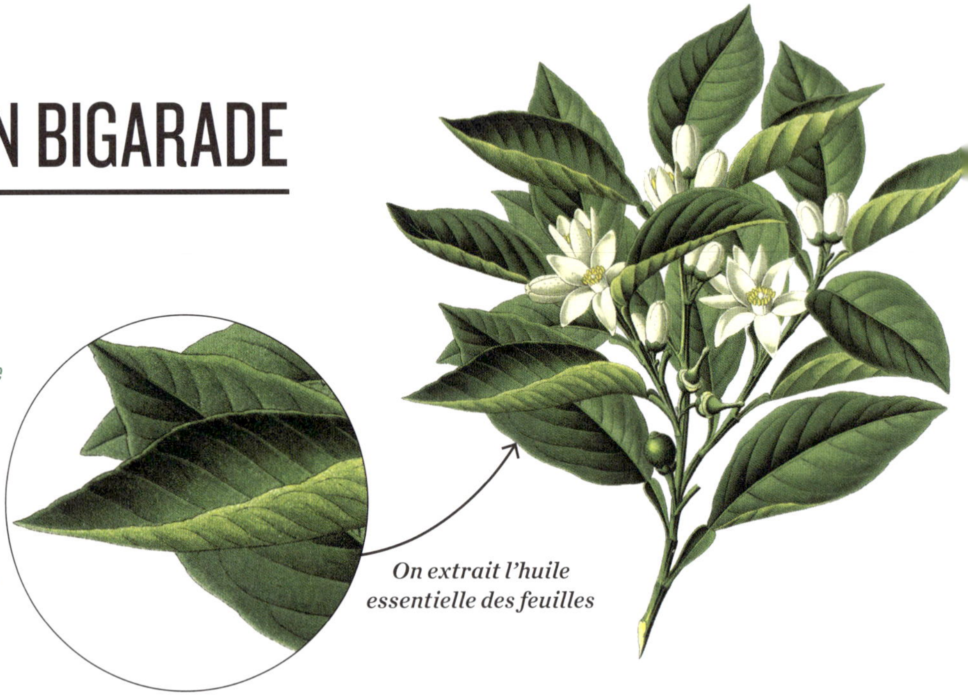

On extrait l'huile essentielle des feuilles

➔ Le végétal

Oranger amer : petit arbre originaire d'Asie du Sud-Est (contrairement à l'oranger doux), de 4 à 5 mètres de haut, toujours vert, appelé aussi bigaradier. Branches épineuses, feuilles persistantes, vert clair, brillantes et coriaces. Fleurs blanches de 4 à 8 pétales, très odorantes (néroli). Fruit : orange amère, plus petite et plus foncée que l'orange douce, impropre à la consommation, mais dont l'écorce (zeste) servait aussi, comme celle de l'orange douce, à la fabrication de vins apéritifs. Très employé en parfumerie, il entre dans la composition des eaux de Cologne.

L'huile essentielle

• *Organe distillé :* jeunes feuilles fraîches et petits rameaux récoltés lorsque les fruits sont encore immatures et ont la taille d'un petit grain (d'où son nom).
• *Couleur :* jaune pâle.
• *Odeur :* puissante, fraîche, herbacée, florale, acidulée de l'orange, rappelle celle de néroli (fleur du même arbre), en plus ténue.

Sa composition biochimique

• Monoterpènes 10 % : limonène, myrcène, ocimène, paracymène
• Esters terpéniques 55 % : acétates de linalyle, géranyle, néryle, terpényle
• Monoterpénols 30 % : linalol, terpinéol, géraniol, nérol
• Composés azotés

Ses propriétés

• Très psychoactive, rééquilibrante nerveuse++, anti-inflammatoire+, antispasmodique+++ nerveuse, sédative, calmante, apaisante, relaxante, anxiolytique, somnifère, hypnotique légère et en même temps énergisante, revigorante, pour aller de l'avant, spéciale enfants en carence affective, procure un sommeil reposant, antidépressive++, régule le système nerveux autonome (= sympathique et parasympathique)
• Régulatrice cardiaque
• Anti-infectieuse, bactéricide des voies respiratoires (pneumocoque)+, antiseptique cutanée (staphylocoque), antifongique
• Raffermissante cutanée

Ses indications

• Tous troubles nerveux ou comportementaux : DNV+++, agitation, anxiété, stress, boulimie, trac, humeur changeante, surmenage nerveux+, lassitude, troubles d'origine émotionnelle, irritabilité, mélancolie, tristesse, sentiment de solitude, découragement, dépression+, déprime, ras-le-bol, anxiété, épuisement psychique, angoisse, nervosité, troubles du sommeil+, difficultés d'endormissement, insomnie, sommeil non récupérateur, spasmophilie, psychoses, obsessions de toutes sortes y compris sexuelles, coup de blues d'origine émotionnelle, enfants hyperactifs

- Somatisations dues au stress : troubles du rythme, hypertension, spasmes douloureux, mal au ventre, brûlures d'estomac, raideurs articulaires, crampes nerveuses, rhumatismes, torticolis, coliques, douleurs de règles
- Déséquilibre du système nerveux autonome : spasmes, spasmophilie, troubles de la respiration et du rythme cardiaque (respiration superficielle), asthme nerveux, arythmie, palpitations cardiaques, transpiration excessive
- Toutes infections respiratoires+
- Acné infectée++, poussées d'acné liées au stress, furoncle et autres infections cutanées, mycosiques
- Cheveux gras
- Troubles hépatiques, hépatite chronique+

Ses voies d'utilisation et ses posologies

VOIE ORALE

- *Adultes :* 2 gouttes 3 fois par jour sur un comprimé neutre à sucer, pour se détendre.
- *Enfants :* 1 goutte 3 fois par jour.

VOIE CUTANÉE

- *Adultes :* 3 gouttes pures sur le plexus solaire, les poignets, la plante des pieds, le long de la colonne vertébrale 3 fois par jour.
  – Diluée à 2 % pour massages avec d'autres HE régulatrices nerveuses, 3 fois par jour.
- *Enfants :* 2 gouttes diluées dans une HV 3 fois par jour.

VOIE AÉRIENNE

- *Diffusion :* seule ou en synergie. 10 gouttes pour 30 minutes de diffusion.

EN BAIN

- 10 gouttes diluées dans 1 cuillère à café de base pour bain à verser dans l'eau du bain.

Mes conseils d'utilisation

- *Enfant agité, hyperactif, perturbé, qui cauchemarde :* appliquer 2 gouttes sur la plante des pieds, le plexus solaire, la face interne des poignets au coucher et 2 fois dans la journée pendant 2 à 3 semaines.
- *Insomnies :* 2 gouttes sur un comprimé neutre à sucer 3 fois par jour, hors des repas, pendant 1 semaine.
- *Stress, angoisse, anxiété, nervosité :* 2 gouttes sur un comprimé neutre à sucer 3 fois par jour + bain aromatique : 15 gouttes diluées dans 1 cuillère à café de base pour bain dans la baignoire remplie d'eau chaude, y rester 20 minutes, ne pas se rincer.
- *Nœud à l'estomac, boule dans la gorge :* 2 gouttes sur un comprimé neutre à sucer avant les repas 2 à 3 fois par jour.
- *Tendance à l'ulcère à l'estomac, brûlures d'estomac liées au stress :* appliquer 3 gouttes pures sur l'estomac au coucher.
- *Torticolis :* appliquer 2 gouttes + 2 gouttes d'HE d'eucalyptus citronné + 2 gouttes d'HE de romarin à camphre diluées dans 10 gouttes d'HV en massage de la nuque et des trapèzes.

Ses contre-indications et mises en garde

- Pas de contre-indications majeures.

Mon avis

- Sa composition ressemble à celle de la lavande et est un assemblage de plus de 400 molécules différentes comme le néroli, d'où son intérêt thérapeutique.

Associations suggérées

- *Positivantes sur le plan psychique :* basilic exotique, ylang-ylang, encens, camomille romaine, romarin à verbénone.

PIN LARICHIO

Excellente décongestionnante respiratoire, lymphatique, prostatique

Pin laricio

Pinus laricio, Pinus nigra ssp laricio

Famille : Pinacées, Abiétacées

Origine géographique : Corse, Italie du Sud

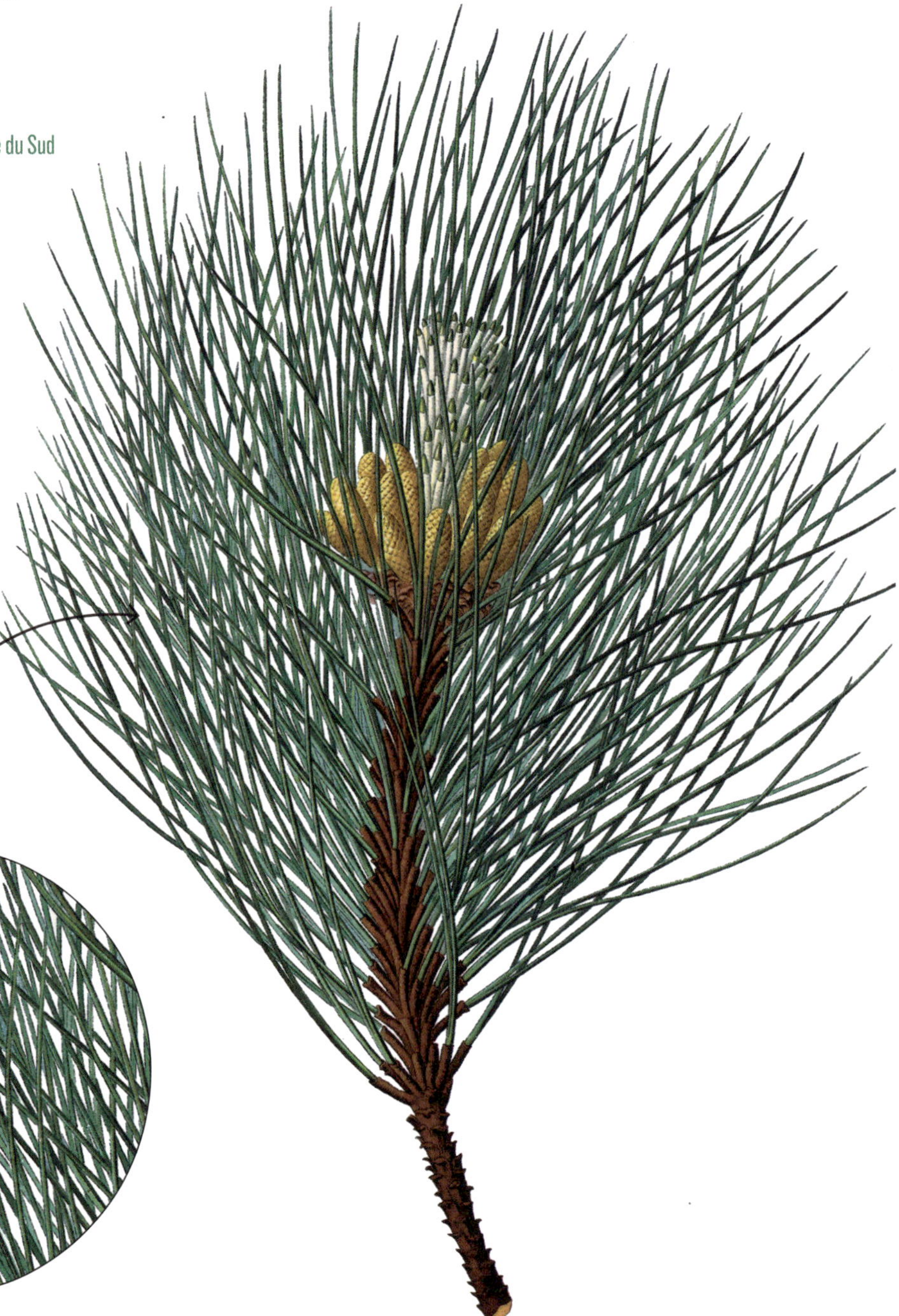

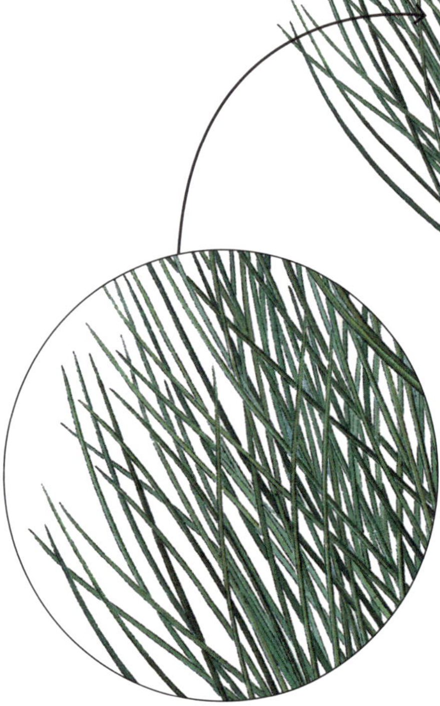

On extrait l'huile essentielle des aiguilles

LE VÉGÉTAL

Conifère immense, vivace, à feuillage persistant, pousse entre 900 et 2 000 mètres d'altitude, emblème de la forêt corse. Il peut atteindre 50 mètres de haut et vivre jusqu'à 1 000 ans ! Malheureusement, il résiste mal au feu qui décime des forêts entières. Gros tronc élancé, conique jeune, en parasol en vieillissant, écorce gris argenté. Longues aiguilles, non piquantes vert-cendré, fruits en petits cônes. Il est le symbole de la végétation corse, mais il s'adapte bien à divers sols et climats, pourvu qu'il bénéficie de beaucoup de lumière. On en trouve même en Sologne.

L'HUILE ESSENTIELLE

• *Organe distillé :* feuilles = aiguilles.
• *Couleur :* vert clair.
• *Odeur :* résineuse et fraîche, senteur de conifère.

Sa composition biochimique

• Monoterpènes : pinènes 63 %, limonène, myrcène
• Esters
• Alcools
• Sesquiterpènes

Ses propriétés

• Antiseptique aérienne+++, anti-infectieuse
• Excellente décongestionnante respiratoire, pulmonaire++
• Décongestionnante lymphatique++
• Décongestionnante prostatique++
• Anti-inflammatoire
• Tonique stimulante générale
• Aide à s'enraciner, à se recentrer

Ses indications

• Bronchite catarrhale++, toux grasse, laryngite, sinusite frontale et maxillaire++
• Prostatite infectieuse et congestive+++
• Asthénie, fatigue générale, asthénie sexuelle
• Arthrite, arthrose, rhumatismes, goutte, douleurs musculaires
• Transpiration excessive
• Sentiment d'insécurité

Ses voies d'utilisation et ses posologies

VOIE ORALE

• 1 goutte 2 fois par jour pendant 7 jours.

VOIE CUTANÉE

• 3 gouttes diluées dans une HV appliquées en onctions sur le thorax 3 fois par jour.

VOIE AÉRIENNE

• *Diffusion :* 10 gouttes pour 30 minutes de diffusion

Mes conseils d'utilisation

• *Sinusite :* appliquer 2 gouttes diluées dans 2 gouttes d'HV sur les maxillaires et le front.
• *Sauna :* 6 gouttes dans l'eau versée sur les pierres.
• *Diffusion pour assainir l'air, surtout si tabac :* 10 gouttes dans le diffuseur pour 20 à 30 minutes de diffusion.

Ses contre-indications et mises en garde

• Interdite aux épileptiques.
• Contre-indiquée par voie interne si insuffisance rénale.
• Par voie cutanée, peut être **allergisante** et **dermocaustique** : pratiquer le test du pli du coude avant utilisation (voir p. 259).

PIN DE PATAGONIE

Puissante antispasmodique et psychoactive

Pin jaune
Pinus ponderosa
Famille : Abiétacées = Pinacées
Origine géographique : Patagonie, Argentine

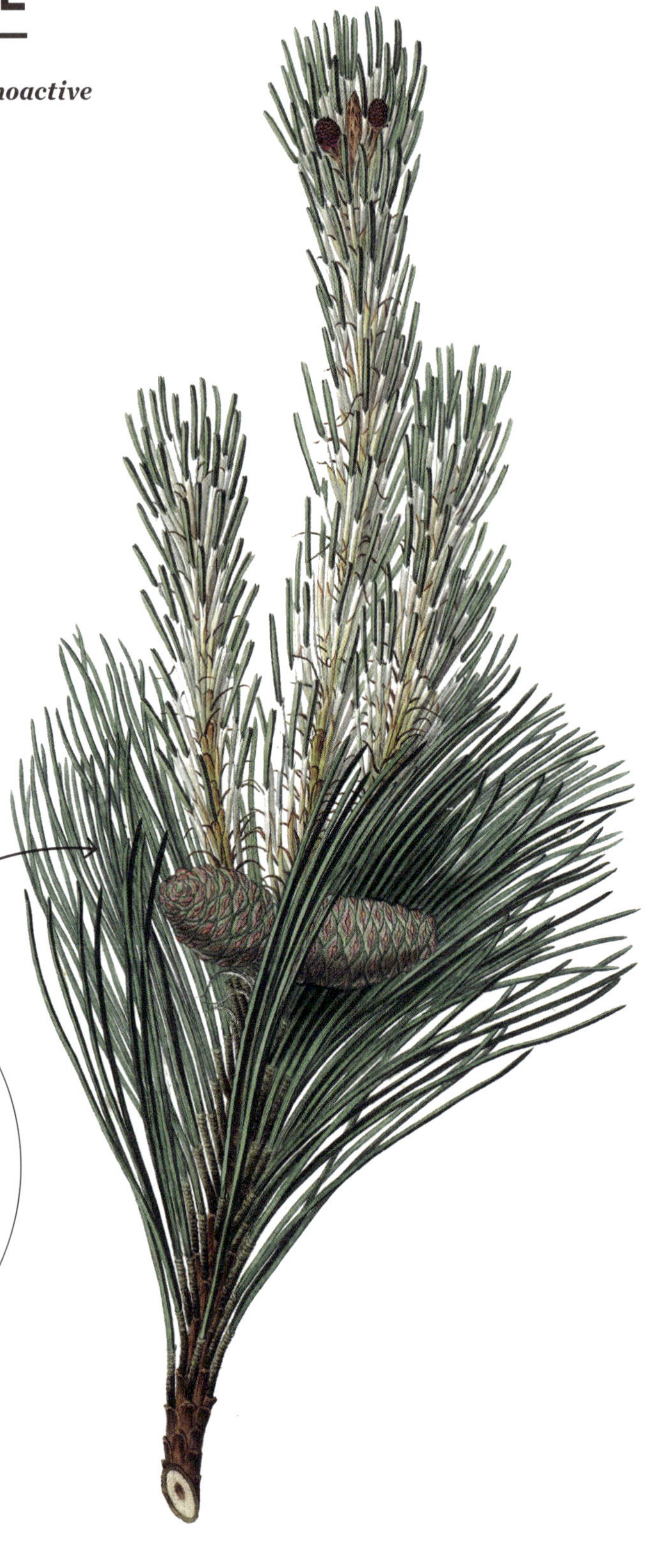

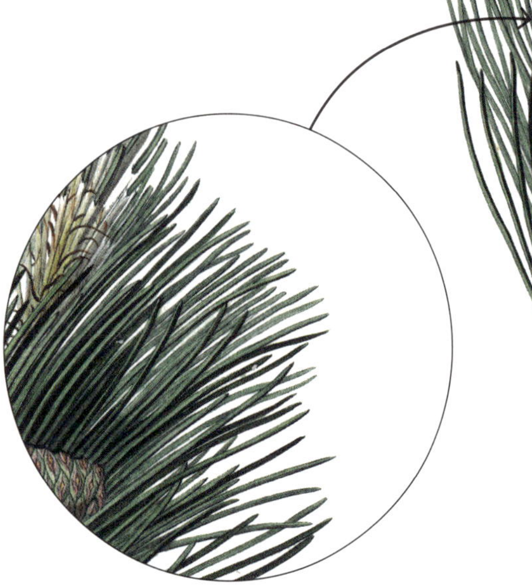

On extrait l'huile essentielle des aiguilles

➔ Le végétal

Conifère des montagnes rocheuses d'Amérique du Sud poussant jusqu'à 2 000 mètres d'altitude, de 40 mètres de haut, système racinaire développé et profond, ce qui lui permet de supporter des sécheresses de longues durées. Longues aiguilles groupées par trois sur le rameau.

➔ L'huile essentielle

- *Organe distillé :* feuilles = aiguilles.
- *Couleur : i*ncolore à jaune pâle.
- *Odeur :* résineuse, fraîche, note d'anis.

Sa composition biochimique

- Monoterpènes 60 % : α-pinène, Δ-carène
- Phénols méthyl-éthers 25 % : méthyl-chavicol
- Esters

Ses propriétés

- Régulatrice du tonus nerveux, neurotonique, sédative, relaxante+, apaisante, rééquilibrante nerveuse+, décontracturante
- Antiseptique de l'air : bactéricide, décongestionnante respiratoire, expectorante, mucolytique, superbe antispasmodique+, très utile dans l'asthme
- Antispasmodique digestive+
- Antispasmodique gynécologique+
- Décongestionnante des systèmes veineux et lymphatique
- Anti-inflammatoire et antalgique

Ses indications

- Bronchite asthmatiforme, asthme allergique ou nerveux, trachéite
- Stress, angoisse, asthénie profonde, cauchemars, nuits agitées, états dépressifs
- Crampe musculaire, spasmes de l'utérus, spasmes digestifs, spasmes nerveux
- Varices, jambes lourdes, hémorroïdes

Ses voies d'utilisation et ses posologies

VOIE CUTANÉE

- Diluée à 20 % dans une HV.

VOIE AÉRIENNE

- Diffusion atmosphérique : 10 gouttes pour 30 minutes de diffusion.

Mes conseils d'utilisation

- *Cauchemars :* masser le bas de la colonne vertébrale au coucher avec 2 gouttes diluées dans ½ cuillère à café d'HV d'amande douce 10 jours de suite.
- *Asthme :* masser le thorax et la gorge avec 2 gouttes diluées dans 2 gouttes d'HV 3 à 5 fois par 24 heures pendant la période de crise.
- *Dépression :* diffuser 10 gouttes dans l'atmosphère 2 fois par jour + prendre un bain le matin 1 jour sur 2 : 15 gouttes diluées dans 1 cuillère à café de base pour bain à verser dans la baignoire remplie d'eau chaude. Y rester 20 minutes avant de se sécher sans se rincer.

Ses contre-indications et mises en garde

- La diluer suffisamment avant de l'appliquer sur la peau.
- Elle est très bien tolérée, même chez l'enfant.

PIN SYLVESTRE

Respirer à pleins poumons
Stimulante immunitaire

Pin d'Écosse, pin des Vosges
Pinus sylvestris
Famille : Abiétacées = Pinacées
Origine géographique : Europe du Nord, France, Allemagne, Autriche, Scandinavie, Norvège, Pologne, Russie, Amérique du Nord, Sibérie

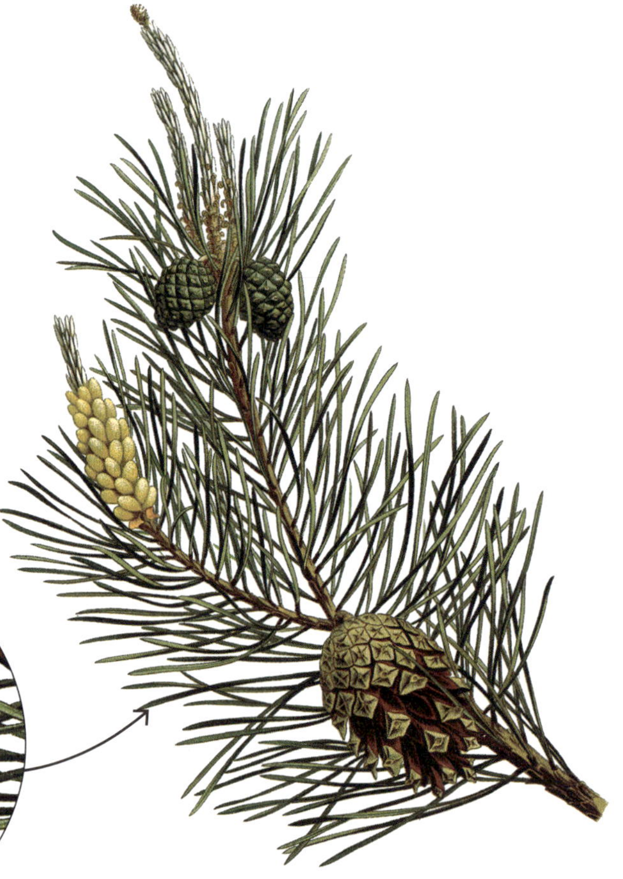

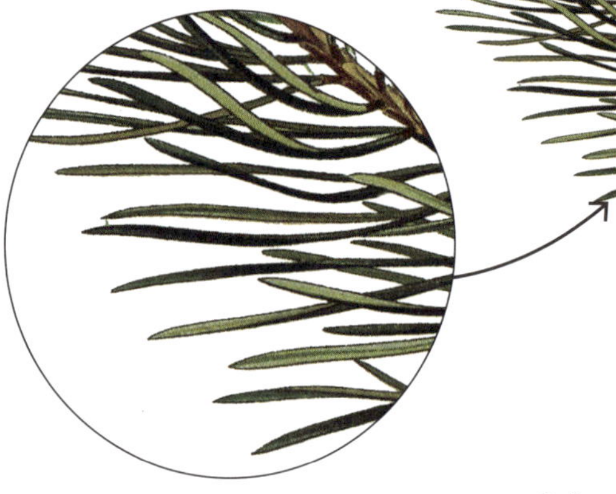

On extrait l'huile essentielle des aiguilles et rameaux

➔ Le végétal

Conifère de plus de 30 à 40 mètres de haut, typique de nos forêts européennes du Nord. Peut vivre plus de 500 ans. Tronc droit, écorce écailleuse, jaune rougeâtre. Feuilles pérennes bleutées : petites aiguilles de 5 cm de long groupées par deux. Fleurs jaunes et rouges groupées à la base des rameaux ou à leur extrémité. Fruits : pommes de pin coniques, qui s'ouvrent en libérant des graines à ailettes. Odeur fine et fraîche de forêt. Déjà utilisé dans la mythologie contre la pneumonie, la tuberculose. Nos grands-mères en faisaient des décoctions à utiliser en inhalation contre le rhume ou la sinusite et en gargarisme contre la laryngite.

➔ L'huile essentielle

- *Organe distillé :* aiguilles et rameaux.
- *Couleur : i*ncolore à jaune clair.
- *Odeur :* résineuse, balsamique, âpre, puissante et fraîche.
- L'oléorésine par distillation du pin maritime (*Pinus pinaster*) donne l'essence de térébenthine aux propriétés expectorantes, anti-infectieuses et circulatoires.
- *Autres pins :* maritime, des montagnes (*Mugo*), de Sibérie.

Sa composition biochimique

- Monoterpènes 90 % : α-pinènes, myrcène, camphène, cadinènes
- Esters terpéniques, sesquiterpènes, monoterpénols

Ses propriétés

- Puissante antiseptique respiratoire, balsamique, mucolytique++, expectorante++, décongestionnante des voies respiratoires, fait transpirer, antiseptique atmosphérique+++
- Cortison-like : anti-inflammatoire, antiallergique, tonique générale, physique,

psychique, sexuelle, revigorante, stimulante, recharge les batteries, anti-inflammatoire articulaire et musculaire, antalgique, antispasmodique
• Puissante activité sur l'ensemble du système hormonal
• Hypertensive
• Tonique veineuse, active la microcirculation, décongestionnante lymphatique
• Décongestionnante du petit bassin

Ses indications

• Infections respiratoires+++ : bronchite chronique, laryngite, rhume, sinusite, trachéite, toux, crise d'asthme, rhinite allergique, air vicié, mauvaises odeurs
• Fatigue+++ surtout liée aux maladies de l'hiver : nerveuse et physique, épuisement nerveux, dépression, coup de pompe, surmenage, baisse de moral, dépression, convalescence
• Terrain hypotensif
• Douleurs+++ de l'arthrose, de la sciatique, des rhumatismes, lumbago, crampes et douleurs musculaires
• Insuffisance veineuse, varices, hémorroïdes
• Peau fatiguée, pâle, eczéma, psoriasis
• Congestion du petit bassin chez l'homme (prostatite) et chez la femme

Ses voies d'utilisation et ses posologies

VOIE ORALE

• *Adultes :* 2 gouttes 3 fois par jour pendant 5 jours.
• *Enfants :* 1 goutte 3 fois par jour pendant 5 jours.

VOIE CUTANÉE

• *Adultes :* 3 gouttes diluées à 50 % dans une HV sur plexus nerveux, à 20 % pour massages, 3 fois par jour.
• *Enfants :* 2 gouttes diluées dans une HV 3 fois par jour.

VOIE AÉRIENNE

• *Diffusion :* 5 gouttes pures ou en synergie 10 minutes par heure pour assainir l'air l'hiver.
• *Inhalation :* 6 gouttes dans un bol d'eau chaude.

Mes conseils d'utilisation

• *Assainissement de l'air :* diffuser 5 gouttes pendant 10 minutes plusieurs fois par jour en période hivernale.
• *Allergie respiratoire :* appliquer 2 gouttes sur les surrénales, le thorax, le plexus solaire 2 fois par jour en évitant le soir.
• *Jambes lourdes :* 1 goutte + 1 goutte d'HE de romarin à cinéole sur un comprimé neutre à sucer 3 fois par jour pendant 7 jours.
• *Décongestion des voies respiratoires supérieures :* verser 6 gouttes dans un inhalateur ou un bol d'eau frémissante, respirer les vapeurs pendant 7 à 8 minutes ; ne pas sortir dans les 2 heures qui suivent.
• *Bronchite :* appliquer 2 gouttes + 2 gouttes d'HE de thym à linalol+ 2 gouttes d'HE de ravintsara diluées dans 10 gouttes d'HV de macadamia matin et soir sur le thorax et le dos pendant 7 jours.
• *Coup de pompe :* appliquer 2 gouttes sur les reins le matin après la douche pendant 10 jours.
• *Fatigue chronique :* appliquer 5 gouttes diluées dans 1 cuillère à dessert d'HV de calophylle en massage, en remontant le long de la colonne vertébrale, 1 fois par jour pendant 3 semaines.

Ses contre-indications et mises en garde

• Pas de contre-indications majeures.

Associations suggérées

• *Toniques, stimulantes, et anti-inflammatoires :* épinette noire, genévrier, gingembre, poivre noir, katafray.

POIVRE NOIR

Chaud !
Tonique, anti-inflammatoire, digestive

Piper nigrum
Famille : Pipéracées
Origine géographique : Madagascar, Inde, Ceylan, Malaisie, Guyane

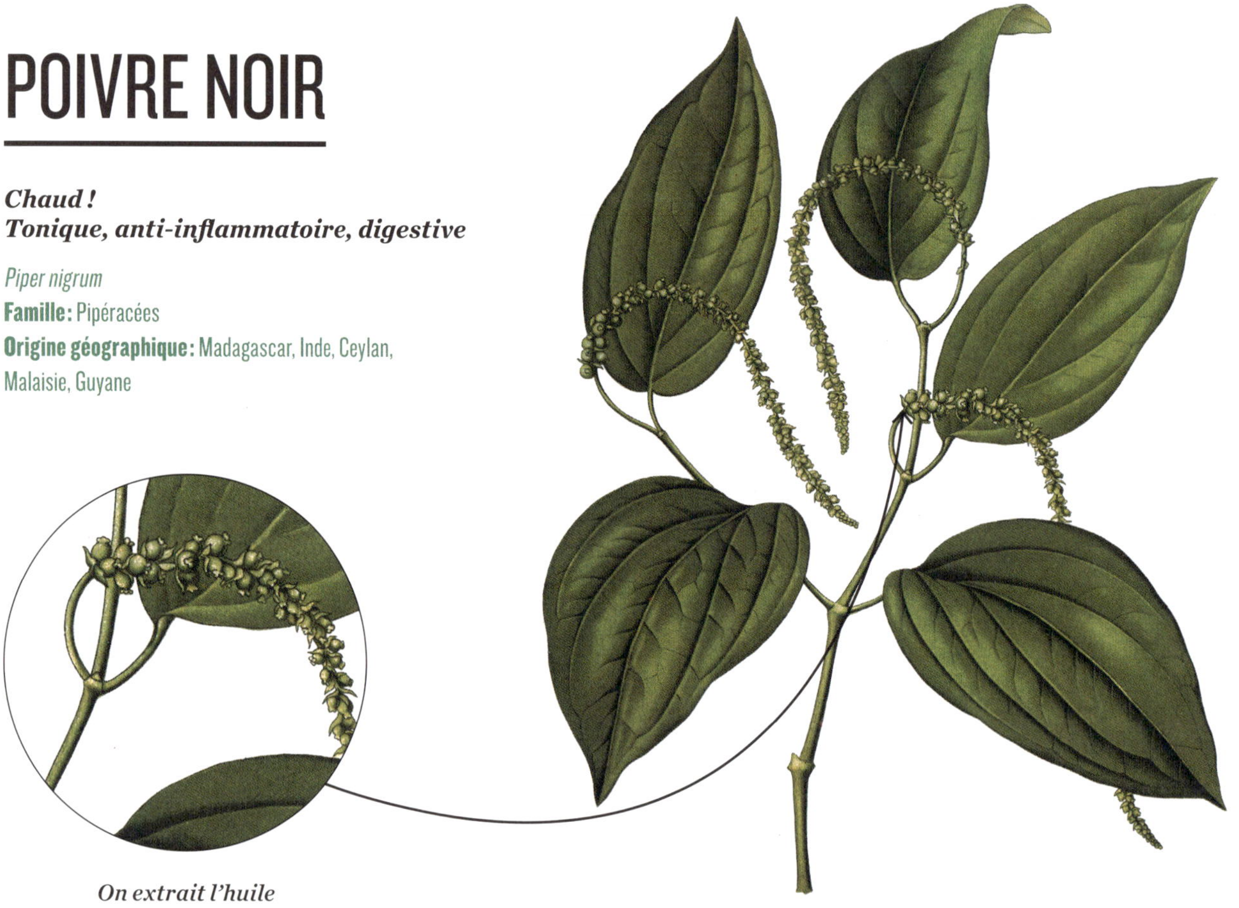

On extrait l'huile essentielle des baies

➔ Le végétal

Liane originaire d'Inde (côte de Malabar) et cultivée dans les régions tropicales humides. Feuilles vert foncé, fleurs blanches, fruits rouges âcres (pipérine) récoltés 7 mois après la floraison, utilisés depuis très longtemps dans son pays d'origine comme épice et comme remède. Le poivre blanc est le poivre noir de Cayenne décortiqué, le poivre vert est le fruit immature. Le poivrier symbolise la quête d'harmonie et d'équilibre.

➔ L'huile essentielle

- *Organe distillé :* baies, « grains » mûrs.
- *Couleur :* incolore à vert bleuâtre.
- *Odeur :* réconfortante, chaude, épicée.

Sa composition biochimique

- Sesquiterpènes 70 % : gaiène, humulène, élémènes, bisabolène, caryophyllène
- Terpènes 20 % : pinènes, limonène
- Acides, aldéhydes, cétones, alcools, oxydes, composés azotés, éthers, acides
- Pas de pipérine dans l'HE

Ses propriétés

- Stimulante digestive+++, stimule le foie, l'estomac, le pancréas+, aseptise l'ensemble du tube digestif
- Tonique générale, psychique, sexuelle, aphrodisiaque+
- Neurotonique+, stimulante du cerveau, du système nerveux central, réconfortante, réchauffe les cœurs durs, donne du courage, de la vigueur dans l'adversité, favorise l'affirmation de soi, enracine tout en poussant au changement, à l'action,

permet d'exprimer l'amour et la compassion, favorise la concentration

- Hyperémiante, chauffante
- Anti-inflammatoire et antalgique+++ ostéo-articulaire, odontalgique+++, tonique et antispasmodique musculaire
- Anti-infectieuse, fébrifuge+ et mucolytique++, fluidifiante++, expectorante, anticatarrhale
- Stimulante du métabolisme cutané
- Très diurétique

Ses indications

- Angine+, refroidissement, catarrhe, grippe, toux grasse, bronchite chronique, laryngite
- Insuffisances digestives+++ et hépatopancréatiques+++
- Affirmation de soi, timidité, manque de concentration, apathie, mollesse, angoisses, fatigue, froideur, indifférence, manque d'entrain, déprime, dépression, désespoir
- Asthénie sexuelle+, baisse de libido, impuissance
- Douleurs dentaires+++, névralgies
- Rhumatismes++, fibromyalgie, tensions musculaires, sciatique, préparation à l'effort musculaire
- Peau grasse, acné
- Fringales, envies irrépressibles : tabac, sucreries...

Ses voies d'utilisation et ses posologies

VOIE ORALE

- 1 goutte, pas plus, sur un comprimé neutre à sucer 2 à 3 fois par jour : pas de doses élevées, risque de surexcitation.

VOIE CUTANÉE

- Pure très ponctuellement ou diluée en massages et pas sur une zone enflammée.

VOIE AÉRIENNE

- *Diffusion :* en petite quantité dans une synergie dynamisante. Par exemple, 2 gouttes + 8 gouttes d'ess. de citron, 10 minutes le matin et 10 minutes l'après-midi.

EN BAIN

- 3 gouttes + 12 gouttes d'autres HE diluées dans 1 cuillère à café de base pour bain à verser dans l'eau du bain.

EN CUISINE

- 1 à 2 gouttes pour un plat de viande ou de poisson.

Mes conseils d'utilisation

- *Fibromyalgie :* appliquer 2 gouttes + 2 gouttes d'HE d'eucalyptus citronné le matin sur la plante des pieds.
- *Douleurs dentaires :* appliquer 1 goutte sur la gencive ou la dent 2 fois par jour.
- *Huiles chauffantes et relaxantes, mal de dos, découragement :* appliquer 3 gouttes diluées dans 1 cuillère à café d'HV de calophylle en massages des omoplates, du dos, le long de la colonne vertébrale.
- *Huiles de massage pour sportifs :* appliquer 5 gouttes diluées dans 1 cuillère à dessert d'HV d'arnica avant et après une épreuve sportive.

Ses contre-indications et mises en garde

- Pas de pipérine dans cette HE, mais sa haute teneur en terpènes peut, en revanche, la rendre plus ou moins **dermocaustique** : la diluer suffisamment avant de l'appliquer, surtout en massage.
- Elle est déconseillée aux impulsifs, aux colériques, aux sanguins.
- Elle est contre-indiquée aux femmes enceintes ou allaitantes, aux bébés et aux enfants.

Associations suggérées

- *Toniques générales :* basilic exotique, bergamote, encens, ylang-ylang, essences d'agrumes.

PRUCHE

Pour les soins palliatifs
Puissante équilibrante nerveuse

Tsuga canadensis
Famille : Pinacées
Origine géographique : Canada

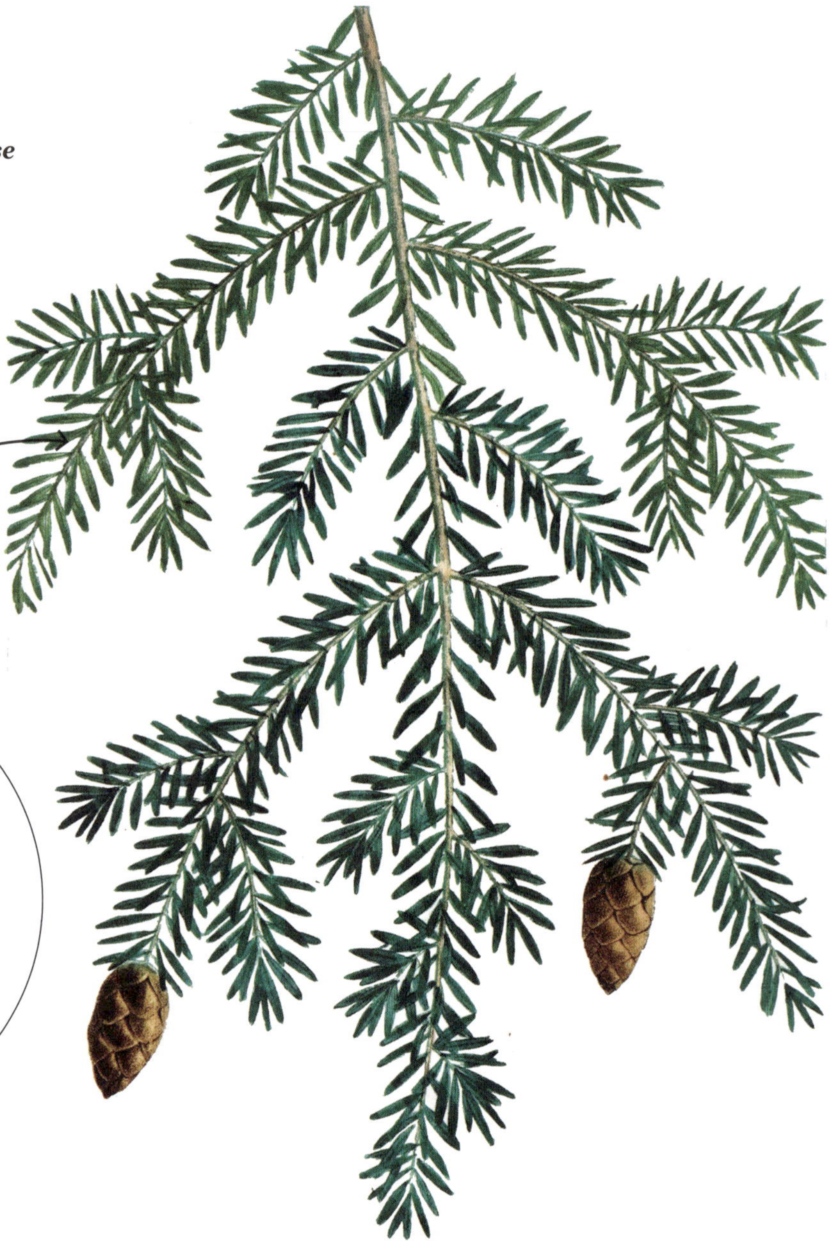

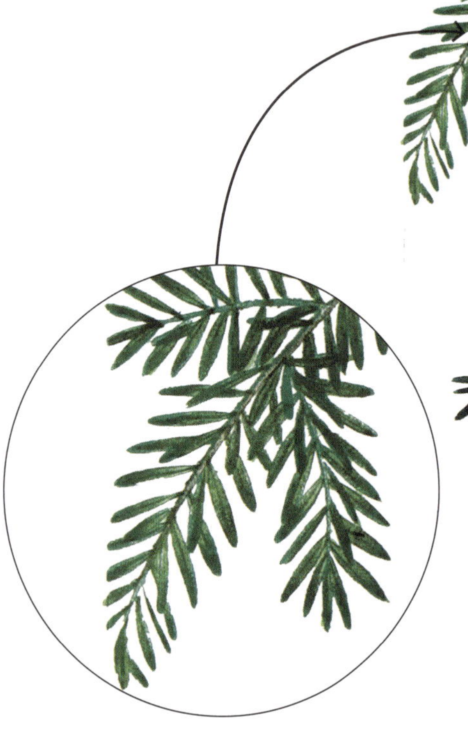

On extrait l'huile essentielle des aiguilles et rameaux feuillés

➔ Le végétal

« Pruche = sapin de Prusse », « Tsuga = mélèze » (japonais). Conifère décoratif du Canada, originaire d'Asie et d'Amérique du Nord. Se développe bien sur les sols humides et drainés, a besoin de beaucoup d'eau. De forme pyramidale, ses branches sont horizontales et irrégulièrement disposées. Écorce brune, écailleuse. Épines gris-blanc, molles, plates et émoussées. Cônes ovoïdes brun violacé, disposés sur de courtes tiges. Les chamanes utilisent son HE pour aider l'âme, l'esprit d'une personne décédée à quitter notre monde.

➲ L'HUILE ESSENTIELLE

• *Organe distillé :* aiguilles, rameaux feuillés.
• *Couleur :* incolore.
• *Odeur :* de conifère.

Sa composition biochimique

• Esters : acétate de bornyle 47 %
• Terpènes 40 % : pinènes, limonène, cadinène, camphène
• Alcools, sesquiterpènes, cétones

Ses propriétés

• Harmonisante nerveuse, relaxante et énergétisante, revitalisante, rééquilibrante émotionnelle, facilite le lâcher-prise et la disparition des angoisses, dissipe la peur à l'approche de la mort, donne de l'inspiration, de l'imagination
• Anti-infectieuse+, antiseptique, mucolytique+, expectorante, immunostimulante++, décongestionnante respiratoire
• Astringente, vasoconstrictrice+
• Détoxiquante
• Anti-inflammatoire

Ses indications

• Personnes en fin de vie (accompagnement), peur de la mort, angoisses, manque de concentration, angoisses de la feuille blanche aux examens, dépression, nervosité, préparation à la méditation, dépendances (drogues, tabac...)
• Asthme psychosomatique
• Couperose, hémorroïdes, varices
• Grippe

Ses voies d'utilisation et ses posologies

VOIE CUTANÉE

• 3 gouttes diluées dans 3 gouttes d'HV en application sur le plexus solaire, les veines des poignets 3 fois par 24 heures dans les troubles nerveux.

VOIE AÉRIENNE

• *Diffusion :* 10 gouttes pour 20 minutes de diffusion, 2 fois par jour.
• *Inhalation :* 6 gouttes pour traiter la grippe.

EN BAIN

• 10 gouttes diluées dans 1 cuillère à café de base pour bain à verser dans l'eau du bain. Y rester 20 minutes avant de se sécher sans se rincer.

Mes conseils d'utilisation

• *Dépression, angoisse :* appliquer 3 gouttes diluées dans une HV sur le plexus, 2 à 3 fois par jour.
• *Grippe :* inhalation – verser 6 gouttes dans un bol d'eau frémissante. Respirer les vapeurs pendant 7 à 10 minutes avant le coucher. Ne pas sortir dans les 2 heures qui suivent + diffusion : 10 gouttes 1 à 2 fois par jour en prévention, 10 gouttes toutes les 2 heures en traitement.

Ses contre-indications et mises en garde

• L'éviter chez les femmes enceintes ou allaitantes, chez les épileptiques, les jeunes enfants (cétone).
• Peut être allergisante : pratiquer au préalable le test du pli du coude (voir p. 259).
• Éviter de l'utiliser le soir au coucher, pourrait induire des rêves particuliers.

Associations suggérées

• *Huile de « passage » :* encens, myrrhe, rose de Damas.

RAVENSARE AROMATIQUE

Antispasmodique, relaxante

Ravensara aromatica = Agathophyllum aromatica
Famille : Lauracées
Origine géographique : Madagascar

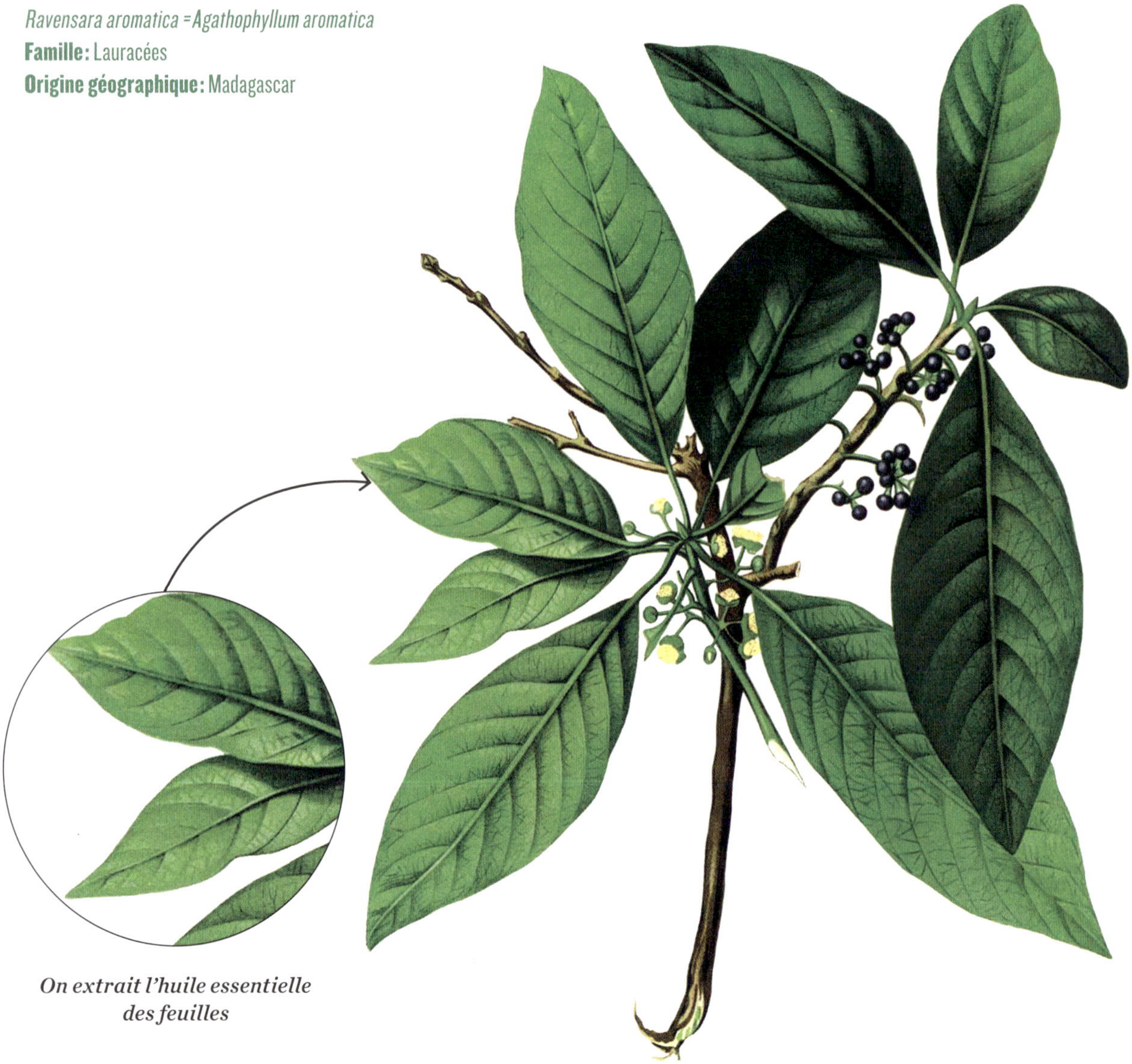

On extrait l'huile essentielle des feuilles

➔ Le végétal

Bel arbre de Madagascar, de 30 mètres de haut. Pousse à l'état sauvage dans les forêts tropicales. Écorce brun rouge, feuilles oblongues, rigides, vert foncé. Fleurs vertes. Fruits globuleux très aromatiques.

➔ L'huile essentielle

- *Organe distillé :* feuilles.
- *Couleur :* incolore.
- *Odeur :* boisée, épicée, légèrement anisée.
- A longtemps été confondue avec le ravintsara (*Cinnamomum camphora*).

Sa composition biochimique

• Monoterpènes : sabinène
• Monoterpénols 11 % : terpinéol
• Phénols méthyl éthers : méthyl eugénol, méthyl chavicol
• Oxydes : 1-8 cinéole < 4 %
• Aldéhydes, cétones, esters, éthers, sesquiterpènes, sesquiterpénols

Ses propriétés

• Anti-inflammatoire et antalgique articulaire, musculaire, vertébrale
• Rééquilibrante nerveuse, apaisante, calmante, anxiolytique
• Antiseptique+, bactéricide, désinfectante+, fongicide, virucide, expectorante, mucolytique
• Immunostimulante
• Stimulante générale

Ses indications

• Insomnies+, stress, angoisse, dépression, lâcher-prise
• Arthrite, arthrose, claquage, déchirure musculaire, douleurs articulaires, musculaires, myalgie, polyarthrite rhumatoïde, rhumatisme déformant
• Fatigue+
• Infections cutanées : acné, petites blessures
• Infection respiratoire : sinusite+, bronchite+, coqueluche+, mononucléose, grippe, rhino-pharyngite
• Infections virales : entérite virale, hépatite virale+, herpès+, zona, varicelle, rougeole

Ses voies d'utilisation et ses posologies

VOIE CUTANÉE

• Diluée à 20 % dans une HV en massages 2 fois par jour.

VOIE AÉRIENNE

• *Diffusion équilibrante psychique :* 10 gouttes pour une diffusion de 20 minutes 2 fois par jour.

EN BAIN

• 10 gouttes diluées dans 1 cuillère à café de base pour bain à verser dans l'eau du bain.

Mes conseils d'utilisation

• *Pour détendre :* diffuser 10 minutes en fin de journée avec 10 gouttes.
• *Massages antidouleurs :* appliquer 5 gouttes diluées dans 1 cuillère à café d'HV de noisette sur les zones douloureuses 2 à 3 fois par jour jusqu'à amélioration.

Ses contre-indications et mises en garde

• Pas de contre-indications majeures.

Mon avis

• Ne pas la confondre avec l'huile essentielle suivante, le ravintsara, incomparablement efficace contre les virus.

RAVINTSARA

La « bonne feuille » des Malgaches
Notre magnifique antivirale

Ravintsare aromatique à cinéole, faux camphrier de Madagascar
Cinnamomum camphora cineoliferum
Famille : Lauracées
Origine géographique :
Madagascar, Ta wan, Japon,
Chine, Île de La Réunion

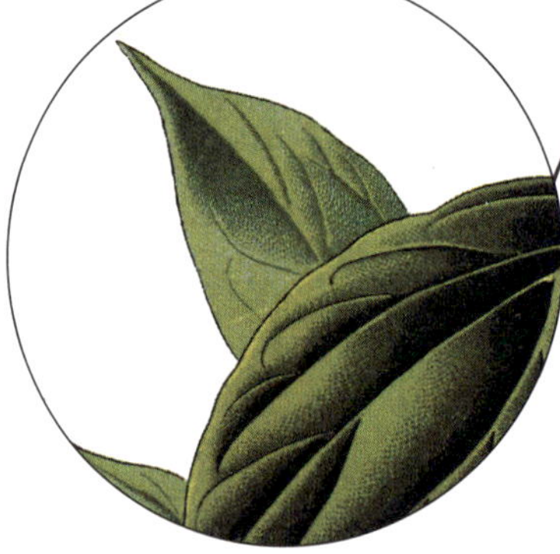

On extrait l'huile essentielle des feuilles

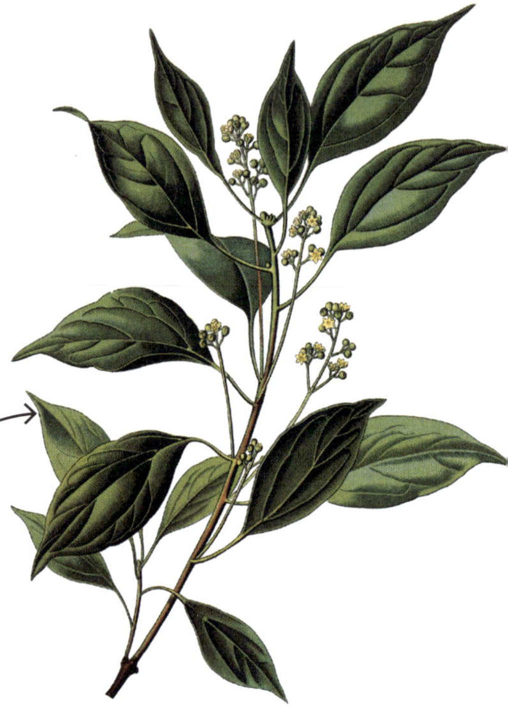

➔ Le végétal

Arbre touffu de 5 à 8 mètres de haut et jusqu'à 20 mètres. Pousse sur les hauts plateaux, dans les zones humides et ensoleillées des forêts tropicales d'Asie et de Madagascar. Écorce rougeâtre. Feuilles ovales, larges, persistantes, frêles, glabres, brillantes sur la face supérieure, fortement parfumées. Fleurs verdâtres à 3 pétales. Fruit : baie divisée en 6 quartiers contenant chacun 1 graine.

➔ L'huile essentielle

• *Organe distillé :* feuilles fraîches récoltées en saison sèche.
• *Couleur :* incolore à jaune très clair.
• *Odeur :* fraîche, douce, camphrée, évoquant celle de l'eucalyptus.

Sa composition biochimique

• Oxydes terpéniques 55 % : 1-8 cinéole
• Alcools terpéniques 13 % : terpinéol, linalol
• Terpènes 30 % : pinènes, sabinène, limonène
• Esters, phénols, phénol méthyl éthers, sesquiterpènes
• 0 camphre ! Attention, celle du Japon, en revanche, est fortement camphrée

Ses propriétés

• Antivirale exceptionnelle++++ : aucun virus ne lui résiste. Mucolytique = fluidifiante et expectorante+++ (1-8 cinéole + alcool), facilite la toux, freine l'écoulement nasal.
• Antiseptique+, antibactérienne+ : évite les surinfections consécutives à une pathologie virale
• Immunostimulante+++: stimule les surrénales
• Stimulante générale+, tonique physique et psychique+ : énergisante mais non excitante et stimulante intellectuelle
• Revigorante et en même temps très apaisante, prépare au sommeil
• Favorise le drainage lymphatique, s'oppose à la rétention d'eau et de graisses
• Stimulante cardio-respiratoire
• Cicatrisante
• Antalgique et antispasmodique, bonne décontractante musculaire

Ses indications

• Épidémies virales ORL+ : prévention et traitement, désinfection atmosphérique,

refroidissement, grippe saisonnière, grippe aviaire, rhume, rhinite, sinusite, angine, laryngite, rhino-pharyngite, toux grasse, bronchite+, coqueluche+, pneumonie
• Toutes affections virales : herpès+, zona++ même ophtalmique+, varicelle, mononucléose++, hépatites virales A et B, gastro-entérites
• Sévère immunodépression, infections successives et récurrentes, sida
• Fatigue nerveuse+, déprime+, épuisement nerveux, angoisses+, insomnies++, mauvaise qualité du sommeil due à un excès de fatigue
• Stase veineuse, congestion, jambes lourdes
• Fatigue physique, convalescence

Ses voies d'utilisation et ses posologies

VOIE ORALE

• *Adultes :* 2 gouttes 3 fois par jour pendant 7 jours.
• *Enfants :* 1 goutte 3 fois par jour pendant 7 jours.

VOIE CUTANÉE

• *Adultes :* 3 gouttes pures sur les bras, le thorax, le dos 3 fois par jour.
 – Diluée à 20 % dans une HV en massages, 3 fois par jour.
• *Enfants :* 2 gouttes diluées dans une HV 3 fois par jour.

VOIE AÉRIENNE

• *Diffusion atmosphérique :* 10 gouttes pures ou en synergie avec l'eucalyptus radié dans les maladies saisonnières hivernales pendant 30 minutes.
• *Fumigation ou inhalation si congestion respiratoire :* 6 gouttes dans un 1 bol d'eau chaude. Respirer les vapeurs pendant 7 à 10 minutes avant le coucher.
• *Mouchoir :* respirer 3 gouttes versées sur le mouchoir plusieurs fois par jour.

EN BAIN

• 10 gouttes diluées dans 1 cuillère à café de base pour bain à verser dans l'eau du bain.

VOIE RECTALE

• *Bébés :* 50 mg/suppositoire.
• *Enfants :* 75 mg/suppositoire.
• *Adultes :* 150 mg/suppositoire.

Mes conseils d'utilisation

• *Herpès labial :* appliquer 1 goutte pure ou diluée dans une HV sur la lésion 5 fois par jour.
• *Grippe :* 1 goutte + 1 goutte d'HE de thym à linalol sur un comprimé neutre à sucer 3 fois par jour pendant 5 jours + appliquer 2 gouttes sur le torse, le dos, derrière les oreilles 3 à 4 fois par jour.
• *Zona éruption :* appliquer 3 gouttes + 3 gouttes d'HE de niaouli diluées dans 20 gouttes d'HV délicatement sur les vésicules 3 fois par jour pendant 7 jours.
• *Stimulation immunitaire :* appliquer 2 gouttes sur le plexus solaire, les poignets, le thorax, la plante des pieds 3 fois par jour, 10 jours par mois d'hiver.

Ses contre-indications et mises en garde

• Pas de contre-indications majeures.

Mon avis

• Remarquablement bien tolérée, par toutes les voies d'administration et par tous, même les bébés : c'est l'HE des épidémies, des affections des voies respiratoires pour toute la famille.
• C'est l'antiviral de demain. Comme antiviral, il est bon de lui associer le laurier noble, et contre les infections ORL de l'hiver l'eucalyptus radié.
• Ne pas la confondre avec l'HE de *Ravensare aromatica*, totalement différente, aux propriétés différentes.

Associations suggérées

• *Antivirales et antibactériennes :* niaouli, arbre à thé, origans, thyms.

ROMARIN OFFICINAL À CAMPHRE

HE des crampes, du cœur, des muscles

Romarin à bornéone
Rosmarinus officinalis camphoriferum
Famille : Lamiacées
Origine géographique : Bassin méditerranéen : Corse, Midi de la France, Provence, Languedoc, Italie, Espagne, Maghreb

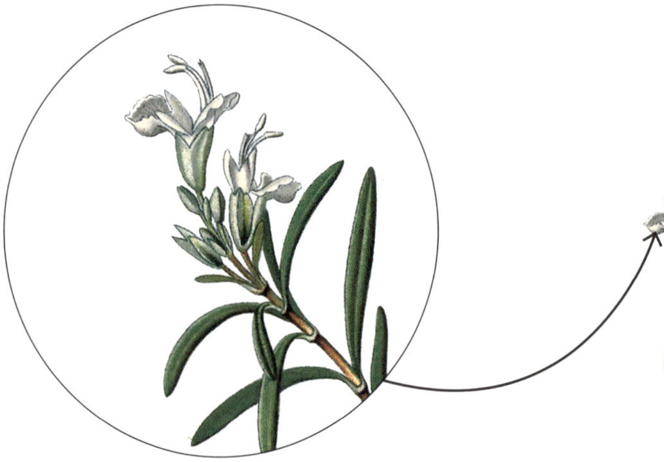

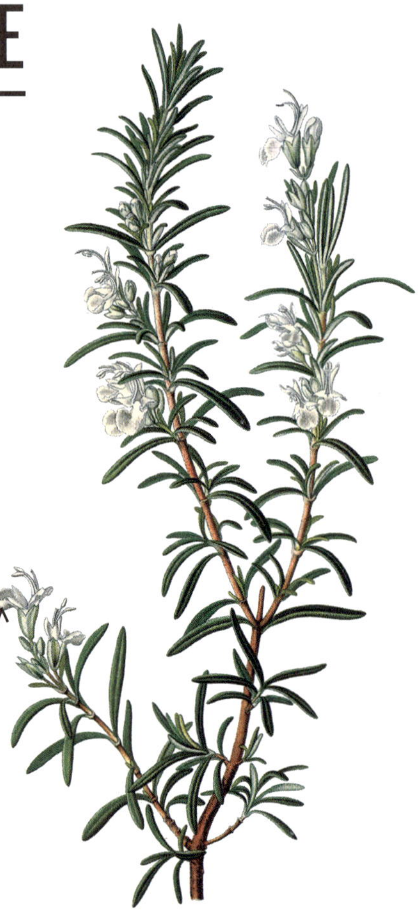

On extrait l'huile essentielle des sommités fleuries

Le végétal

Le romarin en général, qui peut atteindre 1,50 mètre de haut, pousse dans les maquis et garrigues ensoleillés du pourtour méditerranéen. Il fait partie des herbes de Provence. Tiges grisâtres se divisant en rameaux opposés. Feuilles coriaces, persistantes étroites, vertes dessus, gris argenté dessous, aux bords enroulés. Fleurs en épis, bleu-violet, à l'odeur de camphre très prononcée. Herbe aromatique utilisée depuis longtemps comme condiment dans la cuisine, et en infusion pour le foie. Le romarin symbolise l'amour, la joie, la créativité, la renaissance.

L'huile essentielle

• *Organe distillé :* sommités fleuries.
• *Couleur :* incolore.
• *Odeur :* fine, fraîche, épicée, camphrée, vivifiante.

Sa composition biochimique

• Monoterpènes 40 % : camphène pinènes
• Cétones : camphre 20 % et autres cétones, carvone, verbénone
• Oxyde terpénique : 1-8 cinéole 20 %
• Monoterpénols, sesquiterpènes, esters

Ses propriétés

• Action neuromusculaire en fonction des doses++++, tonique musculaire à faible dose, relaxante musculaire à doses plus élevées, décontracturante musculaire

- Mucolytique++
- Équilibrante hormonale : emménagogue++ non hormonale (règles), cortison-like : stimule la synthèse de cortisol par les corticosurrénales
- Décongestionnante hépatique, détoxicante hépatique, cholagogue++, cholérétique++, déstocke les graisses, tonique digestive
- Analgésique
- Très stimulante de l'appareil respiratoire, du système nerveux central, de l'appareil cardiovasculaire, action sur le psychisme, tonique nerveuse, stimule la mémoire
- Puissante décongestionnante veineuse, tonique circulatoire
- Cicatrisante
- Diurétique
- Antiparasitaire : répulsive des parasites et des insectes
- Cardiotonique+
- Tonique générale à doses faibles

Ses indications

- Douleurs et tensions musculaires, courbatures après un effort physique intense, contracture musculaire+++, tendinites, crampes+++, lumbago, myalgie++, élongation, douleurs articulaires, rhumatisme musculaire++, arthrite, arthrose, rhumatismes, préparation à l'épreuve sportive, blessures sportives
- Digestions lentes, cholécystite chronique+, cirrhose, congestion hépatique, hépatite, hypercholestérolémie, prévention des calculs biliaires et rénaux
- Hypotension cérébrale++, faiblesse cardiaque+++, insuffisance cardiovasculaire
- Retard de règles, règles insuffisantes++, douloureuses, aménorrhée++
- Rétention d'eau, cellulite, amas de graisses locaux
- Bronchite, sinusite, otite
- Organisme fatigué
- Jambes lourdes
- Acouphènes (bourdonnements d'oreille)
- Préparation d'examens, confrontations verbales à risque de joutes oratoires, permet de garder son calme, sûr de soi et de ses arguments, énoncés dans le plus grand calme : maîtrise de soi, force, persuasion, stress, épuisement
- Tous sevrages

Ses voies d'utilisation et ses posologies

VOIE CUTANÉE

- 4 gouttes diluées dans une HV à 20 % en massages pénétrants et localisés.

Mes conseils d'utilisation

- *Cellulite :* masser les zones atteintes avec 4 gouttes diluées dans 1 cuillère à café d'HV de calophylle matin et soir sur les cuisses, le ventre, la taille...
- *Crampes musculaires :* appliquer 6 gouttes diluées dans 3 gouttes d'HV d'arnica sur la zone contractée, masser en douceur.
- *Acouphènes :* appliquer 3 gouttes diluées dans 3 gouttes d'HV de calophylle sur le cou sous le lobe de l'oreille.
- *Congestion hépatique :* masser le côté droit du ventre avec 3 gouttes diluées dans 3 gouttes d'HV matin et soir pendant 10 jours.
- *Jambes lourdes :* masser les jambes, des chevilles jusqu'aux cuisses, avec 3 gouttes diluées dans 1 cuillère à café d'HV de calophylle, 2 fois par jour pendant 2 semaines.

Ses contre-indications et mises en garde

- Cette HE, riche en cétones neurotoxiques, est contre-indiquée aux femmes enceintes ou allaitantes, aux bébés, aux jeunes enfants, aux épileptiques et aux hypertendus.
- Légèrement dermocaustique.
- Toxique à doses élevées.

Associations suggérées

- *Décontractantes des muscles :* eucalyptus citronné, gaulthérie, katafray, genévrier.

ROMARIN OFFICINAL À CINÉOLE

La décongestionnante respiratoire
Stimulante générale et psychique

Rosmarinus officinalis cineoliferum
Famille : Lamiacées
Origine géographique : pourtour méditerranéen, Tunisie, Maroc

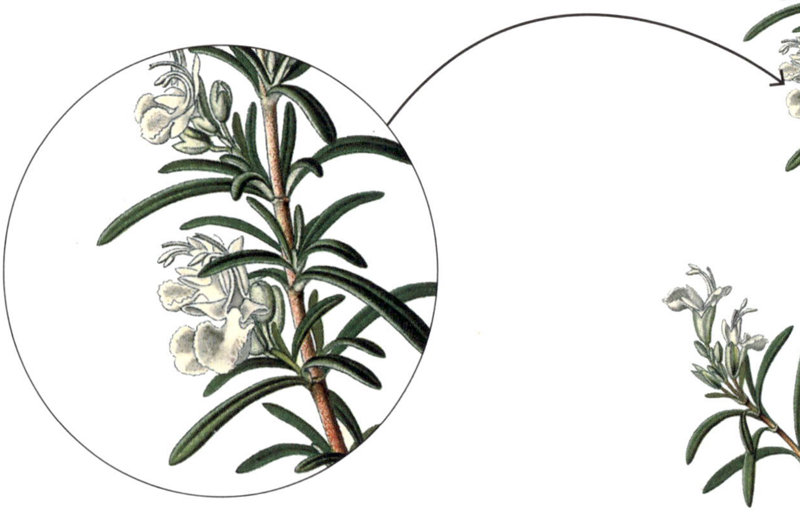

On extrait l'huile essentielle des sommités fleuries

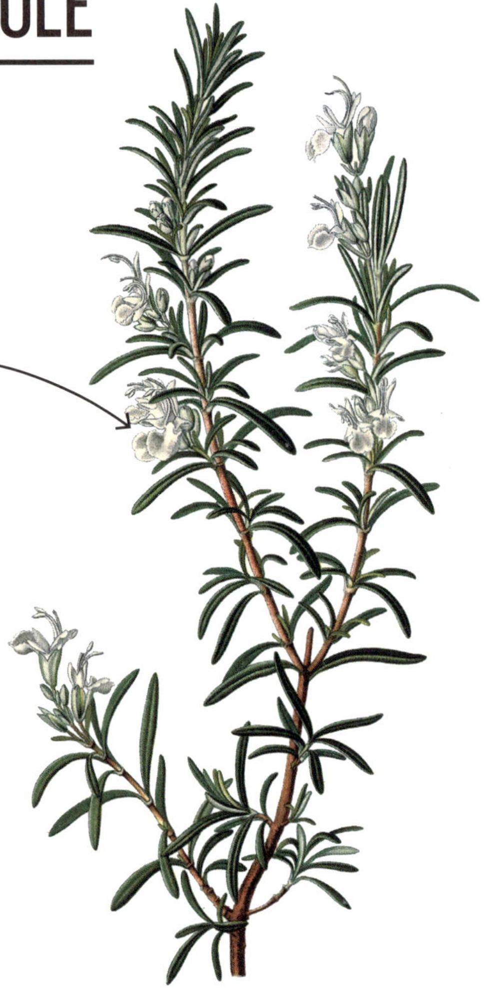

➲ Le végétal

Même aspect général que celui à camphre, originaire du bord méditerranéen. Arbrisseau à feuillage persistant, se contente de sols pauvres et secs, pourvu qu'il soit baigné de soleil. Feuilles étroites et allongées, vert foncé et grises, comme des aiguilles de conifères. Fleurs frêles, bleu clair. La plante tout entière exhale un parfum balsamique et camphré.

➲ L'huile essentielle

- *Organe distillé :* sommités fleuries.
- *Couleur :* incolore à jaune clair.
- *Odeur* fraîche d'eucalyptus, envahissante.
- Toutes les HE de romarin officinal contiennent du camphre, plus ou moins en fonction de leur pays d'origine. Celle-ci est celle qui en contient le moins.

Sa composition chimique

- Oxyde terpénique 45 % : 1-8 cinéole
- Terpènes 30 % : pinènes, camphène
- Cétones : camphre = bornéone < 10 %
- Esters, sesquiterpènes, terpénols

Ses propriétés

- Antiseptique puissante : bactéricide (staphylocoque doré, blanc)+++, colibacille urinaire++, streptocoque++
- Anti-infectieuse des voies respiratoires, assainit l'air ambiant, prévient la

propagation des maladies virales, tonifie les voies respiratoires et les poumons+++, fluidifiante des sécrétions, expectorante+++ mucolytique+
• Antivirale, antifongique : *C. albicans*+++
• Anti-inflammatoire+++
• Stimulante surrénalienne, tonique nerveuse+ et psychique : stimule les fonctions cognitives, concentration et mémoire
• Prévient les maladies neurodégénératives
• Stimulante générale : tonique circulatoire, tonique digestive et hépatique
• Tonique cutanée

Ses indications

• Toutes les infections respiratoires+++ (prévention, traitement, convalescence), asthme, grippe, refroidissement, bronchite aiguë et chronique+++, toux coquelucheuse puis grasse, catarrhe, rhume, sinusite+++, otite séreuse+++
• Candidose+
• Infections urinaires : cystite
• Insuffisance veineuse : varices, hémorroïdes
• Insuffisance hépatique fonctionnelle, entérocolite fermentaire, nausées de la grossesse
• Cheveux fatigués, chute
• Fatigue chronique physique, psychique+, surmenage, épuisement physique et psychique, convalescence, hypotension, prévention du vieillissement cérébral

Ses voies d'utilisation et ses posologies

VOIE ORALE

• *Adultes et ados :* 2 gouttes 3 fois par jour pendant 7 jours.

VOIE CUTANÉE

• *Adultes et ados :* 3 gouttes pures ou diluées dans une HV à 20 % pour massages, 3 fois par jour.

VOIE AÉRIENNE

• *Diffusion :* 10 gouttes environ pour une diffusion de 20 minutes.
• *Inhalation :* 6 gouttes dans un 1 bol d'eau chaude.
• *Mouchoir :* respirer 2 gouttes versées sur le mouchoir.

EN BAIN

• 15 gouttes diluées dans 1 cuillère à café de base pour bain à verser dans l'eau du bain.

Mes conseils d'utilisation

• *Toux grasse :* 2 gouttes sur un comprimé neutre à sucer 3 fois par jour pendant 7 jours.
• *Crise de foie, excès alimentaires :* 1 goutte + 1 goutte d'ess. de citron sur un comprimé neutre à sucer 3 fois par jour pendant 3 jours.
• *Hémorroïdes :* 1 goutte + 1 goutte d'HE de cyprès de Provence sur un comprimé neutre à sucer 3 fois par jour pendant 15 jours.
• *Poux, prévention :* appliquer 3 gouttes sur les cheveux, la nuque, derrière les oreilles.
• *Poux, traitement :* appliquer 3 gouttes + 3 gouttes d'HE de lavandin super sur la chevelure, la recouvrir d'un linge ou d'un bonnet de coton, conserver 1 heure ou, mieux, toute une nuit, puis shampooiner tous les jours pendant 3 jours.

Ses contre-indications et mises en garde

• Cette huile essentielle est contre-indiquée aux femmes enceintes ou allaitantes, aux bébés, aux jeunes enfants, aux hypertendus et aux épileptiques.

Associations suggérées

• *Affections respiratoires :* ravintsara, eucalyptus radié, thym à linalol.

ROMARIN OFFICINAL À VERBÉNONE

La force tranquille
Le grand remède du foie

Romarin ABV (=acétate de bornyle et verbénone), encensier

Rosmarinus officinalis verbenoniferum

Famille: Lamiacées

Origine géographique: bassin méditerranéen: France, Corse

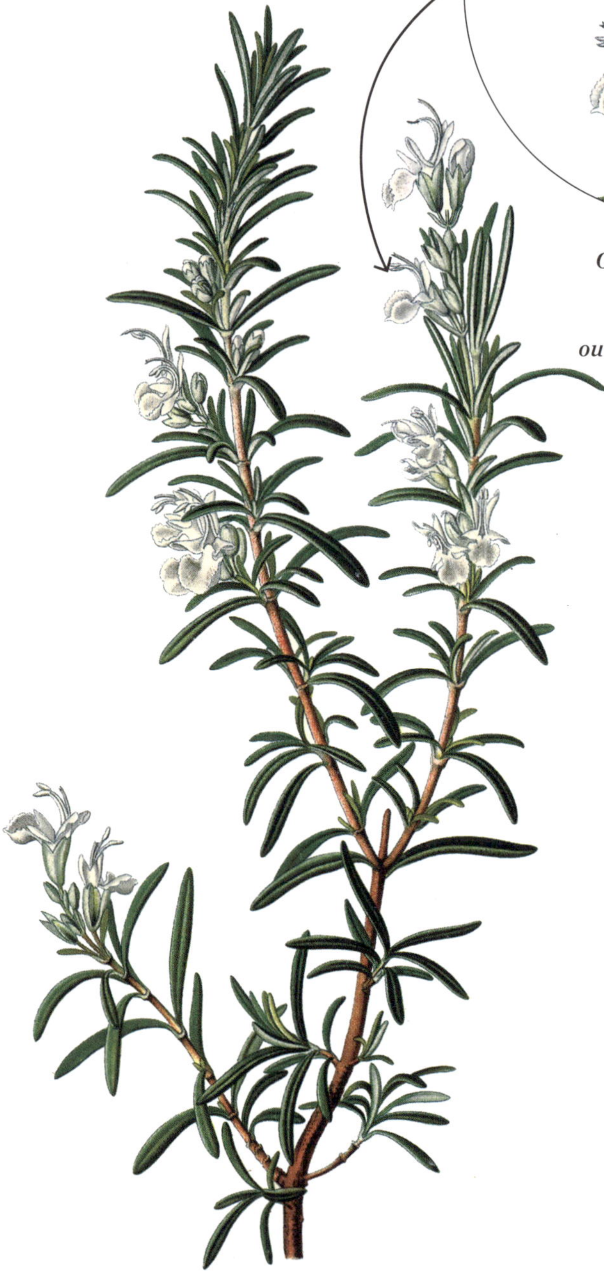

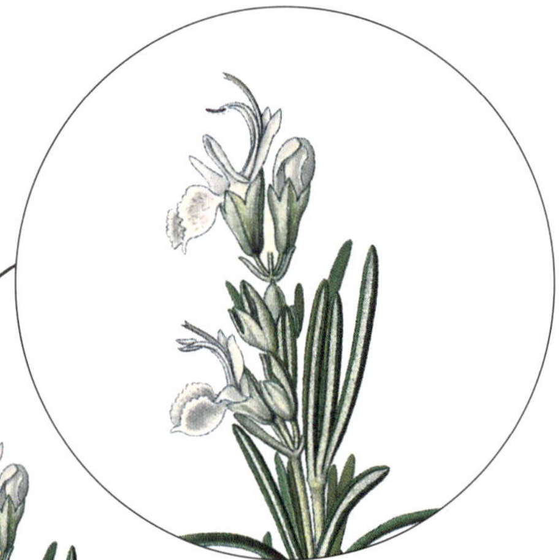

On extrait l'huile essentielle des rameaux ou sommités fleuries

➔ Le végétal

Même aspect que les deux précédents romarins. Arbrisseau aux feuilles en forme d'aiguilles vert foncé d'un côté et gris argenté de l'autre et aux fleurs bleues. Parfum chaud et généreux. Cueillette sauvage, production en quantité limitée. Les romarins sont le symbole de l'amour, de la fidélité, du caractère éphémère de l'existence.

➔ L'huile essentielle

• *Organe distillé :* rameaux frais ou sommités fleuries fraîches.
• *Couleur :* incolore à jaune clair.
• *Odeur :* fraîche, épicée, légèrement camphrée.

Sa composition biochimique

• Terpènes 45 % : pinène, terpinène, terpinolène
• Cétones 10 à 20 % : verbénone, camphre
• Oxydes : 1-8 cinéole (traces à 20 %)
• Alcools 10 %
• Esters : acétate de bornyle 15 %
• Sesquiterpènes

Ses propriétés

• Mucolytique+++, décongestionne les poumons+++, antivirale, bactéricide, anticatarrhale, expectorante
• Stimulante et draineuse hépatobiliaire+++, cholagogue et cholérétique+, eupeptique (= tonique hépatique, biliaire), détoxicante et décongestionnante hépatique, régénératrice de la cellule hépatique, antispasmodique+ de la vésicule biliaire, stimule le transit intestinal et par voie de conséquence embellit l'humeur et gomme les effets du foie fatigué, lipolytique+
• Rééquilibrante endocrinienne, régulatrice hypophyso-ovarienne, hypophyso-testiculaire et cortison-like : effet stimulant général, tonique psychique remarquable, elle exerce un impact psychologique libérateur
• Rééquilibrante nerveuse+++ : action très intéressante sur le psychisme, antidépressive, revigorante
• Stimule la mémoire et la concentration
• Permet de rester calme et sûr de soi face à un « adversaire », calme les pulsions et les réactions instinctives et parfois brutales regrettables, permet des conversations zen+++
• Dénoue les plexus sacré, pelvien, solaire et en conséquence les problèmes digestifs et sexuels reliés
• Régule le rythme cardiaque
• Régule la sécrétion de sébum

Ses indications

• Préparation d'examen
• Angoisses, fatigue psychique, fatigue nerveuse+, mentale, dépression nerveuse+, dépression du post-partum
• Tous sevrages, toutes addictions
• Situations conflictuelles avec risque de confrontation verbale agressive
• Insuffisances hépatique et biliaire, congestion hépatique, foie surmené, cirrhose, cholécystite, hépatites toxiques, médicamenteuses, virales+++, entérocolite virale+++ ou colibacillaire+, fatigue due aux surcharges alimentaires, ictère (= jaunisse), migraines
• Infections respiratoires : sinusite+, bronchite++, congestions pulmonaires chroniques, catarrhe
• Asthme : traitement de fond
• Infections gynécologiques : bartholinite+, leucorrhée, vaginite leucorrhéique+
• Troubles du rythme cardiaque : arythmie+, tachycardie+
• Sexualité déficiente
• Séborrhée excessive, peau grasse, acné juvénile sur le corps : épaules, poitrine, fesses, cheveux gras

Ses voies d'utilisation et ses posologies

VOIE ORALE

• *Adultes et ados :* 1 goutte 3 fois par jour pendant 7 jours.

VOIE CUTANÉE

• *Adultes et ados :* 2 gouttes pures sur le plexus 3 fois par jour.
 – Diluée dans une HV à 50 % pour applications locales sur compresses, 3 fois par jour.

VOIE AÉRIENNE

• *Diffusion :* 2 gouttes dans une synergie de 10 gouttes en tout.
• *Flacon :* 3 à 4 inspirations profondes au flacon ouvert pour gérer les situations psychologiques conflictuelles.

EN CUISINE

• Tous les romarins servent en cuisine à parfumer les plats, à conserver les aliments.

Mes conseils d'utilisation

• *Drainage hépatique saisonnier :* 1 goutte dans 1 cuillère à café d'huile d'olive à absorber 2 fois par jour pendant 7 jours + appliquer 2 gouttes diluées dans 2 gouttes d'HV en compresses sur l'abdomen.
• *Hypertension :* absorber 1 goutte 3 fois par jour pendant 10 jours.
• *Hypotension :* absorber 2 gouttes 4 fois par jour pendant 2 à 3 jours.
• *Constipation :* 1 goutte + 1 goutte d'HE de giroflier sur un comprimé neutre à sucer 3 fois par jour pendant 7 jours + appliquer 2 gouttes diluées dans 2 gouttes d'HV en massages du ventre dans le sens des aiguilles d'une montre.
• *Suites de traitements médicamenteux :* 1 goutte + 1 goutte d'HE de baies de genévrier sur un comprimé neutre à sucer 3 fois par jour pendant 7 jours.
• *Rendez-vous stressant, à risque de tension :* respirer au flacon ou poser 2 gouttes sur les poignets et les respirer profondément juste avant l'entretien.

Ses contre-indications et mises en garde

• Cette HE est potentiellement **neurotoxique** et **abortive** : elle est donc contre-indiquée aux femmes enceintes ou allaitantes, aux bébés, aux jeunes enfants, aux épileptiques, aux personnes ayant des antécédents de cancer hormono-dépendant.
• À faible dose, les HE de romarin peuvent empêcher des manifestations épileptiques, à plus fortes doses elles sont contre-indiquées dans ce cas.
• Traitements courts surtout par voie orale : à utiliser à doses modérées.

Associations suggérées

• *Psy :* laurier noble, camomille romaine, angélique racine.

ROSE DE DAMAS

La plus belle des huiles essentielles

Rosa damascena var trigentipetala
Famille : Rosacées
Origine géographique : France, Asie centrale, Moyen-Orient, Russie, Inde, Chine, Maroc, Turquie, Bulgarie

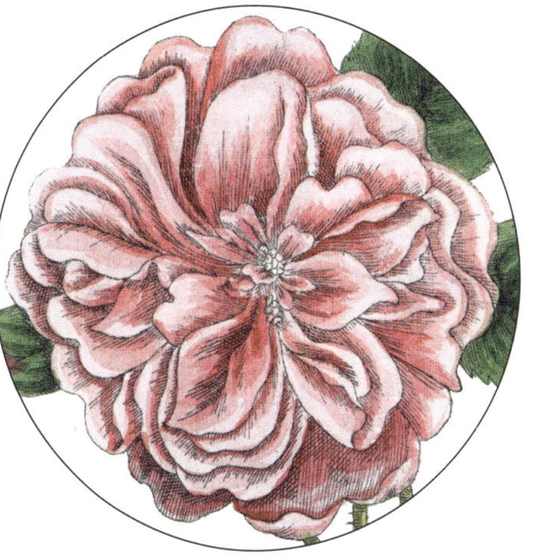

On extrait l'huile essentielle des pétales

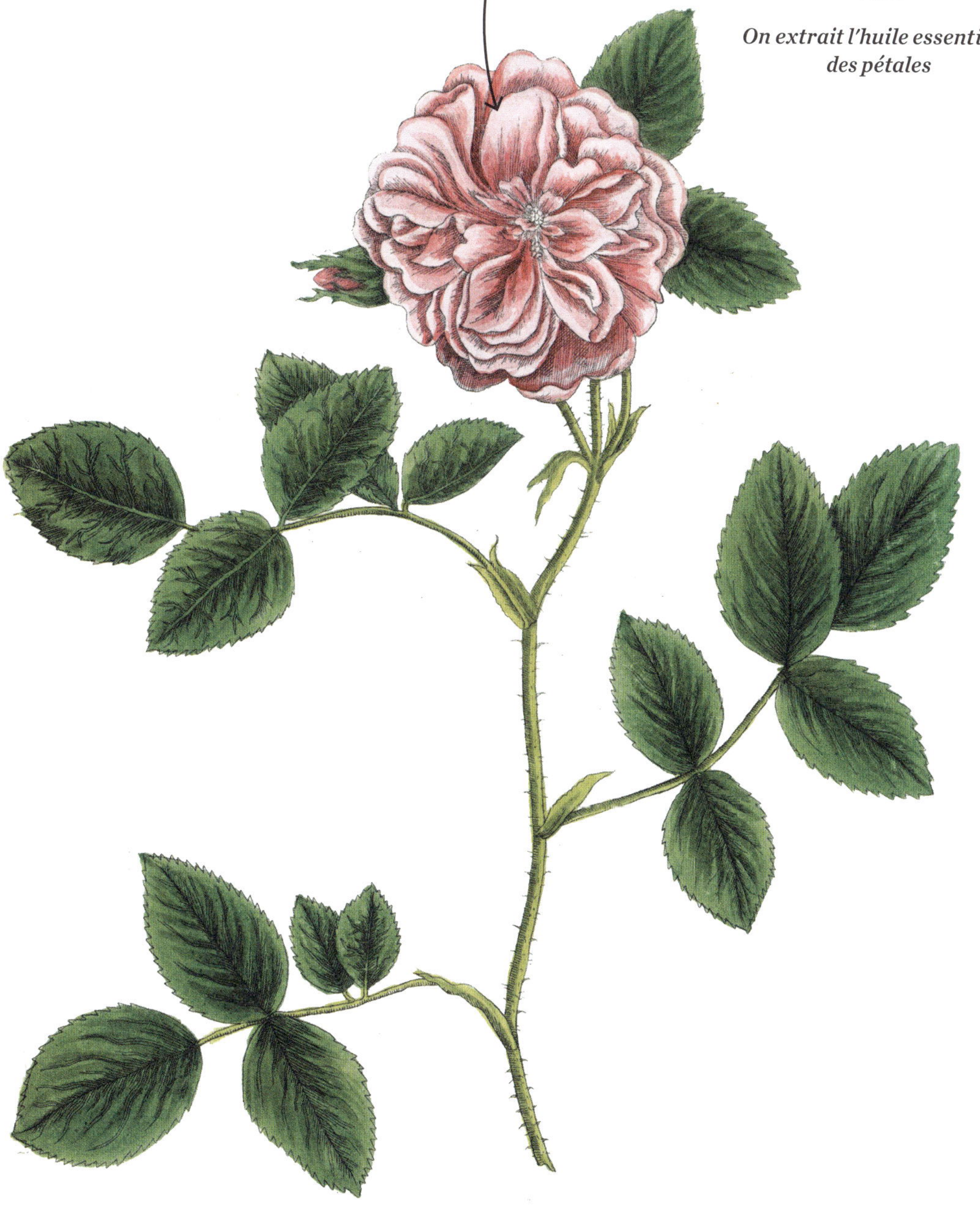

➔ Le végétal

Arbuste à fleurs doubles, roses, qui pousse sur les sols sablonneux et pierreux, protégés par des massifs montagneux. Les fleurs sont cueillies une par une, à la main, dès l'aube, avant que l'essence ne se volatilise. Elle fleurit en mai et juin sous nos cieux. De tout temps, la rose de Damas, la préférée de toutes les variétés, a été vénérée des populations, des poètes, des photographes, des parfumeurs, des médecins et aromathérapeutes. L'eau de rose fut tour à tour conseillée pour traiter la tuberculose pulmonaire, les maux de gorge, les migraines, la conjonctivite. Avicenne, le grand médecin persan du Xe siècle, fut, dit-on le premier à distiller la rose de Damas. La rose symbolise la beauté, l'harmonie, la perfection.

➔ L'huile essentielle

- *Organe distillé :* pétales.
- *Couleur :* translucide.
- *Odeur :* suave, capiteuse, florale, chaude, subtile, envoûtante, émouvante.
- Très onctueuse à l'état liquide, mais elle peut se présenter à l'état cristallisé dès que la température baisse un peu. C'est un vrai signe de qualité.
- Son prix très élevé est dû à son rendement très faible : il faut 4 tonnes de pétales pour obtenir 1 kg d'HE !
- En fin de distillation, l'essencier recueillera l'eau de rose, porteuse de quelques molécules aromatiques, tellement employée en soins cosmétiques et, surnageant, l'HE merveilleuse. C'est une HE des plus agréables, des plus précieuses, rare et chère. Elle mérite d'être utilisée seule, comme la reine qu'elle est. L'HE de rose est avec celle de néroli l'une des plus complexes sur le plan de sa composition : pas moins de 400 molécules différentes.

Sa composition biochimique

- Monoterpénols 70 % : citronellol, géraniol, nérol, linalol
- Sesquiterpénols, esters, éthers, phénols, composés azotés, hydrocarbures
- Cétones (traces), oxydes
- Alcool aromatique : phényl-éthylique 2 à 3 % s'il s'agit de l'« absolue »

Ses propriétés

- Puissante activité psychique et neuroendocrinienne. Sa merveilleuse fragrance est source d'harmonie, d'équilibre psychoémotionnel, de paix intérieure : anxiolytique+, calmante+, réconfortante, très apaisante
- Tonique générale : neurotonique+++, antidépressive, ouvre le cœur, favorise les sentiments d'amour et de compassion pour soi, ses proches, les autres, l'amour universel
- Apaise la souffrance psychologique, la colère, la jalousie, le ressentiment, atténue les traumatismes du passé, les chagrins d'amour
- Favorise la féminité, épanouissante, utile dans toutes les phases charnières de la vie d'une femme
- Aphrodisiaque, pousse à l'acte sexuel et favorise le sentiment amoureux, réveille la libido, fait tomber les résistances et s'épancher les cœurs
- Cicatrisante, vulnéraire, tonique, astringente cutanée+, régénératrice cutanée puissante+, antirides+, convient à tous les types de peau, à tous les âges
- Anti-infectieuse, antibactérienne, antivirale, antifongique, anti-inflammatoire, antispasmodique
- Stimulante veineuse et lymphatique

Ses indications

- Pour le plaisir
- Frigidité féminine++, impuissance masculine++, asthénie sexuelle++

• Pour rééquilibrer tout déséquilibre hormonal, syndrome prémenstruel, préparation à l'accouchement, toute période charnière de la vie de la femme : règles (apparition, troubles), fertilité, maternité, naissance, baby bues, ménopause, retraite, solitude, mélancolie+
• Rencontres amoureuses, chagrin d'amour+, peines de cœur, déception, séparation, divorce, choc émotionnel, deuil+, blessure de l'âme+, blocage affectif ou psy, ressentiment, manque de confiance en soi, en la vie
• Surmenage nerveux+, stress+, abattement+, angoisse+, dépression+, obsessions, phobies, troubles comportementaux : anorexie mentale, boulimie, toxicomanie
• Soins palliatifs : fin de vie, pour aider un proche à « passer » (+ nard, encens, myrrhe)
• Massages des bébés pour leur bien-être, contre les troubles du sommeil
• Peaux atones, rides+, couperose+, dermatose+, eczéma lié aux émotions, plaie, inflammations cutanées, soins de beauté : crèmes pour le visage, huiles pour le corps
• Douleurs cardiaques d'origine psychique+
• ORL : asthme et surinfection, bronchite aiguë et chronique+++, tuberculose
• Soins buccaux : aphte, gingivite+

Ses voies d'utilisation et ses posologies

VOIE ORALE

Sauf l'absolue qui ne s'ingère pas.
• 1 goutte sur du miel, du sucre, un comprimé neutre à sucer, dans un yaourt, un dessert.

VOIE CUTANÉE

• 2 gouttes pures sur le plexus nerveux.
• Diluée à 20 % dans une HV pour un massage du ventre.

VOIE AÉRIENNE

• *Flacon :* 3 à 4 inspirations profondes au flacon ouvert.

Mes conseils d'utilisation

• *Manque de confiance en vous Madame ?* Respirez-la au flacon profondément et appliquez-en 2 gouttes sur le plexus solaire 3 fois par jour pendant quelques jours.
• *Conjonctivite :* bains d'yeux avec de l'**hydrolat** de rose.
• *Couperose, rides, peaux fatiguées, teint terne :* appliquer après la toilette matin et soir 1 goutte diluée dans une dizaine de gouttes d'HV de rose musquée (faite à partir des graines du fruit de l'églantier) directement sur la peau, masser longuement pour bien faire pénétrer ou ajouter 1 goutte d'HE à la dose de crème de jour et de nuit.
• *Pour aider une personne en fin de vie, pour affronter un deuil :* masser les mains avec 1 goutte pure + diffuser la rose et le nard.

Ses contre-indications et mises en garde

• Pas de contre-indications majeures.

Mon avis

• Elle se suffit à elle-même : le plus souvent, éviter les associations.
• Elle se bonifie en vieillissant : son parfum s'alourdit, devient plus profond.
• L'absolue de rose de Damas, qui s'obtient par extraction de la concrète par l'éthanol, contient en majorité de l'alcool aromatique phényléthylique (70 %). Elle sent encore meilleur, elle convient particulièrement à la parfumerie et peut parfaitement être reniflée et appliquée sur la peau, mais ne doit pas s'avaler.

SANTAL BLANC

Le lien de confiance
Décongestionnantes des veines et de la lymphe ou paix de l'âme et rayonnement

Bois de santal
Santalum album
Famille : Santalacées
Origine géographique : Asie du Sud-Est, Chine, Inde, Ceylan, Indonésie, Australie

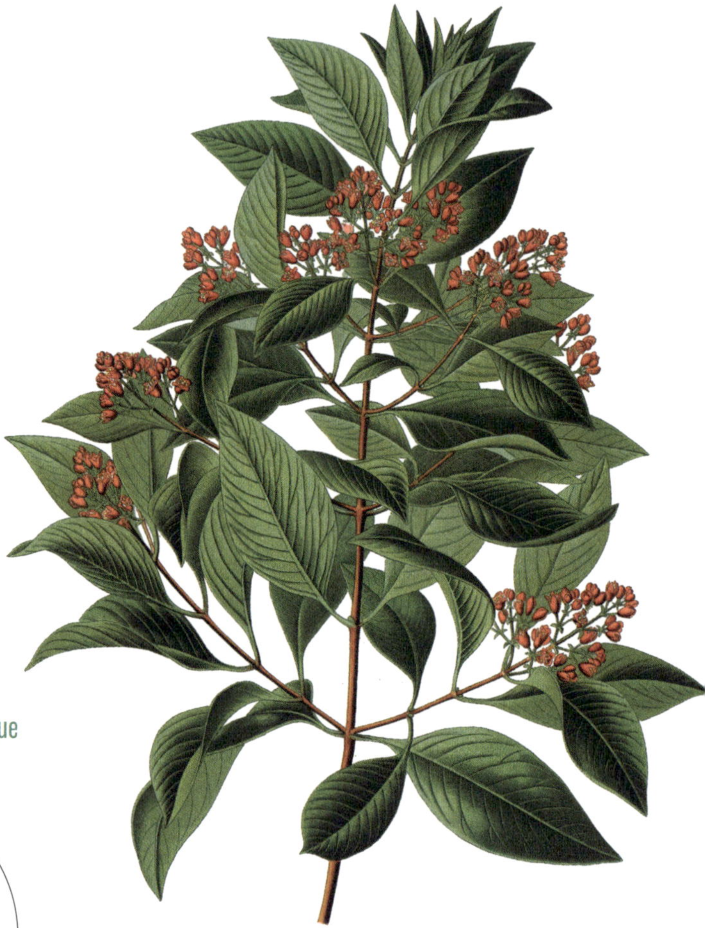

SANTAL JAUNE

Santal de Nouvelle-Calédonie, santal sauvage, santal du Pacifique
Santalum austrocaledonicum
Famille : Santalacées
Origine géographique : Nouvelle-Calédonie, Australie, Asie

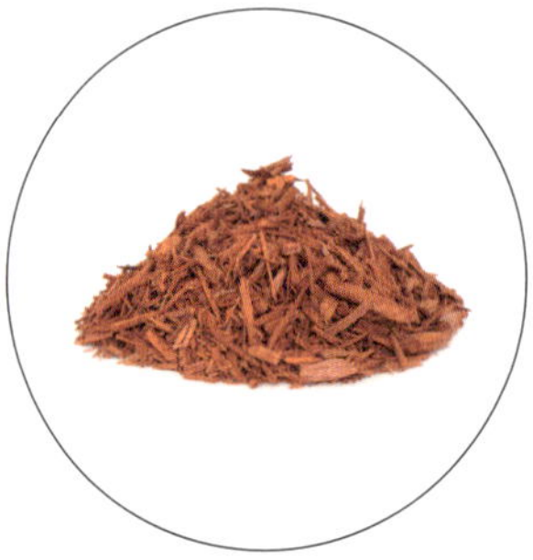

On extrait l'huile essentielle du bois

➔ Le végétal

Petit arbre tropical, parasite d'autres végétaux, qui vit en captant la sève des plantes voisines. Écorce brun rouge, feuillage persistant, touffu, vert clair, brillant. Fleurs jaunâtres, abondantes au printemps et en automne. Fruits semblables à de petites prunes. Seuls le bois et les racines sécrètent les arômes. Lesquels permettent d'élever l'esprit, de méditer : les Hindous s'en servaient pour soigner les troubles mentaux et l'instabilité émotionnelle et continuent à s'en badigeonner le front au niveau du 3ᵉ œil. En Asie on brûle le santal comme l'encens dans les temples. Dans nos contrées, on s'en est beaucoup servi comme antibactérien avant l'avènement des antibiotiques. Santal blanc et santal jaune très voisins sont très utilisés en parfumerie et de plus en plus couramment en aromathérapie.

➔ Les huiles essentielles

- *Organe distillé :* copeaux du bois de cœur d'arbres âgés de plus de 30 ans.
- *Couleur :* incolore à jaune clair.
- *Odeur :* forte, boisée, balsamique, épicée, sucrée, très « orientale ».

Leur composition biochimique

- Sesquiterpénols 90 % : santalols
- Sesquiterpènes, sesquiterpénals, cétones sesquiterpéniques

Leurs propriétés

• Endocrinomodulantes : les santalols agissent directement sur l'hypophyse qui commande les glandes endocrines, d'où un effet régulateur sur les glandes sexuelles et sur les hormones de stress. Action phéromonale du parfum : imite l'odeur des parties génitales des deux sexes et de la transpiration des aisselles de l'homme, aphrodisiaques
• Puissantes décongestionnantes et régénératrices lymphatiques et veineuses+++, phlébotoniques, décongestionnantes du petit bassin+
• Antiseptiques respiratoires, antibactériennes pulmonaires, intestinales, urogénitales et cutanées, action antiseptique sur les gencives, sur la muqueuse génitale
• Très dermophiles, raffermissent la peau, régénératrices cutanées+ : antirides
• Anti-inflammatoires+, antifongiques
• Sédatives, calmantes nerveuses, anxiolytiques, apaisent les émotions, rééquilibrantes, luttent contre l'irritabilité, euphorisantes, recentrent le psychisme, aident à se redresser, propices à la méditation
• Cardiotoniques++

Leurs indications

• Jambes lourdes, stases veineuses, couperose+, hémorroïdes+, varice, ulcère variqueux+, lymphœdème
• Soins cutanés et affections dermatologiques : rides+, dermatite irritative+, certains eczémas+, prurit, psoriasis+
• Congestion du petit bassin, prostatite, fausses cystites
• Syndrome prémenstruel, dysménorrhée, ménopause
• Infections respiratoires, urogénitales, intestinales, buccales (gingivite)
• Stress, surmenage, hypersensibilité, abattement, troubles du sommeil, hyperactivité, sautes d'humeur, méditation, inappétence sexuelle, blocages sexuels, baisse de la libido
• Fatigue cardiaque++
• Névralgies, céphalées, sciatique, lumbago

Leurs voies d'utilisation et leurs posologies

VOIE ORALE

• 1 goutte 3 fois par jour pendant 7 jours.

VOIE CUTANÉE

• 2 gouttes pures sur les plexus 3 fois par jour.
• Diluée à 20 % dans une HV pour massages 3 fois par jour.

VOIE AÉRIENNE

• *Au flacon :* pour le plaisir et pour apporter la paix intérieure.

VOIE RECTALE

• *Adultes :* 150 mg/suppositoire.

Mes conseils d'utilisation

• *Cystites :* 1 goutte sur 1 comprimé neutre à sucer 3 fois par jour pendant 5 jours + appliquer 3 gouttes diluées dans 5 gouttes d'HV de calophylle en massages du bas-ventre.
• *Bain déstressant :* verser 5 gouttes + 5 gouttes d'ess. d'orange douce + 5 gouttes d'HE de lavande officinale diluées dans 1 cuillère à café de base pour bain dans l'eau du bain. Y rester 20 minutes avant de se sécher sans se rincer.
• *Gel antirides pour Monsieur :* ajouter 1 goutte à chaque dose de gel après-rasage.

Leurs contre-indications et mises en garde

• Action comparable à celle des neuroleptiques, sans les inconvénients.
• Prudence si cancer hormono-dépendant (sesquiterpénols).

SAPIN BAUMIER

Antiseptique des voies respiratoires

Baume du Canada

Abies balsamea

Famille : Abiétacées

Origine géographique : Canada (Québec)

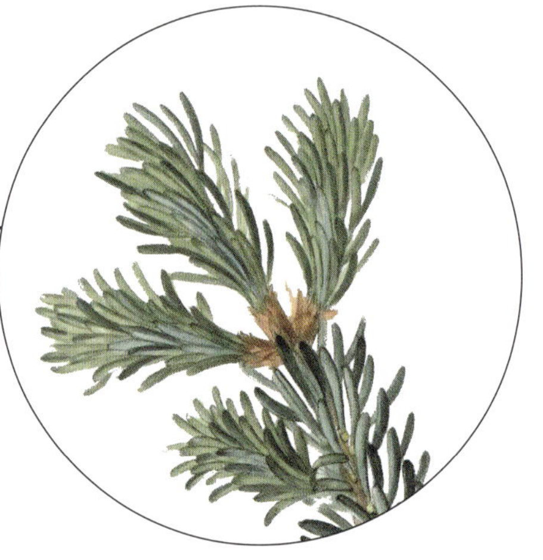

On extrait l'huile essentielle des aiguilles

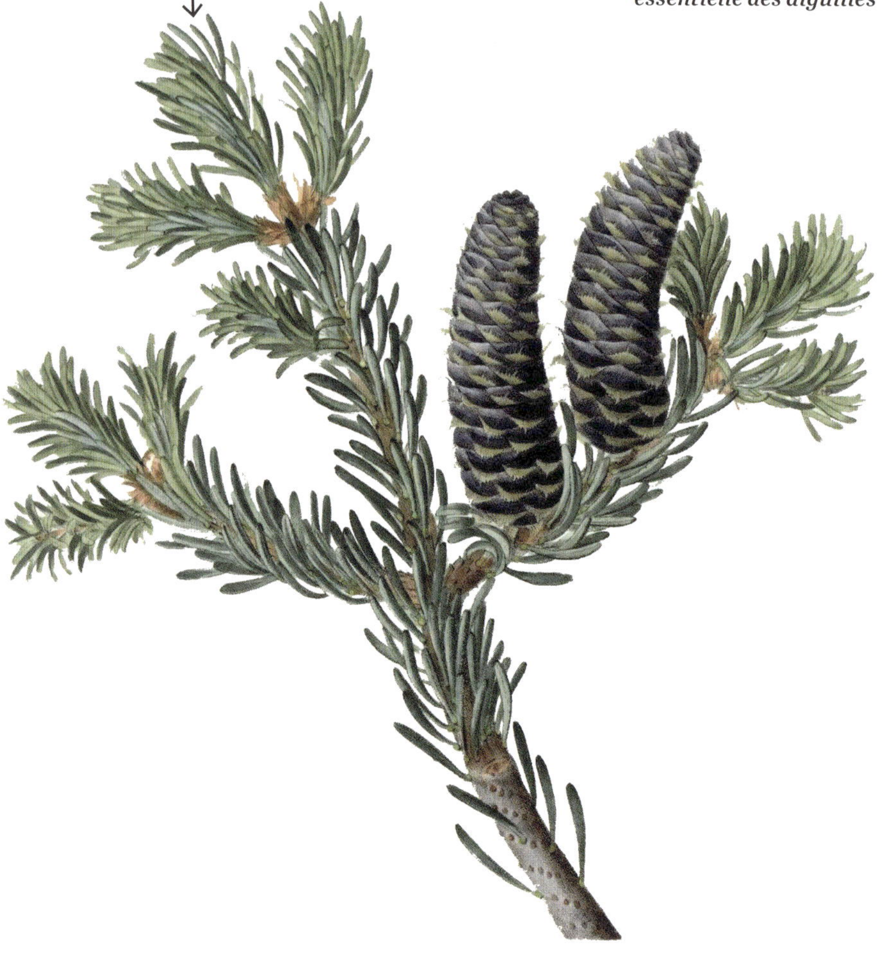

➲ Le végétal

Conifère typiquement canadien, aime un climat froid et un sol constamment humide. C'est le plus costaud des résineux. Tous ses organes servent : la résine qui exsude du tronc (gomme, baume du Canada), les bourgeons (infusions, bonbons), les aiguilles (HE).

➲ L'huile essentielle

• *Organe distillé :* aiguilles.
• *Couleur :* jaune pâle.
• *Odeur :* fraîche, balsamique, résineuse (elle sent si bon l'odeur des grands-parents suçant les bonbons des Vosges pour calmer leur toux).
• *Saveur :* bonbons au sapin.

Sa composition biochimique

• Terpènes jusqu'à 90 % : pinène, sabinène, limonène, carène
• Esters terpéniques : acétate de bornyle
• Cétones : un peu

Ses propriétés

• Antiseptique aérienne++, des voies respiratoires++, fluidifiante et expectorante, décongestionnante des voies respiratoires
• Anti-inflammatoire, antiarthrosique+
• Stimulante surrénalienne++ : tonique physique
• Tonique nerveuse, positivante, elle libère des émotions toxiques, enracine, aide à lâcher prise

Ses indications

• Affections catarrhales, rhume, nez qui coule, rhinite++, bronchite++, sinusite+, épidémies de grippe
• Arthrose+, rhumatismes
• Fatigue physique++, fatigue nerveuse, manque de concentration

Ses voies d'utilisation et ses posologies

VOIE ORALE

• Très limitée.

VOIE CUTANÉE

• 2 gouttes pures sur les reins.
• Diluée dans une HV à 20 % en massages.

VOIE AÉRIENNE

• *Diffusion :* 10 gouttes pendant 10 minutes.
• *Flacon :* 3 à 4 inspirations profondes au flacon ouvert.
• *Mouchoir :* respirer 2 gouttes versées sur le mouchoir.

EN BAIN

• 5 gouttes + 5 gouttes d'HE de ravintsara diluées dans 1 cuillère à café de base pour bain à verser dans l'eau du bain.

Mes conseils d'utilisation

• *Pour bloquer un rhume en formation :* respirer sur le mouchoir 2 gouttes toutes les heures + appliquer 2 gouttes diluées dans 8 gouttes d'HV sur le torse.
• *Pour assainir l'air en périodes d'épidémies de grippe ou de rhume :* diffuser 10 gouttes pendant 10 minutes, 3 fois par jour.
• *Douleurs articulaires :* verser 15 gouttes diluées dans 1 cuillère à café de base pour bain dans la baignoire remplie d'eau chaude. Y rester 20 minutes avant de se sécher sans se rincer + appliquer 5 gouttes diluées dans 1 cuillère à café d'HV d'arnica en massages.
• *Pour stimuler les surrénales si fatigue :* appliquer 2 gouttes pures sur les reins.

Ses contre-indications et mises en garde

• Cette huile essentielle est contre-indiquée aux femmes enceintes ou allaitantes, aux bébés et aux très jeunes enfants.

SAPIN DE SIBÉRIE

Puissante antiseptique
Assainissante atmosphérique

Pin de Sibérie

Abies sibirica

Famille : Abiétacées = Pinacées

Origine géographique : Sibérie, Russie, Balkans

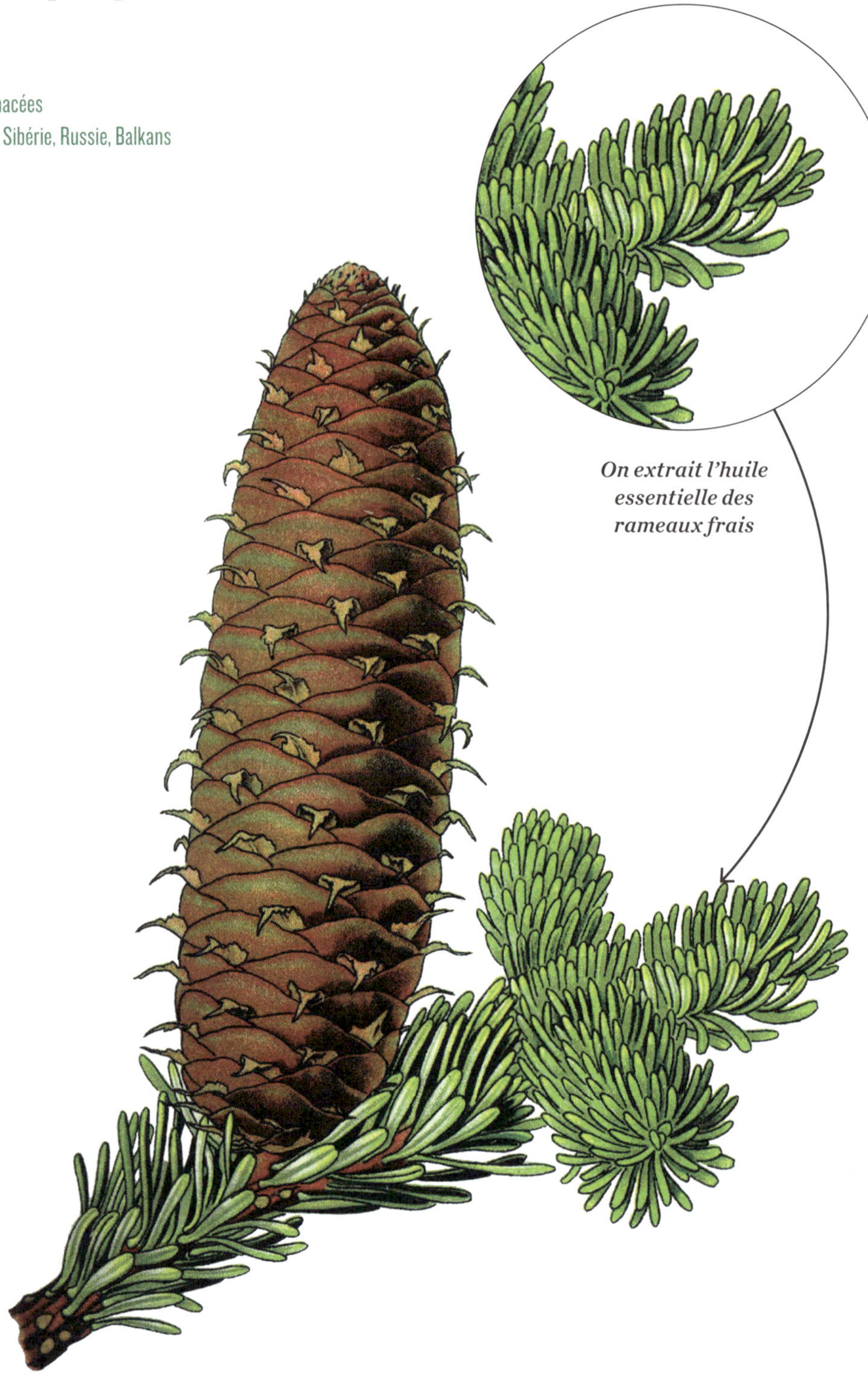

➔ Le végétal

Sapin des régions sauvages et froides de Sibérie. Arbre à feuillage persistant, rameaux pendants, cônes dressés, peut supporter des conditions climatiques extrêmes et peut grimper à 60 mètres de haut. Autres sapins : sapin blanc, sapin géant

➔ L'huile essentielle

• *Organe distillé :* rameaux frais.
• *Couleur :* incolore.
• *Odeur :* forte de forêt, fraîche, boisée, balsamique, résineuse, reconstitue l'ambiance de Noël.

Sa composition biochimique

• Terpènes 50 % : pinène, limonène, carène, camphène
• Esters terpéniques 40 % : acétate de bornyle
• Mono et sesquiterpénols

Ses propriétés

• Décongestionnante des voies respiratoires, antibactérienne, anti-inflammatoire, mucolytique et expectorante, antitussive, assainit l'atmosphère, désodorisante
• Antispasmodique++ respiratoire et intestinale
• Anti-inflammatoire musculaire+ puissante
• Stimulante psychique+, tonique nerveuse, rééquilibrante

Ses indications

• Stress avec répercussions sur les organes respiratoires
• Colite spasmodique+
• Rhume, sinusites, laryngite, bronchite chronique, bronchite asthmatiforme++, toux sèche, d'irritation, désinfection de l'air, mauvaises odeurs (tabac)
• Pyorrhée alvéolo-dentaire
• Contractures musculaires

Ses voies d'utilisation et ses posologies

VOIE ORALE

• *Adultes :* 2 gouttes 3 fois par jour pendant 5 jours.
• *Enfants :* 1 goutte 3 fois par jour pendant 5 jours.

VOIE CUTANÉE

• *Adultes :* 3 gouttes diluées dans une HV 3 fois par jour.
• *Enfants :* 2 gouttes diluées dans une HV 3 fois par jour.

VOIE AÉRIENNE

• *Diffusion :* 6 gouttes pures ou en synergie, 10 minutes par heure.

Mes conseils d'utilisation

• *Toux sèche :* 1 goutte sur un comprimé neutre à sucer 3 fois par jour.
• *Sinusite :* 1 goutte + 1 goutte d'HE d'eucalyptus radié sur un comprimé neutre à sucer 3 fois par jour pendant 5 jours.
• *Pour purifier l'air :* diffuser 6 gouttes pures ou en synergie – 2 gouttes + 2 gouttes d'HE de pin sylvestre + 2 gouttes d'ess. de pamplemousse 10 minutes par heure.

Ses contre-indications et mises en garde

• Sa richesse en terpènes peut la rendre **dermocaustique**.
• Sa haute teneur en esters l'adoucit et la rend bien tolérée par la peau de tous, même les jeunes enfants, les personnes âgées et les peaux très sensibles : la diluer cependant pour les massages.

Associations suggérées

• *Pour diffusion :* essences d'agrumes.

SARO

L'antivirale à tout faire
La concurrente directe du ravintsara

Mandravasarotra
Cinnamosma fragrans
Famille : Lauracées, Cannellacées
Origine géographique : Madagascar

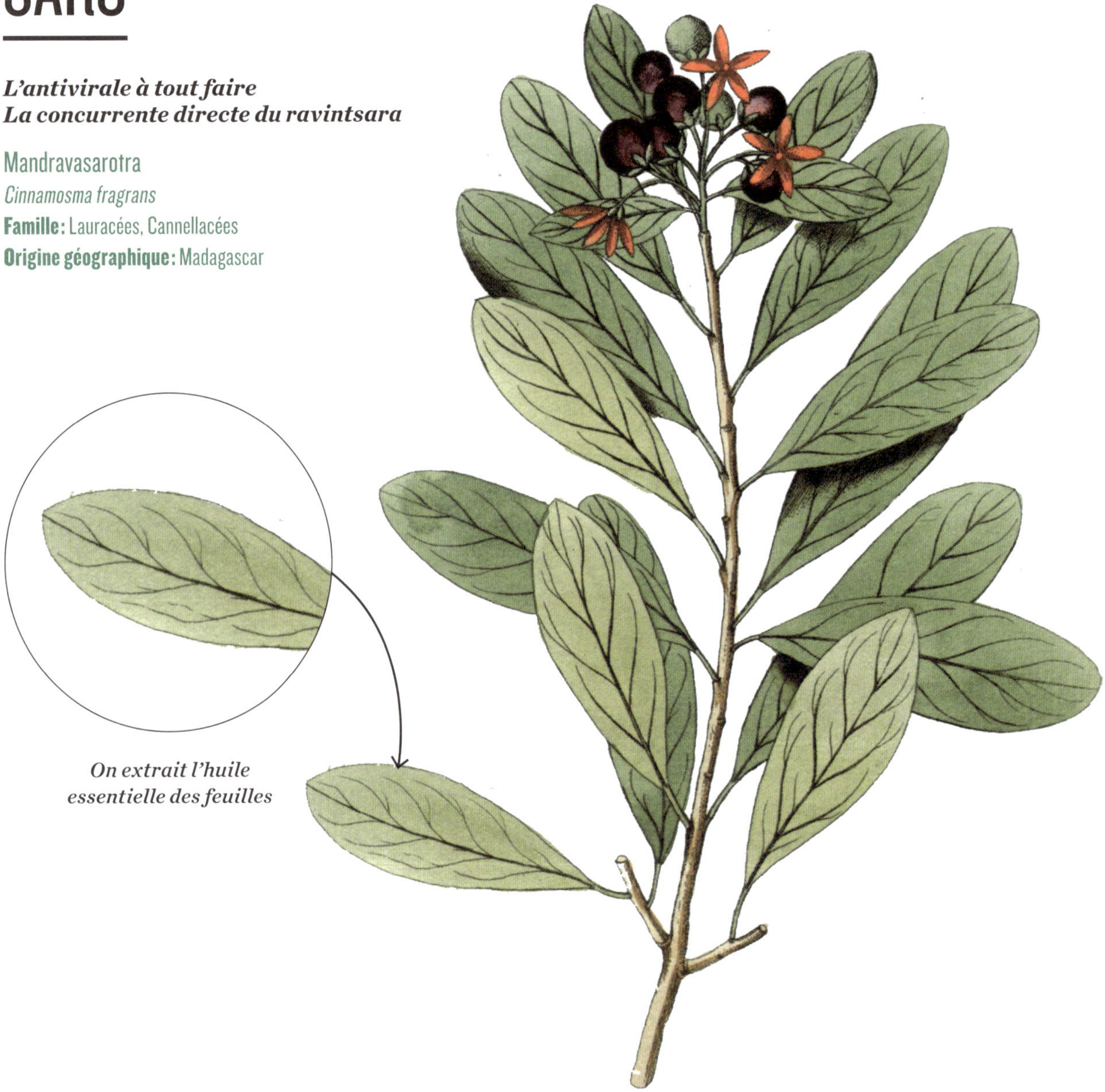

➔ Le végétal

Petit arbre qui affectionne les forêts denses et sèches du Nord-Ouest de l'île de Madagascar, les sols siliceux, le long des côtes, en dessous de 800 mètres d'altitude. Feuilles alternes, oblongues. Fruits longs à la saveur piquante. Sur place, les feuilles et l'écorce sont réputées antidiarrhéiques et toniques.

➔ L'huile essentielle

- *Organe distillé :* feuilles.
- *Couleur :* incolore.
- *Odeur :* fraîche d'eucalyptus.

Sa composition biochimique

- Oxydes terpéniques : 1-8 cinéole 45 %
- Monoterpènes 22 % : pinène, limonène, myrcène, sabinène
- Alcools : terpinène-4-ol, linalol
- Sesquiterpènes, esters, aldéhydes

Ses propriétés

- Antiseptique des voies respiratoires+, antibactérienne, antivirale++++, antiparasitaire, antifongique, immunomodulante++, fluidifiante, expectorante++
- Tonique générale, neurotonique+

Ses indications

- Maladies virales ou bactériennes de l'hiver : rhume, grippe, angine...
- Hépatite virale, mononucléose++, herpès, zona++
- Affections éruptives ou virales de l'enfance : varicelle, rougeole, scarlatine
- Prévention de leurs complications bactériennes : sinusite, toux grasse, bronchite, catarrhe+
- Infections cutanées, urinaires, gynécologiques, intestinales (gastro-entérites)
- Fatigue physique
- Fatigue psychique : insomnies++
- Pertes de mémoire, convalescence
- Troubles neuromusculaires

Ses voies d'utilisation et ses posologies

VOIE ORALE

- *Adultes :* 2 gouttes 3 fois par jour pendant 7 jours, et en prévention 1 goutte matin et soir pendant 10 jours par mois d'hiver.
- *Enfants :* 1 goutte 3 fois par jour pendant 7 jours ou 1 goutte par jour pendant 10 jours par mois d'hiver.

VOIE CUTANÉE

- *Adultes :* 3 gouttes pures 3 fois par jour pour applications locales.
  – Diluée à 20 % dans une HV en massages, 3 fois par jour.
- *Enfants :* 2 gouttes diluées dans une HV 3 fois par jour.

VOIE AÉRIENNE

- *Diffusion atmosphérique :* 10 gouttes pures ou en synergie avec le ravintsara et l'eucalyptus radié pendant 10 minutes par heure.

Mes conseils d'utilisation

- *Rhino-pharyngite :* 2 gouttes sur un comprimé neutre à sucer 3 fois par jour pendant 5 jours + appliquer 3 gouttes sur le cou, le front, les tempes 3 fois par jour pendant 5 jours.
- *Grippe :* 2 gouttes sur un comprimé neutre à sucer 3 fois par jour pendant 5 jours + appliquer 3 gouttes sur le thorax et le dos en traitement ou sur la plante des pieds en prévention.
- *Surmenage intellectuel :* 1 goutte + 1 goutte d'HE de laurier noble sur un comprimé à sucer matin et soir pendant 7 jours + appliquer 2 gouttes sur le plexus et les poignets 3 fois par jour.

Ses contre-indications et mises en garde

- Pas de contre-indications majeures.

Mon avis

- Cette HE est très voisine du ravintsara qu'elle peut remplacer en cas de rupture de stock.

Associations suggérées

- *Antivirales :* ravintsara, arbre à thé, niaouli.

SARRIETTE DES MONTAGNES

Anti-infectieuse hyper-puissante tous azimuts
Maladies tropicales

Sarriette d'hiver, sarriette vivace
Satureja montana ssp montana carvacroliferum
Famille : Lamiacées
Origine géographique : pourtour méditerranéen et Proche-Orient, France, Provence, Espagne, Balkans

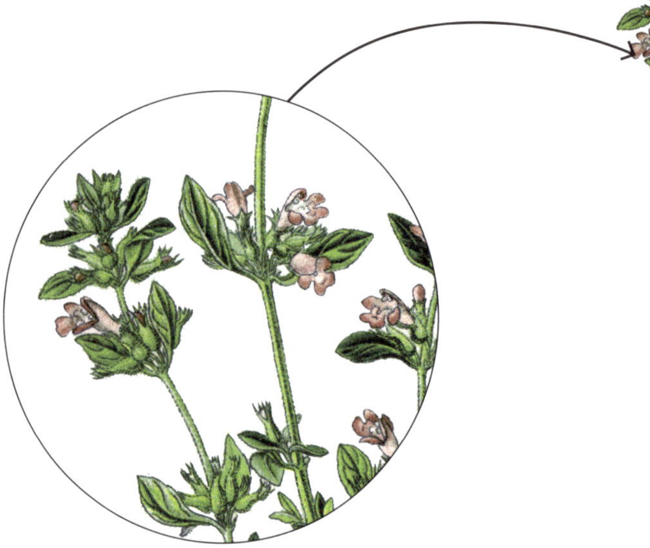

On extrait l'huile essentielle des sommités fleuries

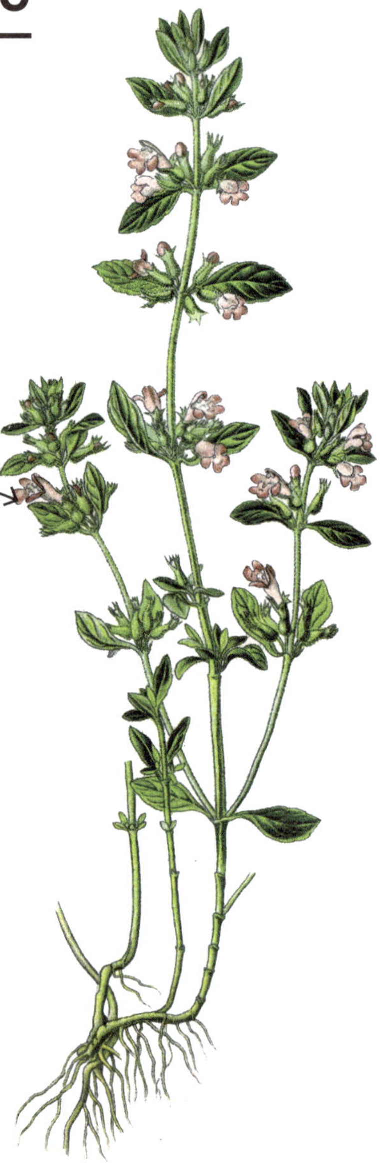

➜ Le végétal

Petite plante vivace faite de tiges ligneuses et ramifiées, qui se développe en touffes de 10 à 40 cm de haut, sur des sols pauvres, secs, arides et à basse altitude. Petites feuilles étroites, pointues et brillantes, odorantes au froissement. Fleurs blanches très parfumées d'août à septembre. Fait partie des herbes de Provence. Connue de tout temps pour ses propriétés aphrodisiaques, digestives, antidiarrhéiques et carminatives. La sarriette symbolise l'épuration de la conscience à travers les expériences de la vie, autant de leçons à intégrer. Elle renforce les pouvoirs mentaux.

➜ L'huile essentielle

- *Organe distillé :* sommités fleuries.
- *Couleur :* jaune clair à foncé.

• *Odeur :* épicée, chaude, piquante, persistante de thym.
• De plus en plus utilisée comme anti-infectieuse.

Sa composition biochimique

• Phénols : carvacrol 25 à 50 %, thymol, eugénol
• Terpènes 40 % : pinène, terpinènes, phellandrène, paracymène…
• Sesquiterpènes 5 % : β-bisabolène, cayophyllène
• Éthers, oxydes, terpénols, esters, cétones, composés azotés

Ses propriétés

• Anti-infectieuse majeure+++, bactéricide à large spectre+++
• Antivirale+++, antifongique+++
• Parasiticide générale+++
• Immunostimulante+++
• Tonique stimulante générale++ physique, nerveuse, sexuelle
• Hypertensive
• Anti-inflammatoire, antalgique+ (action percutanée)

Ses indications

• Infections respiratoires sévères+++ : angine, sinusite, bronchite bactérienne+, infection bronchique+, tuberculose pulmonaire
• Infections intestinales+++ : gastro-entérite, diarrhée bactérienne, dysenterie, entérocolite, parasites
• Infections tropicales contractées lors de voyages : amibiase+++, paludisme++
• Infections urinaires : cystites à candidose+++, cystites gonococciques, urétrite, prostatite+, colibacillose, tuberculose rénale
• Mycoses : candidoses vaginales, intestinales
• Mycoses cutanées, verrues
• Fatigue physique, psychique+++, sexuelle+
• Hypotension+++
• Adénites+++, ganglions
• Polyarthrite rhumatoïde++, rhumatisme, arthrite

Ses voies d'utilisation et ses posologies

VOIE ORALE

• *Adultes et ados :* 1 goutte 3 fois par jour pendant 7 jours et toujours diluée.
Pas plus de 6 gouttes par jour sinon risque de stupéfaction.

VOIE CUTANÉE

• Toujours diluée à 10 % maxi dans une HV, jamais pure : 3 gouttes du mélange 3 fois par jour pendant 7 jours.

VOIE RECTALE

• *Adultes :* 150 mg/suppositoire. S'administrer 2 suppositoires par jour pendant 5 jours.

Mes conseils d'utilisation

• *Forte angine, grippe :* 1 goutte + 1 goutte d'HE de ravintsara sur un comprimé neutre à sucer 3 fois par jour pendant 5 jours.
• *Forte infection urinaire :* 1 goutte + 1 goutte d'ess. de citron sur un comprimé neutre à sucer 3 fois par jour pendant 7 jours.
• *Fortes diarrhées :* 1 goutte + 1 goutte d'HE de cannelle de Ceylan sur un comprimé neutre à sucer 3 fois par jour pendant 5 jours.

Ses contre-indications et mises en garde

• Très **dermocaustique** : ne l'appliquer que sur de très petites surfaces et très diluée.
• Réservée à l'adulte et à l'adolescent. Préférer la voie orale, et en cures courtes sinon risque d'hépatotoxicité.

Associations suggérées

• *Anti-infectieuses :* cannelles, origan compact, arbre à thé, thym à thymol, ravintsara.

SAUGE OFFICINALE

HE féminine
Œstrogénique, anticellulitique

Sauge officinale à grandes feuilles, herbe sacrée
Salvia officinalis ssp officinalis
Famille : Lamiacées
Origine géographique : Grèce, Espagne, France, Italie, Balkans

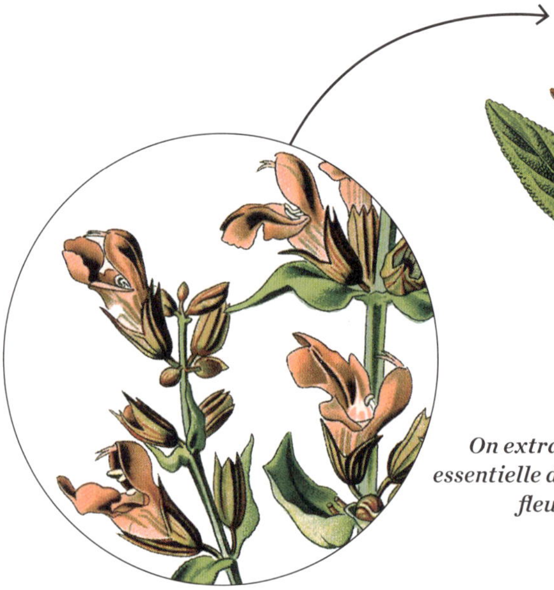

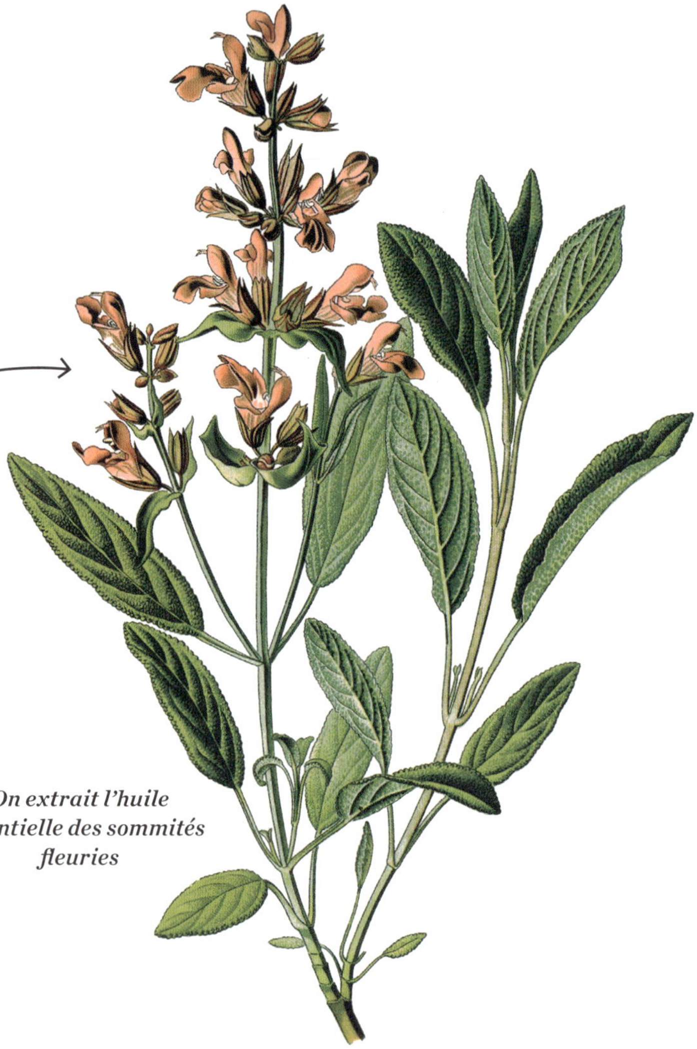

On extrait l'huile essentielle des sommités fleuries

Le végétal

Arbrisseau buissonnant pérenne, tiges ramifiées et duveteuses, feuilles persistantes, gris-vert, soyeuses, fleurs bleu-violet. Originaire des Balkans, elle est cultivée partout dans le monde. La sauge symbolise la clarté, la purification, la vie elle-même et, par l'intuition, guide vers la sagesse. Elle est associée à la longévité, à l'immortalité. « Salvia » du latin *salvare* : sauver.

L'huile essentielle

- *Organe distillé :* sommités fleuries.
- *Couleur :* incolore.
- *Odeur :* épicée, herbacée, avec une note fleurie.

Sa composition biochimique

Forte variation des pourcentages des composants durant le cycle végétatif
- Cétones 20 à 70 % : thuyone, bornéone = camphre
- Alcools sesquiterpéniques : viridiflorol
- Terpènes (mono et sesquiterpénols) 10 à 30 %
- Oxydes 8 à 15 % : 1-8 cinéole
- Coumarines, aldéhydes, esters, phénols, hydrocarbures

Ses propriétés

- Anti-infectieuse+, bactéricide+++ (staphylocoque doré, streptocoque), expectorante++, mucolytique, anticatarrhale, fébrifuge, virucide+++, fongicide+
- Action hormonale, génitale, féminine : œstrogen-like, régulatrice du cycle+, emménagogue+, aphrodisiaque
- Guérit les plaies : vulnéraire, cicatrisante, régénératrice cellulaire
- Tonique et stimulante psychique, à très faibles doses, stimule le cerveau, augmente les performances intellectuelles, la capacité d'apprendre, et la vigilance (en l'inhalant), elle optimise la sécrétion d'acétylcholine et donc la mémorisation
- Régulatrice circulatoire et lymphatique, régulatrice de l'appétit, régulatrice du système ortho et para-sympathique
- Anti-inflammatoire, antispasmodique
- Stimulante biliaire++ et pancréatique, cholagogue, carminative
- Lipolytique+++, anticellulitique+++

Ses indications

- Aménorrhées+, dysménorrhée, bouffées de chaleur, préménopause+++, ménopause+ (sécheresse vaginale, libido faible, bouffées de chaleur), condylomes vénériens+, herpès génital+, leucorrhées
- Zona
- Cellulite
- Transpiration excessive des pieds
- Bronchite+, toux, grippe, sinusite
- Stomatite, aphtes
- Méningite virale++, névrite virale++
- Insuffisance biliaire+++
- Insuffisance circulatoire
- Difficultés de concentration

Ses voies d'utilisation et ses posologies

VOIE CUTANÉE

- 2 gouttes diluées dans 5 gouttes d'HV 3 fois par jour.

EN BAIN DE BOUCHE ET GARGARISME

- 1 goutte + 10 gouttes de dispersant dans ½ verre d'eau.

Mes conseils d'utilisation

- *Sécheresse vaginale :* appliquer 2 gouttes diluées dans ½ cuillère à café d'HV 1 fois par jour sur le bas-ventre.
- *Préparation d'examen :* diffuser 1 goutte + 5 gouttes d'HE de basilic exotique + 2 gouttes d'HE de menthe poivrée 10 minutes toutes les 2 heures pendant le travail intellectuel.
- *Cellulite :* appliquer 1 goutte + 2 gouttes d'HE de cèdre de l'Atlas + 3 gouttes d'ess. de pamplemousse diluées dans 1 cuillère à café d'HV de calophylle 1 à 2 fois par jour, pendant 20 jours.

Ses contre-indications et mises en garde

- Très intéressante mais très délicate à manipuler : riche en thuyone potentiellement **très toxique**, même aux doses thérapeutiques, à utiliser uniquement sur conseil médical ou très professionnel. Lui préférer l'HE de sauge sclarée, moins problématique.
- Hallucinogène, crises d'épilepsie, convulsions, paralysies.
- Cette HE, **neurotoxique** et **abortive** est contre-indiquée aux bébés, aux jeunes enfants, aux femmes enceintes ou allaitantes, aux épileptiques, aux hypertendus (risques de malformations cardiaques)
- Usage réservé à la pharmacie.

Associations suggérées

- *Anticellulitiques :* pamplemousse, cèdre de l'Atlas, hélichryse italienne

SAUGE SCLARÉE

L'HE de la ménopause et des règles tardives
Œstrogen-like, antispasmodique

Salvia sclarea
Famille : Lamiacées
Origine géographique :
bassin méditerranéen,
Asie mineure, Sud de la France,
Italie, Espagne, Grèce, Égypte,
États-Unis, Russie

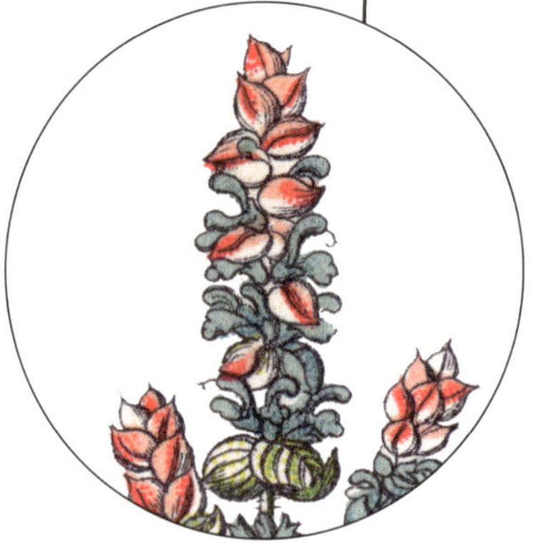

On extrait l'huile essentielle des sommités fleuries

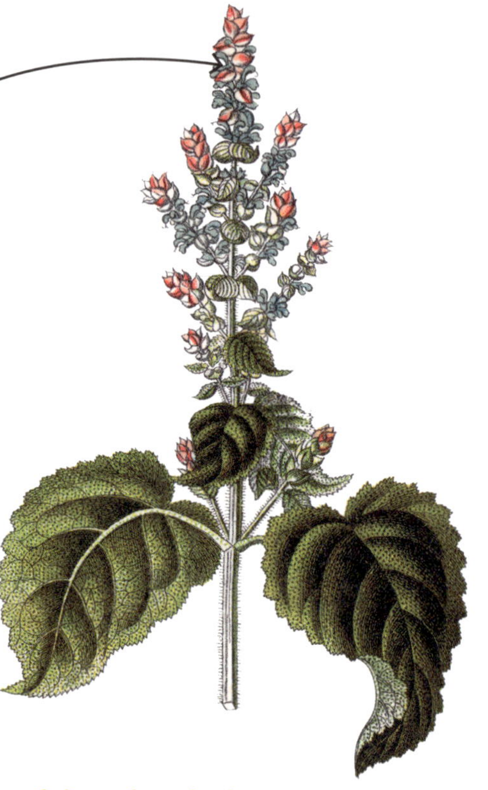

➔ Le végétal

La sauge était vénérée dans l'Antiquité, d'où son nom « *salvia* » = plante salvatrice. Plante herbacée, vivace, sauvage d'environ 1 mètre de haut. Grandes feuilles gris-vert, épaisses et velues en bas des tiges. Inflorescences terminales fines violacées. Sur une de ses faces, on voit clairement les cellules productrices d'essence, qui se rompent facilement au doigt. Odeur fine et puissante pendant la floraison en juillet-août. Dans la mythologie, déjà, la sauge permettait de lutter contre la mort et, au contraire, aidait la femme à accoucher. Depuis, on en a fait des vins apéritifs, des décoctions pour soigner la goutte et des infusions contre les intoxications alimentaires.

➔ L'huile essentielle

• *Organe distillé :* sommités fleuries récoltées à la Saint-Jean et séchées.
• *Couleur :* incolore.
• *Odeur :* chaude, fruitée, épicée, balsamique et musquée, légèrement résineuse.

Sa composition biochimique

• Esters terpéniques 75 % : acétate de linalyle
• Monoterpénols 15 % : linalol
• Diterpénols : sclaréol
• Nombreux autres constituants en faible quantité : terpènes (mono et sesquiterpénols), aldéhydes, cétones, coumarines, éthers, oxydes

Ses propriétés

• Œstrogen-like+ (sclaréol) : se comporte comme nos propres œstrogènes par action sur l'hypophyse, chef d'orchestre des glandes endocrines.
• Stimule l'activité hormonale féminine, tout au long de sa vie de femme, emménagogue, bonne utérotonique (tonique de l'utérus)
• Aphrodisiaque : tonique sexuelle
• Antifongique et antibactérienne
• Antispasmodique
• Stimulante circulatoire+
• Inspirante, décrispante, libère l'énergie bloquée, stimule l'imagination, active les forces créatives
• Hépatostimulante, antidiabétique, antihypercholestérolémiante
• Déstocke les graisses

• Cicatrisante, régulatrice de la sécrétion de sébum au niveau de la peau et du cuir chevelu, régularise la transpiration excessive

Ses indications

• Tous troubles du cycle féminin : aménorrhée++++, retard de règles, règles insuffisantes ou trop abondantes, cycles irréguliers, douleurs des règles, dysménorrhées, syndrome prémenstruel
• Infection génitale suite à une insuffisance hormonale
• Préparation à l'accouchement : facilite le relâchement des muscles du plancher pelvien
• Syndrome prémenstruel (PMS), troubles de l'humeur, troubles psychiques liés à la ménopause, sautes d'humeur, fatigue nerveuse, stress, surmenage nerveux, hypersensibilité, hystérie, dépression+, préménopause et ménopause+ : bouffées de chaleur++, sueurs nocturnes, sécheresse vaginale, céphalées
• Toutes affections et tous troubles liés au stress : hypertension, tensions musculaires
• Mycoses vaginales (*C. albicans*) ou cutanées
• Libido faible
• Cellulite
• Transpiration excessive, cheveux gras
• Hémorroïdes+, varice+, anévrisme veineux

Ses voies d'utilisation et ses posologies

VOIE ORALE

• *Adultes et ados :* 1 goutte sur un comprimé neutre à sucer ou en perlinguale pour une action immédiate, 3 fois par jour pendant 7 jours.

VOIE CUTANÉE

• *Adultes et ados :* 3 gouttes pures sur le plexus nerveux en friction 3 fois par jour.
  – Diluée dans une HV à 20 % pour massages locaux, 3 fois par jour.

EN BAIN

• 15 gouttes diluées dans 1 cuillère à café de base pour bain à verser dans l'eau du bain.

VOIE AÉRIENNE

• *Diffusion calmante :* 5 gouttes + 5 gouttes d'HE de lavande officinale pendant 20 minutes.
• *Flacon :* 3 à 4 inspirations profondes au flacon ouvert.

Mes conseils d'utilisation

• *Tous troubles liés à la ménopause :* appliquer 2 gouttes sur la face interne des poignets matin et soir et les respirer profondément.
• *Bouffées de chaleur :* 2 gouttes sur un comprimé neutre à sucer 2 fois par jour pendant 7 jours.
• *Douleurs de règles, syndrome prémenstruel :* appliquer 3 gouttes diluées dans 5 gouttes d'HV de macadamia en frictions sur le ventre 3 fois par jour.
• *Règles abondantes :* appliquer 2 gouttes + 2 gouttes d'HE de cyprès de Provence diluées dans 6 gouttes d'HV de macadamia sur bas-ventre matin et soir, 1 semaine avant la date présumée des règles.
• *Acné* : tamponner le visage avec un coton imbibé d'hydrolat + appliquer 1 goutte d'HE sur chaque bouton matin et soir, quelques jours de suite.
• *Pour calmer les nerfs immédiatement :* absorber 1 goutte en perlinguale.
• *Préparation à l'accouchement :* appliquer 2 gouttes diluées dans 5 gouttes d'HV en massages du périnée.

Ses contre-indications et mises en garde

• Cette HE, utérotonique, est contre-indiquée chez les femmes enceintes (sauf en toute fin de grossesse) ou allaitantes et chez les jeunes enfants, pas d'effet cancérogène, ni épileptisant (aux doses physiologiques), au contraire, pas d'effet potentialisateur de l'alcool : tous griefs erronés.

Associations suggérées

• *Pour une jolie peau, de beaux cheveux :* géranium rosat, ylang-ylang, bergamote.

TANAISIE ANNUELLE

L'huile bleue de l'eczéma et de l'allergie

Camomille bleue de l'Atlas

Tanacetum annuum

Famille : Astéracées

Origine géographique : Maroc, pourtour méditerranéen

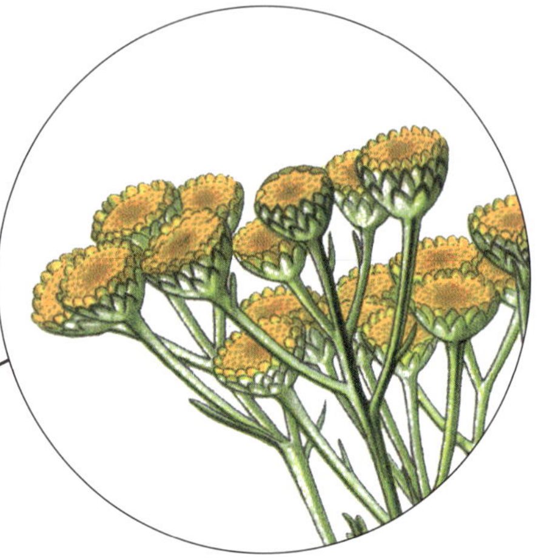

On extrait l'huile essentielle de la plante fleurie

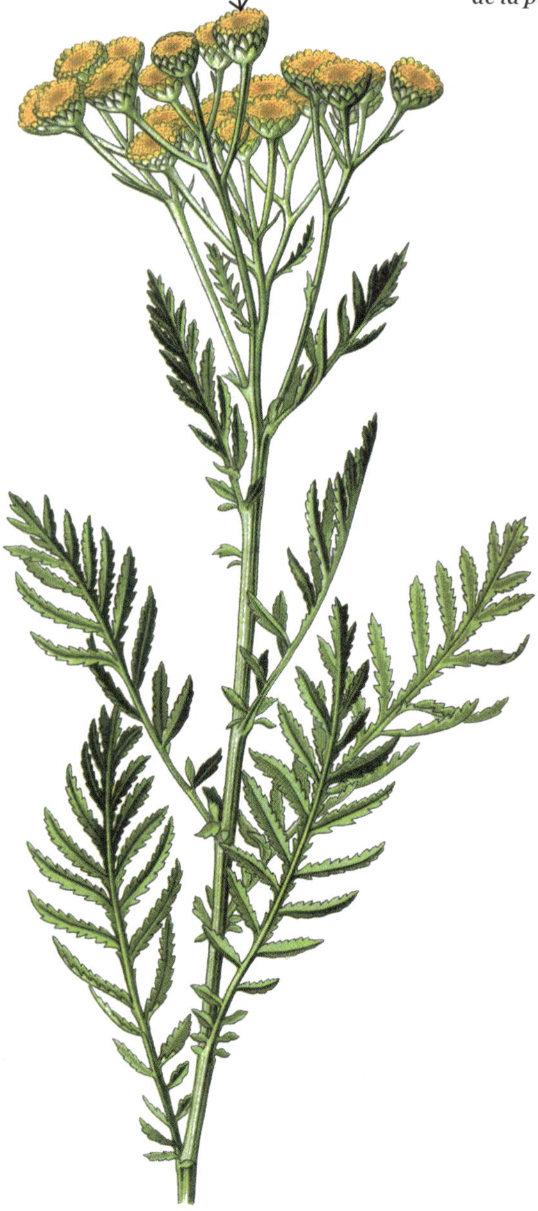

➔ Le végétal

Plante ornementale herbacée abondante, même envahissante, velue. Originaire du Maroc, elle pousse bien dans les régions humides d'Asie septentrionale et d'Europe, tout simplement au bord des chemins, plus spécifique des régions méditerranéennes. Tiges cannelées hautes de 1,20 mètre. Feuilles vert clair très découpées et très aromatiques. Fleurs jaune d'or, disposées en bouquets plats. Elle était employée comme vermifuge pour les enfants, et pour ses propriétés fébrifuges et stimulantes en infusion de ses feuilles. Cultivée dans les jardins, elle éloigne moustiques et autres insectes.

➔ L'huile essentielle

- *Organe distillé :* plante fleurie.
- *Couleur :* remarquable bleu indigo.
- *Odeur :* florale, suave.

Sa composition biochimique

- Monoterpènes 30 % : limonène
- Sesquiterpènes : chamazulène 20 % d'où sa couleur bleu foncé

Ses propriétés

- Anti-inflammatoire++++ cutanée et ostéoarticulaire, musculaire, antinévralgique remarquable++++
- Antiphlogistique++++
- Antihistaminique++++, antiprurigineuse++
- Antalgique+
- Sédative nerveuse
- Hypotensive
- Phlébotonique
- Hormon-like
- Antileucémique+

Ses indications

- Crise d'asthme+++, remplace la théophylline
- Rhume des foins
- Emphysème, oppression respiratoire
- Dermite irritative+++ due au soleil, aux HE dermocaustiques++, prurit+, allergies, dermite allergique, inflammation cutanée
- Érythème
- Couperose++
- Varice++, lymphœdème+, congestion veineuse
- Hypertension artérielle+
- Lèpre tuberculoïde
- Leucémies+ (certaines formes)

Ses voies d'utilisation et ses posologies

Voie orale

- 1 goutte 2 fois par jour pendant 7 jours.

Voie cutanée

- *Adultes :* 3 gouttes pures ou diluées à 20 % dans une HV, 3 fois par jour.
- *Enfants :* 2 gouttes diluées dans une HV.

Mes conseils d'utilisation

- *Coup de soleil, brûlure, réaction cutanée éruptive (suite à l'utilisation d'HE à phénol) :* 2 à 3 gouttes pures ou diluées dans l'HV de calendula.

Ses contre-indications et mises en garde

- L'éviter chez la femme enceinte (incidence endocrinienne), le bébé, le jeune enfant.
- Utilisable chez tout le monde : adultes et enfants en applications.
- Ne pas la confondre avec la tanaisie vulgaire (*Tanacetum vulgare*) de composition complètement différente, d'Europe Centrale et d'Amérique du Nord, abortive et neurotoxique (cétone).
- Attention : elle tache la peau et les vêtements.

LES THYMS

Le thym pousse au soleil et à la chaleur de la Méditerranée, certes, mais aussi partout en Europe, même tout là-haut en Islande ou au Groenland, dans les Balkans, en Afrique, au Proche et au Moyen Orient. Beaucoup de variétés différentes qui se ressemblent toutes sur le plan botanique. Le thym s'adapte à son habitat et développe différents chémotypes selon les conditions qu'il rencontre : climat, sol, altitude, ensoleillement. Le principal constituant définit le chémotype et donc son action thérapeutique.

THYM SATURÉOÏDE

Antibactérienne, antifatigue

Thym à feuilles de sarriette,
thym à bornéol, thym blanc
Thymus satureoides borneol-carvacroliferum
Famille : Lamiacées
Origine géographique : Maroc (Sud de Marrakech), Espagne, France

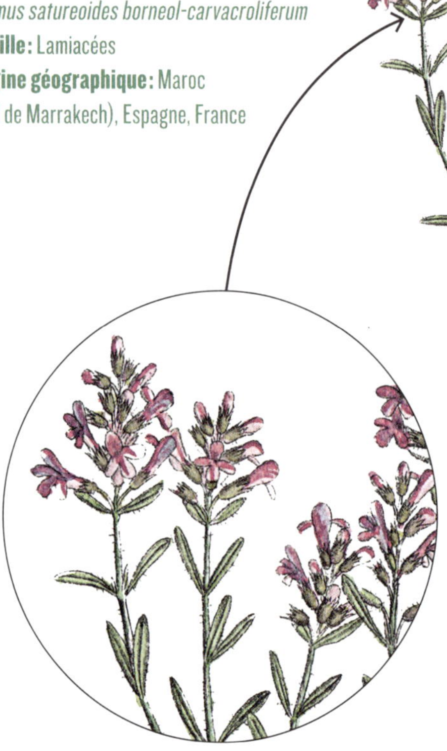

On extrait l'huile essentielle des parties aériennes fleuries

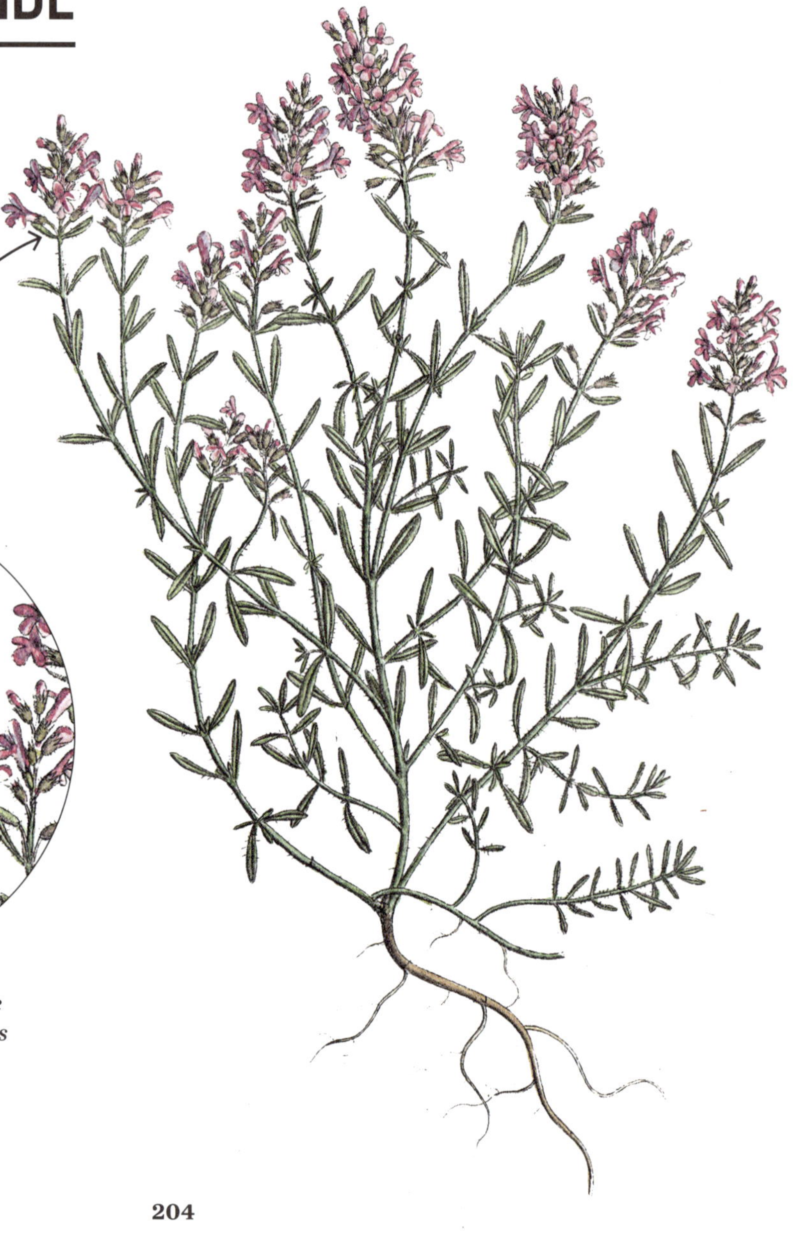

➔ Le végétal

Arbrisseau sauvage, tout petit, très touffu de 30 cm de haut. Commun dans le maquis. Ce thym pousse à une altitude de 500 à 1 200 mètres. Ses feuilles, petites et pointues, ressemblent à la sarriette des montagnes. Ses fleurs sont blanc-rose.

➔ L'huile essentielle

- *Organe distillé :* parties aériennes fleuries.
- *Couleur :* jaune, plus ou moins brune.
- *Odeur :* aromatique, épicée.

Sa composition biochimique

- Alcools : bornéol 50 %, α-terpinéol, linalol
- Terpènes : camphène, pinène, terpinène, paracymène
- Phénols : carvacrol 17 %, thymol
- Esters, sesquiterpènes

Ses propriétés

- Excellente anti-infectieuse : bactéricide à large spectre+ : colibacille, staphylocoques, streptocoques. Antivirale, parasiticide
- Immunomodulante++++
- Stimulante générale et psychique
- Aphrodisiaque+++
- Stimulante hépatobiliaire+, digestive, vermifuge+++
- Anti-inflammatoire articulaire

Ses indications

- ORL : angine, laryngite, sinusite, trachéite, bronchite, rhino-pharyngite, infections respiratoires chroniques bactériennes+ ou virales++++, tuberculose++
- Infections urinaires : cystites infectieuses ou inflammatoires, pertes blanches
- Infections cutanées : acné+++, plaies infectées
- Faiblesse immunitaire
- Affections auto-immunes
- Parasitoses intestinales : ascaris+, oxyures+, ténia+
- Petite insuffisance hépatique, lithiase biliaire
- Diarrhées
- Fatigue générale, asthénie profonde+++, asthénie sexuelle++++, fatigue nerveuse+
- Arthrose, rhumatismes

Ses voies d'utilisation et ses posologies

VOIE ORALE

- *Adultes et ados :* 1 goutte 3 fois par jour pendant 7 jours.

VOIE CUTANÉE (RARE)

- 2 gouttes diluées dans 10 gouttes d'HV sur une plaie.

Mes conseils d'utilisation

- *Angine :* 1 goutte + 1 goutte d'HE de niaouli sur un comprimé neutre à sucer 3 fois par jour pendant 7 jours.
- *Bronchite :* 1 goutte + 1 goutte d'HE d'eucalyptus radié sur un comprimé neutre à sucer 3 fois par jour pendant 7 jours.
- *Rhino-pharyngite :* 1 goutte + 1 goutte d'HE de ravintsara sur un comprimé neutre à sucer 3 fois par jour pendant 7 jours.
- *Infection cutanée :* appliquer 1 goutte diluée dans 5 gouttes d'HV 2 fois par jour.
- *Verminose :* 1 goutte sur un comprimé neutre à sucer 3 fois par jour pendant 3 jours à la pleine lune et sans lune.

Ses contre-indications et mises en garde

- Réservée à l'adulte et à l'adolescent, à la voie orale, en cures courtes. La voie cutanée sera très rarement utilisée.
- Moins agressive sur la peau que le thym rouge à thymol.
- Autres chémotypes de thym : zygis en Espagne, à thymol, à thujanol, à linalol, à géraniol.

THYM VULGAIRE À LINALOL

La plus douce des HE de thym, la spécialiste de la bronchite

Thymus vulgaris linaloliferum
Famille : Lamiacées
Origine géographique : pourtour méditerranéen, France, Espagne

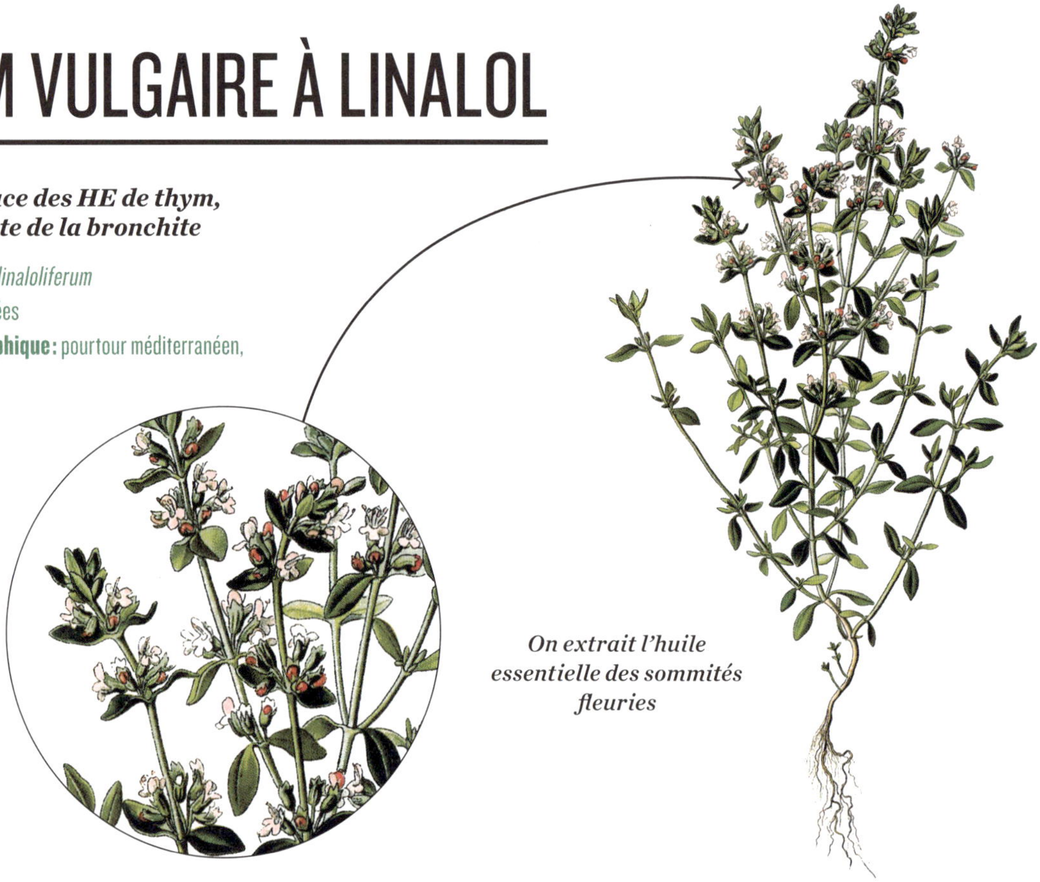

➔ Le végétal

Celui-ci pousse aussi dans les zones humides et à basse altitude, sur les sols marneux de l'Europe du Nord, même en Islande ou au Groenland, dans les Balkans, en Afrique, au Proche et au Moyen-Orient. Il est cueilli manuellement de mai à juillet. Le thym symbolise l'énergie vive, la lucidité, la joie. Il est associé à la grâce et à l'élégance.

➔ L'huile essentielle

- *Organe distillé :* sommités fleuries.
- *Couleur :* incolore, translucide.
- *Odeur :* citronnée, épicée.

Sa composition biochimique

Elle est variable selon sa provenance géographique.

- Monoterpénols : linalol 60 à 80 %, 4-terpinéol, cis thujanol-4-ol, géraniol
- Esters terpéniques 10 à 15 % : acétate de linalyle
- Terpènes, sesquiterpènes

Ses propriétés

- Anti-infectieuse+++ et antiseptique, antifongique (*C. albicans*)+++, virucide, vermicide, immunostimulante+
- Neurotonique++, stimulante générale++, cérébrale, antidépressive, redonne de la force et de l'énergie
- Antispasmodique
- Tonique cardiaque et circulatoire
- Astringente et régénérante cutanée : soigne la peau des enfants en particulier
- Aphrodisiaque

Ses indications

- Infections difficiles, bactériennes ou virales chez l'enfant comme chez l'adulte

• Toutes maladies respiratoires+++ : refroidissement, sinusite, angine, laryngite, trachéite, toux spasmodique, otite, bronchite+, broncho-pneumonie+, pleurésie+
• Faiblesse immunitaire, fatigue physique
• Pathologies digestives et intestinales de type infectieux, parasitaire, ou mycosique : gastrite, entérocolite, candidose intestinale, gastro-entérite, parasitose (ténia, oxyures, ascaris...), colite parasitaire+, entérocolite à *Candida*+, à staphylocoque+, virale+, gastrite
• Soins cosmétiques
• Mycoses cutanées et autres problèmes de peau infectieux ou viraux (verrues) : acné, pellicules, pityriasis versicolor, stomatite candidosique+, muguet, verrues, érythème fessier
• Troubles gynécologiques et urinaires : métrite+, salpingite à staphylocoque+, cystites à candidose+, pyélonéphrite à staphylocoque+, vaginite candidosique+, candidose génitale+
• Fatigue nerveuse+, personnes qui ont tendance à se décourager facilement, à se dire « je n'y arriverai jamais ». Enfant introverti, qui se sent incompris, qui souffre de difficultés au sein de sa famille. Difficultés de concentration, abattement, stress, nervosité, agitation intérieure, idées fixes, déprime

Ses voies d'utilisation et ses posologies

VOIE ORALE

• *Adultes :* 2 gouttes 3 fois par jour pendant 7 jours.
• *Enfants :* 1 goutte 3 fois par jour pendant 7 jours.

VOIE CUTANÉE

• *Adultes :* 3 gouttes pures pour applications locales 3 fois par jour.
 – Diluée dans une HV pour massages 3 fois par jour.
• *Enfants :* 2 gouttes diluées dans une HV 3 fois par jour.

VOIE AÉRIENNE

• *Diffusion :* 10 gouttes pour 20 minutes de diffusion assainissante des pièces où vivent des malades.
• *Inhalation :* 6 gouttes dans l'inhalateur.

VOIE RECTALE

• 2 suppositoires par jour pendant 3 jours en cas de vers intestinaux.
• 2 suppositoires par jour pendant 5 jours en cas d'affection respiratoire.

Mes conseils d'utilisation

• *Furoncle :* appliquer 1 goutte sur le furoncle matin et soir pendant 7 jours.
• *État grippal :* 1 goutte + 1 goutte d'HE de ravintsara sur un comprimé neutre à sucer 3 fois par jour pendant 5 jours + appliquer 5 gouttes diluées dans 1 cuillère à café d'HV en massages du thorax, de la colonne vertébrale, de la plante des pieds.
• *Acné :* appliquer 1 goutte + 1 goutte de lavande officinale diluées dans de l'HV de jojoba sur les boutons matin et soir.
• *Vers :* administrer 1 suppositoire matin et soir pendant les changements de lune : 50 mg/suppositoire pour les bébés, 75 mg/suppositoire pour les enfants, 150 mg/suppositoire pour les adultes.
• *Bronchite :* appliquer 3 gouttes diluées dans 3 gouttes d'HV sur le thorax et le dos 3 fois par jour.

Ses contre-indications et mises en garde

• Pas de contre-indications majeures.

Mon avis

• C'est la plus douce des HE de thym, la mieux tolérée par voie cutanée sur la peau et les muqueuses chez les enfants.
• C'est celle qu'il faut choisir pour stimuler leurs défenses immunitaires et pour soigner leurs épisodes infectieux ORL.

THYM VULGAIRE À THUJANOL

La spécialiste de l'angine et du foie

Thymus vulgaris thujanoliferum
Famille : Lamiacées
Origine géographique : Pyrénées, Drôme, Provence

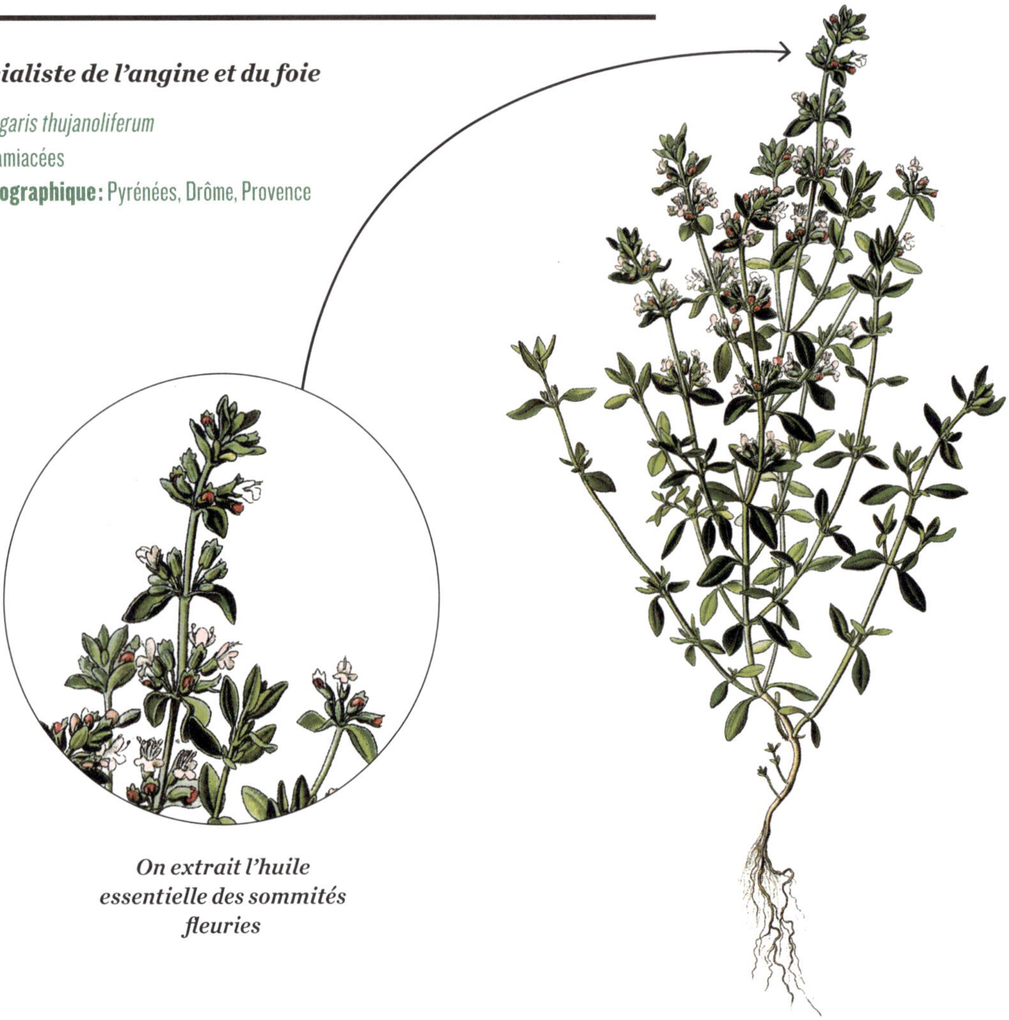

On extrait l'huile essentielle des sommités fleuries

➔ LE VÉGÉTAL

Thym plus rare, plus difficile à cultiver. Sous-arbrisseau vivace, buissonnant, touffu et ramassé. Pousse à l'état sauvage dans les Pyrénées françaises, sur les sols pierreux, dans la garrigue pauvre, au soleil et à la chaleur, entre 600 et 1 200 mètres d'altitude. Tige ligneuse et tortueuse, portant des petites feuilles vertes, roulées sur les bords, cotonneuses dessous. Petites fleurs blanc-rosé à pourpre clair de mai à juillet. Les médecins égyptiens, étrusques et grecs ont utilisé les thyms pour embaumer les morts, parfumer les thermes, assainir l'atmosphère.

➔ L'HUILE ESSENTIELLE

- *Organe distillé :* sommités fleuries.
- *Couleur :* transparente à jaune très pâle.
- *Odeur :* chaude, herbacée.
- *Saveur :* épicée, puissante.
- Rendement très faible (100 ml pour 100 kg de fleurs !), donc chère.

Sa composition biochimique

- Monoterpénols 50 % : thujanol-4, linalol, myrcénol, terpinène 1-ol-4
- Monoterpènes 30 % : myrcène, terpinène
- Esters 10 %
- Sesquiterpènes

Ses propriétés

- Antibactérienne majeure, bactéricide (chlamydiae+++, streptocoque B), anti-infectieuse+++, antivirale et virucide puissante++
- Antifongique (*C. albicans*)+++
- Immunomodulante++++ : augmente les immunoglobulines A si besoin
- Anti-inflammatoire, analgésique
- Tonique générale
- Stimulante circulatoire, réchauffante (extrémités froides)++
- Neurorégulatrice ortho et para-sympathique, équilibrante nerveuse, prévient les cauchemars
- Régénératrice des cellules hépatiques+++, stimulante digestive, stimulante hépatique+, protectrice hépatique+++
- Hormon-like, antidiabétique

Ses indications

- Maladies virales et bactériennes difficiles, toutes les infections, de la toute petite enfance à l'âge adulte
- Infections de l'appareil respiratoire, angine+++, amygdalite++, bronchite+++, grippe+++, otite++, rhinite++, rhino-pharyngite++, sinusite+
- Infections bucco-dentaires : gingivite, stomatite++
- Infections urinaires : cystites+, urétrite+, prostatite+
- Infections gynécologiques à chlamydiae, herpès buccal ou génital, condylomes vénériens++, cervicite+++ (inflammation du col de l'utérus), vulvo-vaginite+++, endométrite+, salpingite+, balanite++
- Syndrome de Raynaud : mains et pieds froids++
- Tous troubles du foie, petite insuffisance hépatique+++, hépatite virale
- Infections cutanées : dermatite+++ pied d'athlète, mycoses
- Asthénie nerveuse+++

Ses voies d'utilisation et ses posologies

VOIE ORALE

- 2 gouttes 3 fois par jour pendant 7 jours.

VOIE CUTANÉE

- *Adultes :* 3 gouttes pures sur l'organe malade (gorge...).
  - Diluée à 20 % dans une HV pour massages.
- *Enfants :* 2 gouttes diluées dans une HV.

VOIE AÉRIENNE

- *Diffusion :* en synergie (HE chère).
- *Mouchoir :* respirer profondément 3 gouttes versées sur le mouchoir.

EN BAIN DE BOUCHE ET GARGARISME

- 3 gouttes + 10 gouttes de dispersant dans ½ verre d'eau.

VOIE RECTALE

- *Bébés :* 50 mg/suppositoire.
- *Enfants :* 75 mg/suppositoire.
- *Adultes :* 150 mg/suppositoire.

Mes conseils d'utilisation

- *Otite :* masser le pourtour de l'oreille avec 2 gouttes, même chez le bébé, 3 fois par jour.
- *Mains et pieds froids :* appliquer 3 gouttes sur les poignets + masser les extrémités avec 3 gouttes diluées dans ½ cuillère à café d'HV de calophylle.
- *Angine, mal de gorge :* appliquer 2 gouttes sur le cou et les ganglions 3 fois par jour + gargarismes avec 3 gouttes + 10 gouttes de dispersant dans ½ verre d'eau.

Ses contre-indications et mises en garde

- Pas de contre-indications majeures.

Mon avis

- Extraordinaire : action très puissante, tolérance parfaite, générale et cutanée. Sûreté d'emploi extraordinaire, même chez les tout-petits et même par voie interne.

THYM VULGAIRE À THYMOL

Le plus antiseptique des thyms

Thym rouge
Thymus vulgaris thymoliferum, Thymus zygis
Famille : Lamiacées
Origine géographique : pourtour méditerranéen, France, Espagne, Italie, Maroc, Balkans, Turquie, Pologne

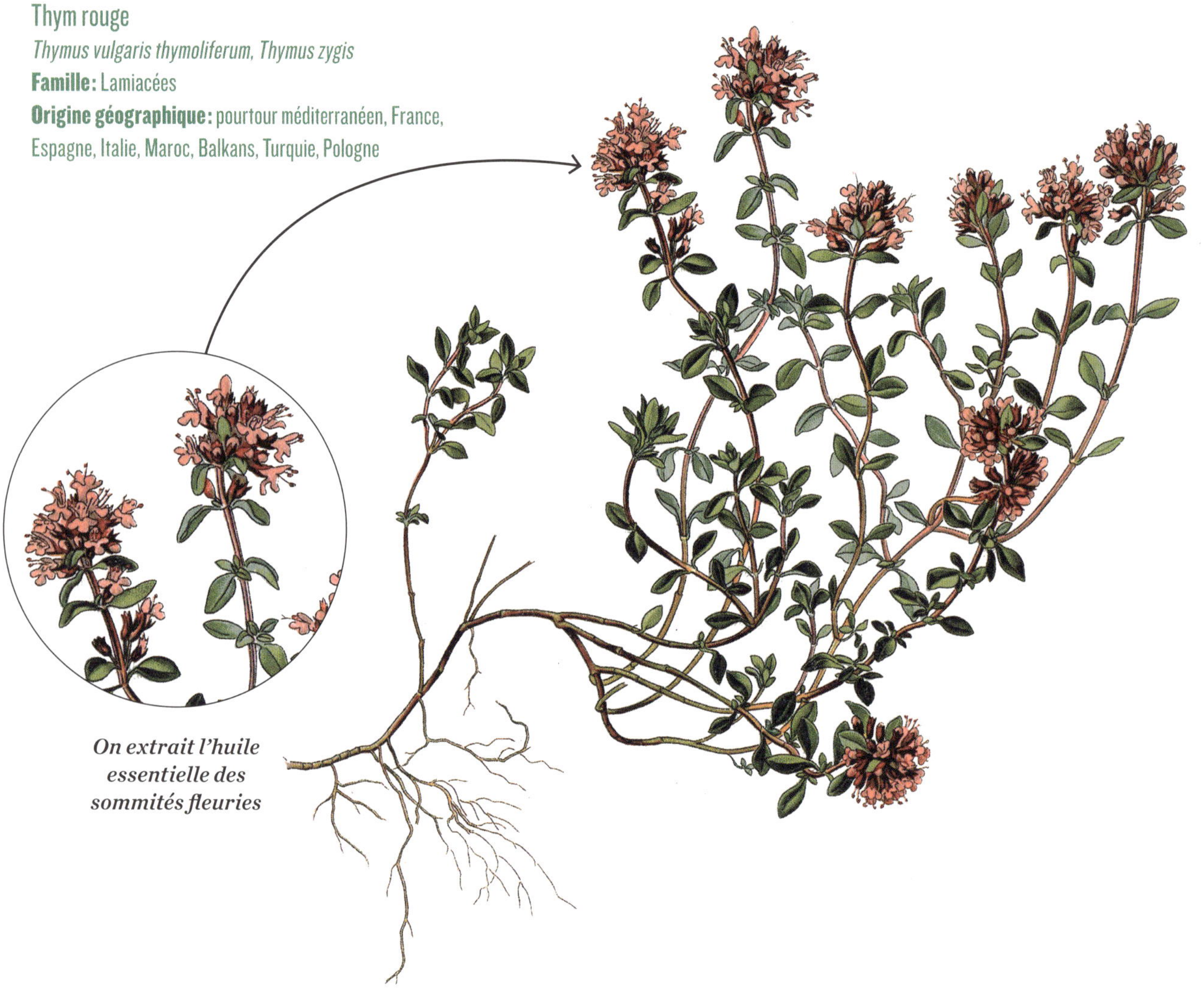

On extrait l'huile essentielle des sommités fleuries

➔ LE VÉGÉTAL

C'est le thym le plus souvent rencontré en Méditerranée : il se développe sur les collines et hauts plateaux calcaires. Sous-arbrisseau qui pousse à l'état sauvage, sur les sols pierreux, dans les garrigues ensoleillées. Tiges ligneuses en touffes, petites feuilles grisâtres, fleurs blanc-rose en épis de mai à juillet. Aromate culinaire, le thym a toujours été prisé par ces dames dans leurs eaux de toilette, leurs crèmes de beauté et nos grands-mères en préparaient des tisanes pour digérer ou pour soigner la toux.

➔ L'HUILE ESSENTIELLE

- *Organe distillé :* sommités fleuries.
- *Couleur :* rougeâtre.
- *Odeur :* épicée, âcre, herbeuse, très aromatique.

Sa composition biochimique

- Phénols : thymol 45 %, carvacrol
- Terpènes 38 % : paracymène, pinène, terpinène, myrcène
- Alcools : linalol, terpinéol
- Oxydes : 1-8 cinéole
- Sesquiterpènes

Ses propriétés

- Anti-infectieuse majeure, très puissante et au très large spectre+++ : bactéricide (*E. coli*, streptocoque B), fongicide, virucide, anti-parasitaire++++, mucolytique, expectorante, spasmolytique des bronches
- Immunostimulante+++
- Très analgésique et anti-inflammatoire
- Bonne tonique générale, tonique digestive, tonique nerveuse
- Réchauffante

Ses indications

- Toutes les maladies infectieuses sévères+++ : respiratoires, urinaires, gynécologiques, intestinales, cutanées
- ORL : sinusite, angine, rhino-pharyngite, bronchites aiguë et chronique
- Infections intestinales : gastro-entérites, parasitoses, diarrhées
- Infections urinaires : cystites
- Infections gynécologiques
- Infections cutanées, pied d'athlète
- Infections bucco-dentaires
- Fatigue profonde générale++, lassitude, dépression, asthénie

Ses voies d'utilisation et ses posologies

VOIE ORALE

- *Adultes et ados :* 1 seule goutte diluée dans ½ cuillère à café de miel ou d'huile d'olive 3 fois par jour pendant 7 jours.

VOIE CUTANÉE

- Seulement si très diluée à 1 % dans une HV ou sur une superficie minime.

VOIE AÉRIENNE

- Diffusion : seulement en très faible pourcentage associée à d'autres HE plus douces. Exemple : 2 gouttes + 8 gouttes de ravintsara pour 20 minutes de diffusion.

Mes conseils d'utilisation

- *Angine :* 1 goutte + 1 goutte d'ess. de citron sur un comprimé neutre à sucer 3 fois par jour pendant 7 jours ou dans une cuillère à café de miel de manuka plongée dans une infusion.
- *Sinusite :* 1 goutte + 1 goutte d'HE d'eucalyptus radié sur un comprimé neutre à sucer 3 fois par jour pendant 7 jours.
- *Bronchite, toux grasse :* 1 goutte + 1 goutte d'HE de romarin à cinéole sur un comprimé neutre à sucer 3 fois par jour pendant 7 jours.
- *Fatigue générale :* 1 goutte + 1 goutte d'HE de laurier noble sur un comprimé neutre à sucer 3 fois par jour pendant 7 jours.
- *En cuisine :* 1 goutte suffit pour parfumer 1 plat pour 5 personnes.

Ses contre-indications et mises en garde

- **Dermocaustique** : éviter la voie cutanée.
- Elle est contre-indiquée aux bébés, aux enfants, aux femmes enceintes et allaitantes.
- Elle est réservée aux adultes et aux adolescents, par voie orale, sur de courtes périodes, en cas d'infections sévères.
- C'est le plus anti-infectieux d'entre les thyms : il l'est encore dilué au 1/1 000e.

Associations suggérées

- *Antiseptiques aériennes :* saro, citron, eucalyptus.
- *Anti-infectieuses pour la prise orale :* arbre à thé, saro, ravintsara, cannelles.

VANILLE BOURBON

Comme quand on était petit

Vanilla fragrans, Vanilla planifolia
Famille : Orchidacées
Origine géographique : Madagascar, Polynésie, Antilles, Indonésie, Chine, Mexique, Inde, Tahiti, La Réunion, Les Comores. La variété « Bourbon » provient de l'Île de la Réunion : c'est la meilleure indiscutablement.

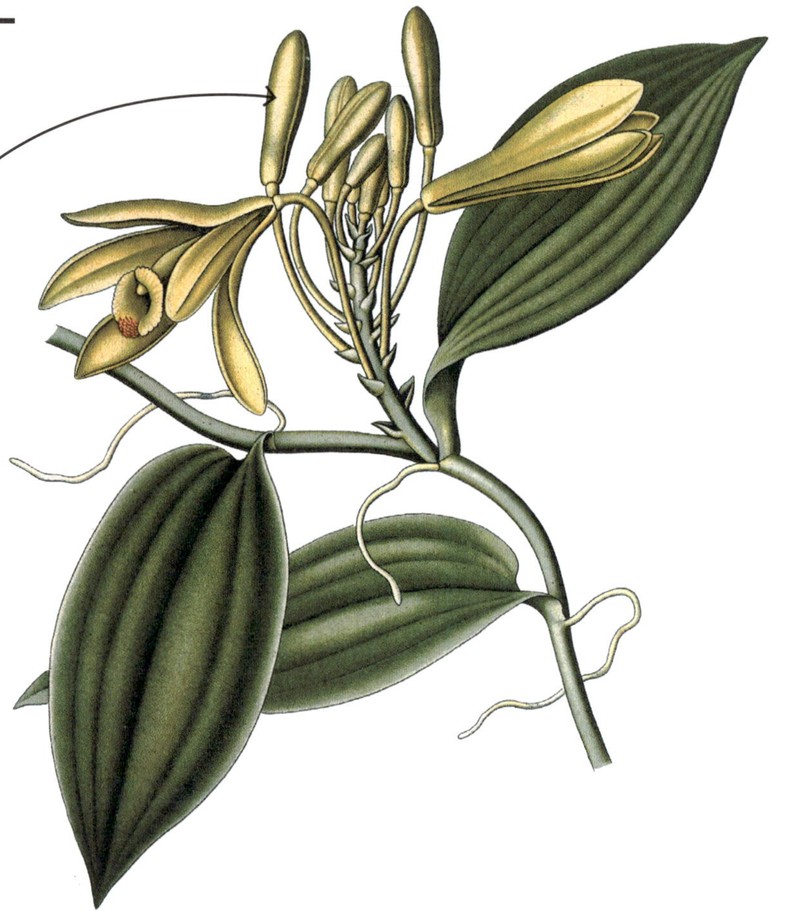

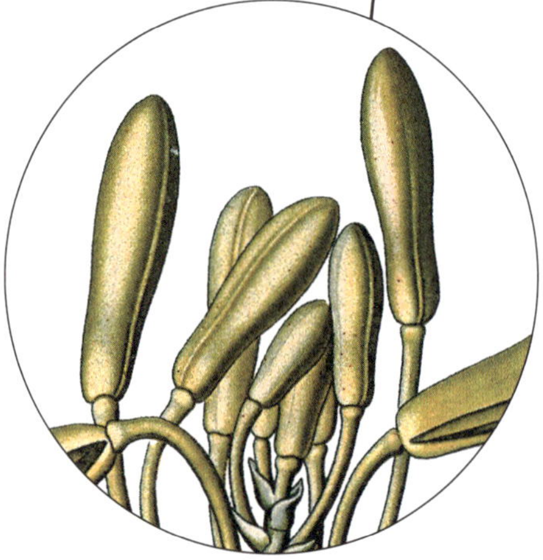

On extrait l'huile essentielle des gousses

➲ Le végétal

Le vanillier est une orchidée grimpante, de plusieurs mètres, originaire des forêts chaudes et humides d'Amérique centrale, qui donne des gousses. C'est une liane souple dont les feuilles sont longues, nervurées, jaunes et vertes, alternes. Ses fleurs en bouquets blancs. Ses fruits (gousses) acquièrent leur délicieux arôme par fermentation. Cette épice est très appréciée en cuisine pour aromatiser desserts, chocolats, bonbons…, et en médecine pour ses vertus digestives et tranquillisantes. Son parfum est associé à la chaleur, au voyage lointain, à la détente. Il est très prisé en parfumerie et en cosmétologie.

➲ L'huile essentielle et l'absolue

- *Organe distillé :* oléorésine des gousses.
- *Couleur :* blanche, verdâtre ou jaune pâle selon son extraction.
- *Odeur :* très douce, sucrée, voluptueuse, réconfortante, rassurante, apaisante, exotique, harmonieuse, qui plaît particulièrement aux enfants.
- *Distillation à la vapeur d'eau :* seule garantie de qualité pharmacologique. C'est une « HE ».
- *Extraction alcoolique :* macération des gousses séchées et broyées dans l'alcool, décantation, filtration, évaporation de l'alcool. C'est une « absolue ».

Sa composition biochimique

- Vanilline 90 %
- Acides : acide vanillique
- Esters, éthers, phénols, phénol méthyl-éthers, lactones + moult composants

Ses propriétés

- Antimycosique (*C. albicans*), régénérante cutanée, adoucissante, hydratante
- Stimulante générale, émotionnelle, sensuelle
- Module la sécrétion de sérotonine : déstressante, harmonisante, anxiolytique, tranquillisante, régénérante, restructurante, réconfortante. Dissipe les angoisses, améliore l'humeur, est légèrement antidépressive. Son parfum agit comme une phéromone, sensuelle. Elle évoque l'enfance.
- Aphrodisiaque
- Analgésique, spasmolytique, anti-inflammatoire.
- Apéritive

Ses indications

- Chez les prématurés souffrant de troubles respiratoires, cardiaques, la vanille est diffusée dans l'incubateur, elle permet de réduire le nombre d'apnées
- Angoisse+, irritabilité, stress, hypersensibilité, troubles du sommeil, cauchemars, surmenage, dépression, épuisement professionnel, neurasthénie, même hystérie, anorexie, manque de confiance en soi, sentiment de frustration, découragement
- Impuissance masculine, frigidité féminine, libido en berne
- Douleurs chroniques, spasmes abdominaux, maux de ventre
- Infections fongiques

Ses voies d'utilisation et ses posologies

VOIE ORALE

- Si distillée uniquement : 1 goutte parfume un plat de 1 kg.

VOIE CUTANÉE

- 2 gouttes pures sur les plexus.
- Bien diluée dans une HV + HE lavande officinale, ylang-ylang en massages.

VOIE AÉRIENNE

- C'est la voie olfactive la plus intéressante ici.

EN BAIN

- 10 gouttes diluées dans 1 cuillère à café de base pour bain à verser dans l'eau du bain.

Mes conseils d'utilisation

- *Cuisine :* 1 à 2 gouttes suffisent pour parfumer un dessert pour 5 personnes.
- *Relaxation :* étaler 2 gouttes sur les veines des poignets et les respirer profondément.
- *Massage apaisant et voluptueux :* 2 gouttes + 2 gouttes d'HE d'ylang-ylang diluées dans 2 cuillères à café d'HV de macadamia.
- *Soins cosmétiques :* ajouter 1 goutte dans la dose quotidienne de crème ou diluée dans 5 gouttes d'HV de rose musquée, appliquer sur le visage, le cou, le décolleté et masser doucement jusqu'à pénétration complète.

Ses contre-indications et mises en garde

- Risque de réactions allergiques, elle est plus ou moins dermocaustique.
- Elle est **phototoxique**.
- En raison de sa grande viscosité, elle ne passe pas dans le stilligoutte, l'utiliser sans. Il est nécessaire de réchauffer le flacon dans la main avant de s'en servir.
- Appellation « Sucre vanillé » = aromatisé avec une vraie gousse de vanille. « Sucre vanilliné » = aromatisé avec de la vanilline de synthèse.

VERVEINE CITRONNÉE

L'HE du bonheur

Verveine citronnelle, verveine odorante, verveine vraie
Lippia citriodora, Aloysia triphylla, Verbena triphylla
Famille : Verbénacées
Origine géographique Sud de la France, Maroc, Amérique centrale et du Sud, Argentine, Bolivie, Chili, Pérou, Équateur, Paraguay

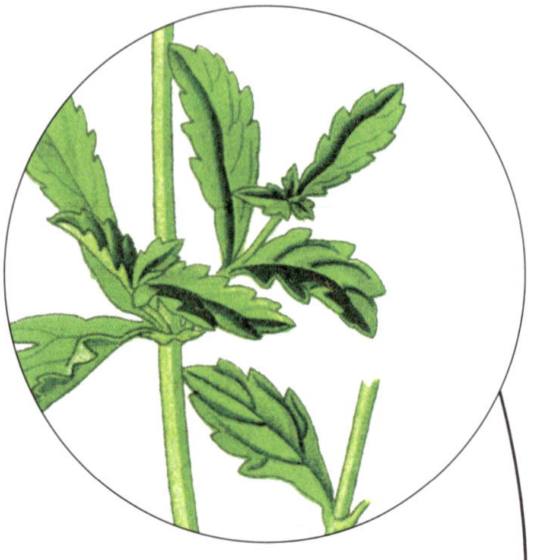

On extrait l'huile essentielle des feuilles

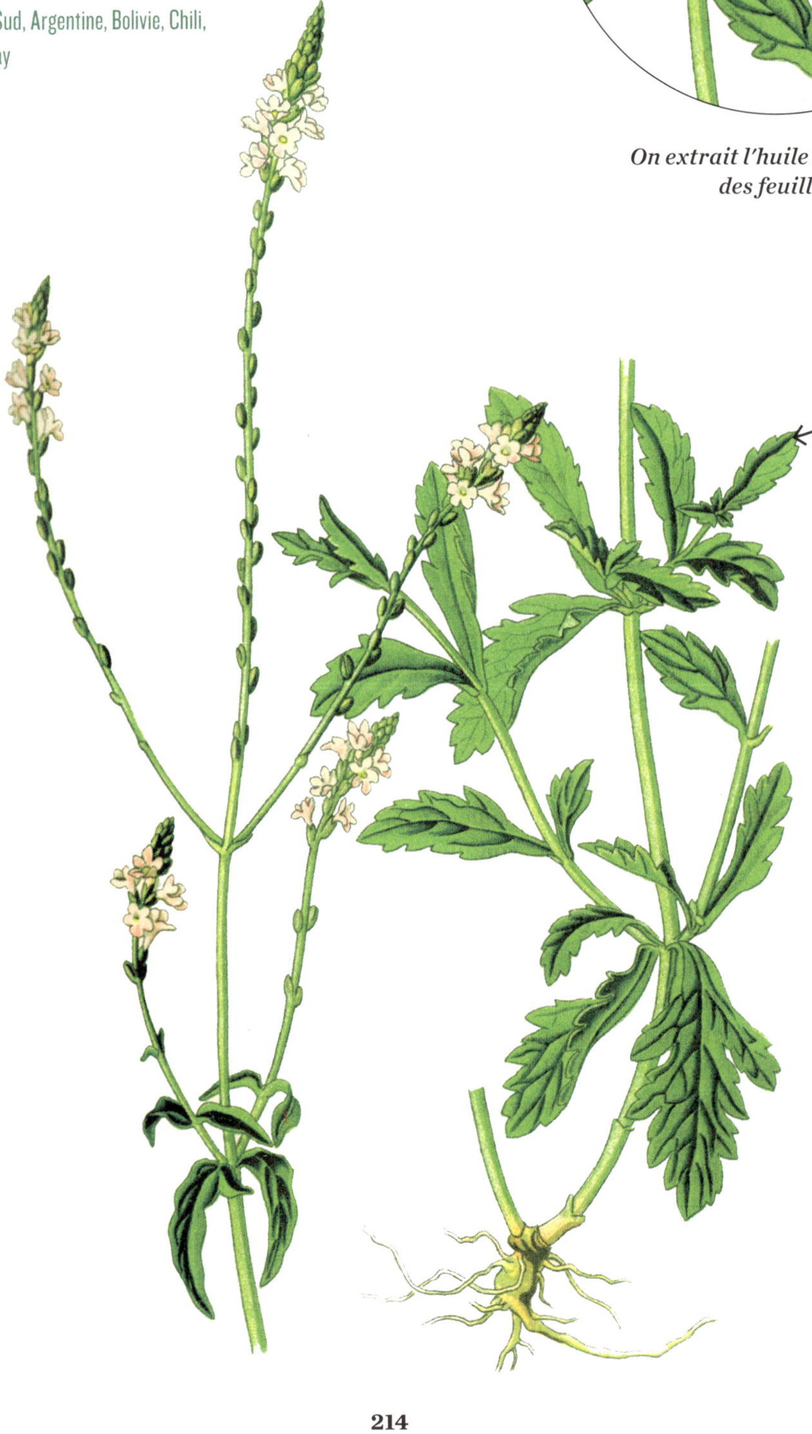

➔ Le végétal

Arbuste de 2 à 3 mètres de haut, poussant en altitude (2 000 mètres) en Amérique du Sud. Feuilles délicieusement parfumées en épis, groupées par trois, d'où son nom latin (*triphylla*). Fleurs au sommet de la tige. Utilisée depuis la nuit des temps par les Romains, les Grecs, les Égyptiens, remède universel au Moyen Âge, réputée depuis le XVIIIe siècle pour adoucir les chagrins d'amour, elle a toujours aidé à digérer et à se détendre en infusion. La verveine symbolise l'amour, l'immortalité, la paix, le sommeil, la beauté et la gaieté. Elle traduit un désir d'apprendre.

➔ L'huile essentielle

- *Organe distillé :* feuilles séchées.
- *Couleur :* incolore à jaunâtre.
- *Odeur :* très agréable, fraîche, douce, fortement citronnée, légèrement herbacée.

Sa composition biochimique

- Aldéhydes terpéniques 40 % : géranial, néral, citral, citronnellal
- Monoterpènes : limonène 20 % sabinène
- Alcools monoterpéniques : citronnellol, géraniol, nérol
- Monoterpènes : limonène, sabinène
- Sesquiterpènes : curcumène, farnésène, germacrène, caryophyllène
- Esters, furocoumarines, oxydes (1-8 cinéole), sesquiterpénols, cétones

Ses propriétés

- Tranquillisante et stimulante à la fois, équilibrante nerveuse. Calmante+, anxiolytique, sédative+++, apaisante+, calme les nerfs, somnifère, tonique nerveuse, antidépressive+++, neurorégulatrice ortho et para-sympathique+++, oriente l'humeur vers le beau fixe, permet d'assouplir les relations avec les autres, rend plus diplomate, aide à tourner la page, optimise concentration et mémorisation, aiguise l'esprit, inspirante.
- Puissante anti-inflammatoire+++ articulaire et cardiovasculaire, antinévralgique, antispasmodique
- Stimulante gonadique+++ (ovarienne et testiculaire), utérotonique
- Stimulante digestive++ (= eupeptique), stimulante pancréatique et vésiculaire, stimulante splénique, litholytique
- Hormon-like pancréatique, hormon-like thyroïdienne
- Cardiotonique, cardiorégulatrice

Ses indications

- Troubles psychosomatiques : asthme (prévention des crises), traitement de terrain, psoriasis, eczéma, troubles du rythme cardiaque d'origine nerveuse, troubles digestifs d'origine nerveuse
- Préparation aux examens : emmagasine et range les nouvelles acquisitions, aide à mémoriser
- Troubles psychiques, nerveux : angoisses+++, anxiété, stress+, fatigue nerveuse+, dépression nerveuse++++ avec prise de poids, dépression saisonnière, surmenage nerveux, troubles du sommeil, mauvaise qualité du sommeil, rumination, chagrin d'amour, manque d'entrain
- Affections intestinales et hépatiques sous influences psychiques : maladie de Crohn+, colite, cholécystite, entérocolite++, lithiase
- Fatigue cardiaque+, tachycardie+, hypertension artérielle, coronarite
- Préparation à l'accouchement, les derniers jours de grossesse
- Malaria = paludisme, amibiase
- Inflammation de l'appareil locomoteur
- Cystite colibacillaire, gravelle
- Divers troubles endocriniens : diabète

Ses voies d'utilisation et ses posologies

VOIE ORALE

• 1 goutte 3 fois par jour pendant 7 jours.

VOIE CUTANÉE

• 2 gouttes diluées dans 2 gouttes d'HV pour applications sur les plexus.
• Diluée à 20 % en synergie pour massages complets.

VOIE AÉRIENNE

• *Diffusion :* quelques gouttes en association avec d'autres HE calmantes pour relaxation profonde.
• *Flacon :* 3 à 4 inspirations profondes au flacon ouvert (elle est très onéreuse).

Mes conseils d'application

• *Dépression nerveuse :* 1 goutte sur 1 comprimé neutre à sucer ou dans 1 cuillère à café de miel à plonger dans une infusion de verveine 3 fois par jour pendant plusieurs semaines.
• *Préparation à un examen :* le soir, au coucher, après les révisions quotidiennes, appliquer 2 gouttes pures sur le front, entre les deux yeux.
• *Troubles de l'endormissement :* verser 2 gouttes dans ½ cuillère à café de miel de lavande à plonger dans l'infusion de verveine le soir au coucher.

Ses contre-indications et mises en garde

• **Phototoxique** et **dermocaustique**, la voie cutanée n'est donc pas la plus intéressante.
• Son action hormon-like fait qu'on l'oubliera pendant la grossesse et l'allaitement et en cas de cancer hormono-dépendant.
• Attention aux falsifications : très onéreuse, prête le flanc à toutes supercheries.

Mon avis

• En diffusion, on la remplacera par la litsée citronnée, voisine et tellement moins chère.
• En revanche, la voie orale sera indispensable dans le cas de la déprime, par exemple (1 seule goutte par prise suffira).
• Elle est très active sur le psychisme en usage prolongé.
• On aura intérêt à ajouter 1 goutte de verveine dans chaque synergie destinée au mental : elle permet la respiration énergétique, elle nourrit le corps énergétique pour le guérir.

Associations suggérées

• *Antidépressives :* camomille romaine, bergamote.

VÉTIVER

HE de la tranquillité
Tonique psychique et glandulaire, circulatoire et cutanée

Vétiver Bourbon

Vetiveria zizano des

Famille : Poacées, Graminées

Origine géographique : La Réunion Madagascar, Java, Inde, Indonésie, Malaisie, Ceylan, Ha ti, Les Comores, Les Cara bes, Égypte, Kenya, Brésil, Chine, Japon

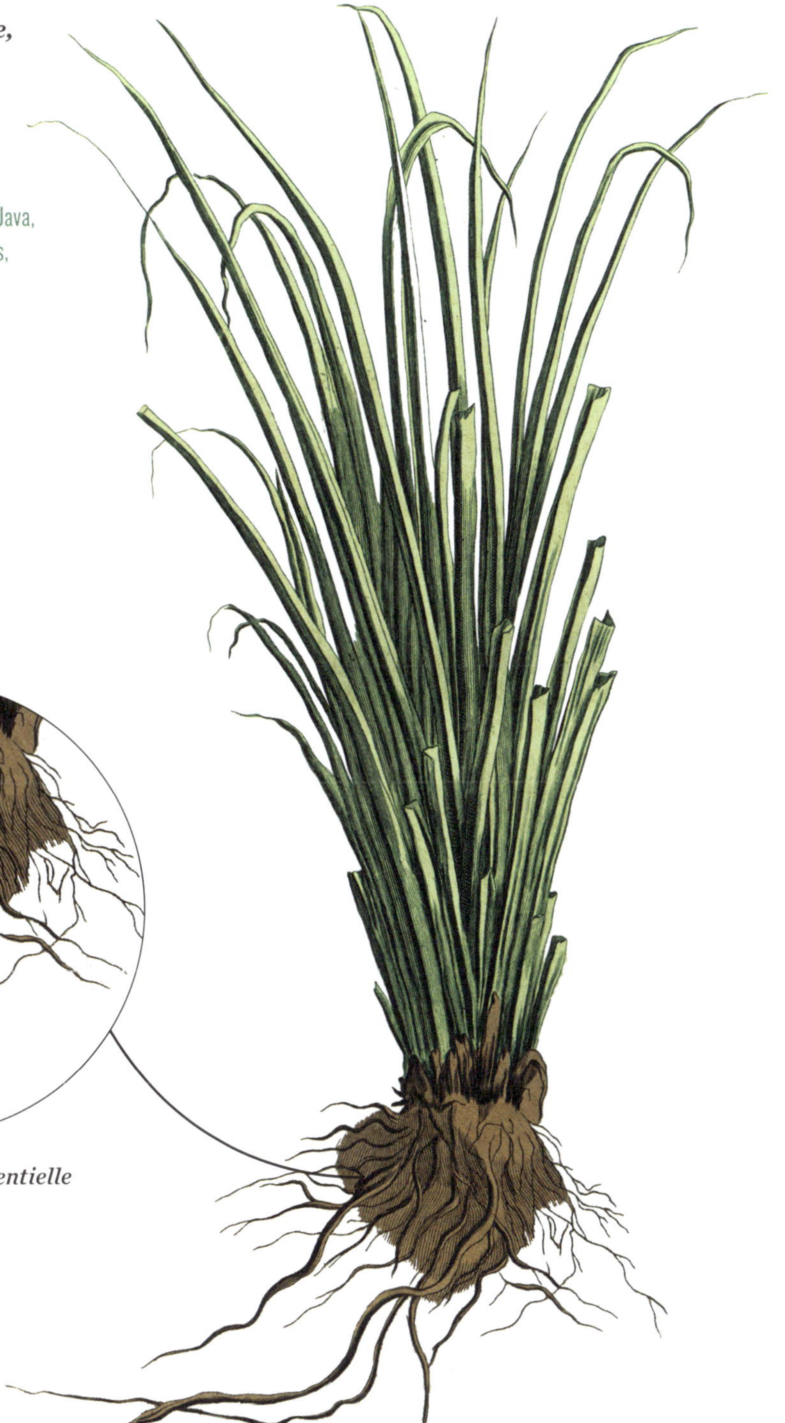

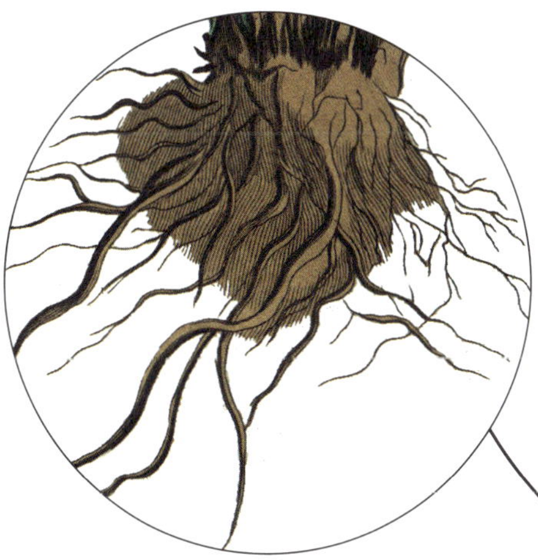

On extrait l'huile essentielle des racines

➲ Le végétal

Haute plante graminée buissonnante des tropiques, très résistante à la sécheresse comme aux inondations. Très longues feuilles étroites. Rhizome enraciné très profondément en terre, très aromatique.

➲ L'huile essentielle

• *Organe distillé :* racine fraîche ou séchée.
• *Couleur :* brune rougeâtre.
• *Odeur :* boisée, épicée, terreuse, balsamique, avec une note fruitée.
• Très visqueuse, la diluer avec d'autres, éviter les stilligouttes trop fins.
• Très utilisée par la parfumerie pour les parfums et cosmétologie (lotions de rasage) pour hommes.

Sa composition biochimique

• Alcools sesquiterpéniques 35 % : vétivénol, élémol, eudesmol, khusimol
• Sesquiterpènes 50 % : vétivène...
• Cétones sesquiterpéniques : vétivénones...
• Esters mono et sesquiterpéniques : acétate de vétivényle
• Acides

Ses propriétés

• Actions sur le psychisme : sédative puissante, profondément apaisante, rassurante, réconfortante, protectrice, tranquillisante. Tonique nerveuse : euphorisante, revitalisante, insuffle l'énergie vitale. Stabilisante psychique : apporte sécurité, enracinement, aide à concrétiser ses objectifs, recentre, enracine, donne confiance en soi
• Stimulante glandulaire et endocrinienne : foie, pancréas, ovaires
• Décongestionnante hépatique, emménagogue
• Stimulante circulatoire+++ artérielle et veineuse, et de la microcirculation cutanée. Décongestionnante lymphatique et veineuse, régénératrice cutanée
• Antibactérienne, antimycosique, immunostimulante
• Anti-inflammatoire, spasmolytique, analgésique
• Aphrodisiaque

Ses indications

• Troubles nerveux et psychiques : stress, nervosité, surexcitation, angoisses profondes, manque de confiance en soi, hypocondrie, besoin de plus de sérénité, comportement distrait, incohérent, peur de l'avion, du dentiste... phobies, troubles du sommeil, troubles addictifs, sevrages, épuisement psychique, abattement, perte d'appétit et de poids, dépression postnatale
• Troubles de la concentration, nuits agitées, troubles du rythme cardiaque d'origine nerveuse, démangeaisons d'origine nerveuse
• Troubles glandulaires
• Coronarite+, vascularite+++ : insuffisance coronarienne+
• Insuffisance hépatique, urticaire, insuffisance pancréatique
• Cycle féminin irrégulier, règles absentes ou insuffisantes, douloureuses, syndrome de la ménopause
• Impuissance, frigidité
• Immunodépression+++
• Troubles circulatoires : jambes lourdes, varices, phlébite, hémorroïdes, extrémités froides
• Infections fongiques à *C. albicans*

Ses voies d'utilisation et ses posologies

VOIE ORALE

• 1 goutte 3 fois par jour pendant 7 jours.

VOIE CUTANÉE

• 2 gouttes pures sur le plexus, en massage de la plante des pieds.
• Diluée à 20 % pour massages des jambes.
• Associée à la lavande officinale, l'ylang-ylang, l'encens pour un massage complet.

VOIE AÉRIENNE

• *Diffusion :* en synergie avec autres racines et bois – cyprès de Provence, patchouli, bois de rose.

EN BAIN

• 10 gouttes diluées dans 1 cuillère à café de base pour bain à verser dans l'eau du bain.

Mes conseils d'utilisation

• *Antimites :* poser 4 gouttes sur une pierre poreuse ou un coton dans les armoires. Renouveler le traitement toutes les semaines.
• *Veille d'examen :* verser 10 gouttes diluées dans 1 cuillère à café de base pour bain dans la baignoire remplie d'eau chaude. Y rester 30 minutes avant de se sécher sans se rincer.
• *Nuits peu récupératrices :* verser 10 gouttes diluées dans 1 cuillère à café de base pour bain dans l'eau du bain. Y rester 30 minutes dans la soirée avant de se sécher sans se rincer.
• *Régulation psychique :* appliquer 2 gouttes pures sur la plante des pieds, le plexus et les poignets.

Ses contre-indications et mises en garde

• Prudence si cancer hormono-dépendant (sesquiterpénols).

YLANG-YLANG TOTUM

La fleur des fleurs, aphrodisiaque, très sensuelle et relaxante

Ylang-ylang extra
Cananga odorata genuina, Unona odorantissimum
Famille : Anonacées
Origine géographique : Asie du Sud-Est, Madagascar, La Réunion (excellente qualité), Indonésie, Philippines, Les Comores, Mayotte, Les Seychelles

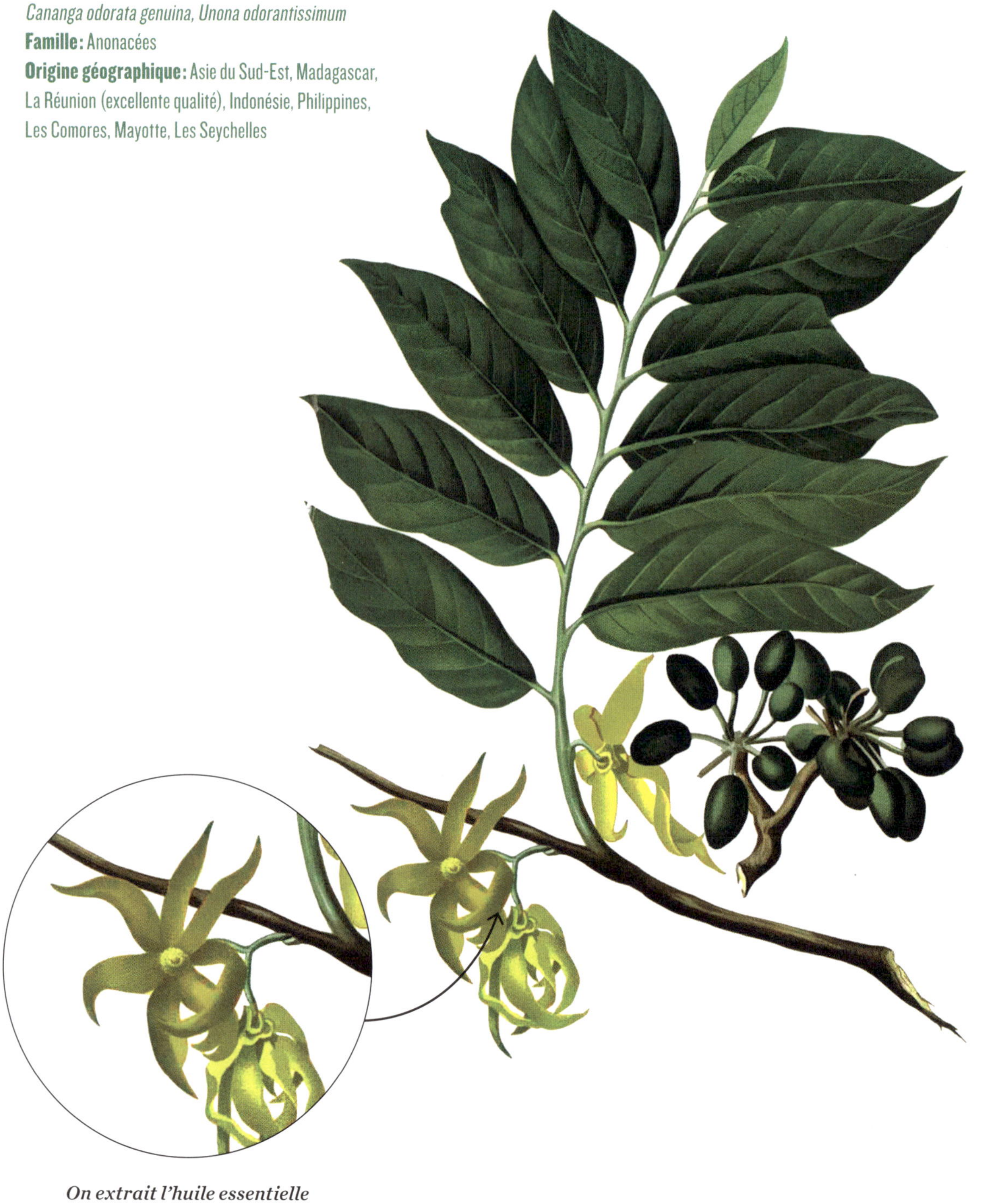

On extrait l'huile essentielle des fleurs

➲ Le végétal

Arbre sauvage des forêts chaudes et humides d'Asie du Sud-Est et cultivé dans les îles du Pacifique. Écorce grise, branches volontairement tordues vers le sol pour faciliter la récolte. Feuilles disposées horizontalement, bien régulièrement. Fleurs jaunes, en grappes, pétales en forme de lanières, très odorants. La cueillette se fait le matin avant le lever du jour pour obtenir un maximum d'huile essentielle. En Asie, la fleur d'ylang est utilisée depuis longtemps pour la beauté du corps et du cheveu et dans une grande partie de l'Indonésie la coutume est de répandre des fleurs d'ylang-ylang sur le lit des jeunes mariés pour leur nuit de noces.

➲ L'huile essentielle

• *Organe distillé :* fleurs fraîches.
La distillation se fait en 5 temps, fournissant, selon la durée, 5 qualités d'HE différentes pour des usages différents (parfumerie, cosmétiques...). Elle est « complète » pour l'aromathérapie (durée de l'opération : 20 heures).
• *Couleur :* jaune clair à caramel.
• *Odeur :* florale puissante, chaude, sucrée, entêtante, capiteuse, voire un peu écœurante, rappelant le monoï (macération d'ylang-ylang dans l'huile de coco), les fleurs tropicales, les vahinés, les vacances. HE adulée des parfumeurs s'il en est, mais aussi des aromathérapeutes. Très utilisée en parfumerie pour son odeur florale puissante, très féminine. Très érotique.
• Totum veut dire qu'on extrait la totalité des molécules aromatiques contenues dans l'essence.

Sa composition biochimique

• Alcools monoterpéniques : linalol 55 %, géraniol
• Phénol méthyl éthers : p-crésol 15 %
• Esters 20 % : acétates de géranyle, de benzyle, benzoate de benzyle
• Sesquiterpènes : α-farnésène, germacrène D, β-caryophyllène
• Sesquiterpénols, phénols (très peu)

Ses propriétés

• Équilibrante nerveuse+++, équilibrante du système neurovégétatif+++: anxiolytique+++, apaisante, réconfortante, profondément relaxante, aide à décompresser en fin de journée, réjouit, détend, rend euphorique, induit la bonne humeur, procure un sentiment de chaleur et de sécurité. Désinhibante : permet la communication, incite à lâcher prise, aide les introvertis à s'extérioriser, libère les tensions, décrispe, calme les colères, efface le sentiment de frustration, stimule l'intuition, la créativité
• Tonique physique, mentale, sexuelle+++
• Érotisante, aphrodisiaque++ : permet d'aborder la sexualité sans aucune culpabilité ni blocage, donne envie de jouir de tout dans la vie
• Anti-inflammatoire, superbe antalgique, soulage les douleurs profondes, lancinantes, antispasmodique+++, régulatrice du système cardiovasculaire, hypotensive, antiarythmique
• Immunomodulante
• Dermatologique, régulatrice des glandes sébacées, tonique cutanée+ et capillaire (du cuir chevelu), antiprurigineuse, parasiticide cutanée

Ses indications

• Dystonie neurovégétative, insomnies++, cauchemars++, stress chronique, anxiété, inquiétude et angoisses profondes, peurs, attaques de panique, phobies, sentiment de solitude, choc émotionnel, épilepsie,

hystérie, épuisement professionnel, épisodes dépressifs, crise pubertaire, troubles addictifs, anorexie
• Asthénie sexuelle+, frigidité+++ (féminine), impuissance+++ (masculine)
• Douleurs profondes, chroniques, lancinantes, douleurs dues au cancer, douleurs de fin de vie, maux de ventre d'origine nerveuse
• Troubles menstruels, syndrome prémenstruel, de la ménopause
• Troubles du rythme cardiaque, hypertension artérielle+, extrasystoles, tachycardies, arythmie, palpitations
• Diabète
• Soins de la peau et des cheveux : peau terne, manquant d'éclat, peau grasse, démangeaisons, vergetures, atrophie du cuir chevelu, cheveux atones, chute de cheveux due à la pollution ou au stress
• Fatigue générale, physique, psychique, sexuelle
• Douleurs de l'appareil locomoteur : arthrose, arthrite, tendinite, claquage musculaire, contractures, courbatures
• Désintoxication (toxicomanie)

Ses voies d'utilisation et ses posologies

VOIE ORALE (PERLINGUALE)

• 2 gouttes sous la langue 3 fois par jour pour apaiser peurs et phobies.

VOIE CUTANÉE

• 2 gouttes pures sur le plexus nerveux.
– Diluée à 10 % dans une HV, en synergie avec d'autres HE pour les massages amoureux : 2 gouttes + 5 gouttes d'HE de vétiver, patchouli ou santal diluées dans ½ cuillère à café d'huile végétale.

VOIE AÉRIENNE

• *Diffusion :* 2 à 3 gouttes dans une synergie de 10 gouttes pour une atmosphère de détente voire langoureuse.

EN BAIN DÉTENTE

• 5 gouttes + 10 gouttes d'HE de vétiver diluées dans 1 cuillère à café de base pour bain à verser dans l'eau du bain. Y rester 20 minutes. Se sécher sans se rincer.

Mes conseils d'utilisation

• *Tonique capillaire pour chute de cheveux, cheveux ternes, sans éclat :* 1 goutte dans la dose quotidienne de shampooing, laisser poser 2 minutes avant de rincer.
• *Pour pimenter la vie sexuelle du couple :* appliquer 5 gouttes diluées dans 1 cuillère à café d'HV de calophylle en massages du bas du dos, ou 10 gouttes diluées dans 1 cuillère à soupe d'HV de calophylle pour un massage corporel intégral.
• *Douleurs musculaires :* appliquer 2 gouttes + 2 gouttes d'HE de lavande officinale diluées dans 10 gouttes d'HV de noisette en massage des muscles 2 fois par jour.
• *Arthrose :* appliquer 2 gouttes + 2 gouttes d'HE de lemongrass+ 2 gouttes d'HE de gaulthérie diluées dans 10 gouttes d'HV de noisette en massage des articulations douloureuses 2 fois par jour.
• *Cauchemars :* appliquer 2 gouttes sur la nuque au coucher.
• *Insomnies :* appliquer 2 gouttes sur les veines des poignets + diffuser 2 gouttes+ 8 gouttes d'ess. de mandarine au coucher.

Ses contre-indications et mises en garde

• S'utilise toujours en très petite quantité au sein d'une synergie pour canaliser l'odeur entêtante : peut provoquer maux de tête, nausées.

Associations suggérées

• *Sédatives :* lavande, patchouli, santal, petit grain bigarade, essences d'agrumes.
• *Odeur :* encens, santal, pins.

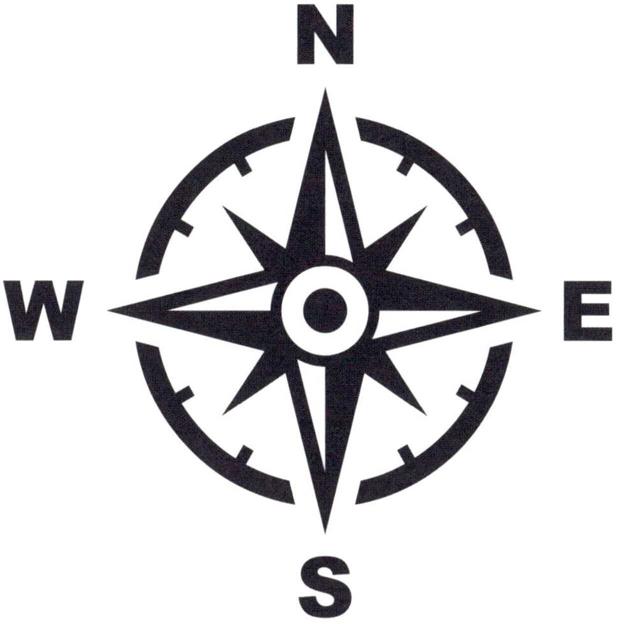

LES GPS AROMA

Tel un GPS dans votre voiture ou sur votre smartphone, nos GPS aroma vous guident pour choisir exactement l'huile essentielle (ou les 2 ou 3 principales) qui convient à votre problème.

Loin du « prêt-à-porter » aroma classique, vous trouverez ici des conseils précis pour chaque besoin. Par exemple, en cas de blessure on n'utilise pas la même huile essentielle selon que la plaie saigne ou non, est infectée ou non…

Lisez bien chacune des propositions avant de choisir la vôtre.

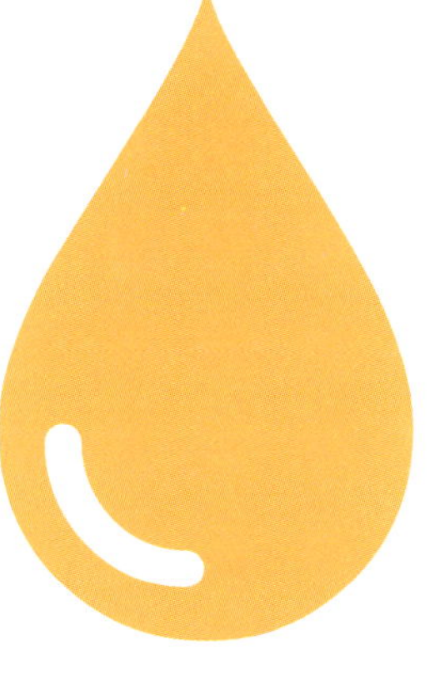

GPS PEAU

Les huiles essentielles peuvent être d'un grand secours pour « apaiser le feu », calmer des démangeaisons, traiter l'acné ou une mycose...

ATTENTION À TOUJOURS :

1. faire un test au pli du coude pour vérifier que vous tolérez bien cette HE,
2. bien la diluer dans l'huile végétale adéquate si application sur de grandes surfaces.

BLESSURE

INFECTÉE :
arbre à thé

QUI SAIGNE :
géranium rosat

NON INFECTÉE :
lavande officinale

BOUTON

ACNÉ, FURONCLE :
arbre à thé,
lavande aspic

HERPÈS :
niaouli, ravintsara,
lavande aspic

POINTS NOIRS :
géranium rosat,
eucalyptus citronné,
petit grain bigaradier

ROUGEOLE VARICELLE :
bois de Hô,
ravintsara

FURONCLE :
arbre à thé

MOUSTIQUE ET INSECTES :
lavande aspic

IRRITATIONS DÉMANGEAISONS

- **ALLERGIQUES :** camomille romaine
- **ENTRE LES DOIGTS, LES ORTEILS :** palmarosa, géranium rosat
- **SANS RAISON :** géranium rosat
- **RADIOTHÉRAPIE :** niaouli, arbre à thé
- **ANALES :** camomille romaine

ECZÉMA PSORIASIS

- **SEC :** lavande officinale, géranium rosat
- **SUINTANT :** géranium rosat, bois de Hô

ONGLES

- **INCARNÉS :** arbre à thé
- **MYCOSE :** arbre à thé

BÉBÉ ENFANT

- **FESSES IRRITÉES :** bois de Hô
- **CROÛTES DE LAIT :** bois de Hô
- **IMPÉTIGO :** géranium rosat, arbre à thé

GPS BEAUTÉ CORPS

Notre corps est moins exposé aux regards que notre visage, et alors ? Est-ce vraiment une bonne raison pour l'ignorer et le laisser se couvrir de peau sèche, de vergetures ? Et puisque nous sommes le capitaine du navire, à nous de ne pas le laisser dériver vers ce naufrage de la vieillesse dont parle Chateaubriand. Et que je ne voie personne se laisser aller !

PEAU

VARICOSITÉS : lentisque pistachier, hélichryse italienne

VERGETURES : ciste ladanifère, lavande aspic, géranium rosat

GOMMAGE DU CORPS : eucalyptus mentholé, romarin à verbénone

IRRITATION APRÈS ÉPILATION : eucalyptus citronné

DÉODORANT AISSELLES : palmarosa, géranium rosat

SILHOUETTE

- **VENTRE PLAT :** géranium rosat, cèdre de l'Atlas
- **CULOTTE DE CHEVAL :** cèdre de l'Atlas, genévrier
- **LAIT CORPOREL RAFFERMISSANT :** rose de Damas, bois de Hô
- **CELLULITE, PEAU D'ORANGE :** genévrier commun, pamplemousse, cèdre de l'Atlas
- **SEINS QUI TOMBENT :** ciste ladanifère, myrte vert
- **BOURRELETS :** hélichryse italienne, sauges

PIEDS & MAINS

- **ONGLES CASSANTS, QUI SE DÉDOUBLENT :** citron
- **TACHES SUR LES MAINS :** livèche, citron
- **PEAU SÈCHE :** citron, géranium rosat
- **PEAU CRAQUELÉE, CALLOSITÉS :** eucalyptus citronné, épinette noire
- **PIED D'ATHLÈTE :** arbre à thé, palmarosa
- **DÉODORANT :** menthe poivrée, palmarosa

GPS STRESS ET BIEN-ÊTRE

Certaines huiles essentielles peuvent aider à vous relaxer, vous concentrer, vous stimuler, chasser les idées noires... tout cela grâce à des molécules naturelles bien particulières. Choisissez bien votre HE pour un maximum d'efficacité mentale et psychologique !

ÉCOLE TRAVAIL

- **BOULE DANS LA GORGE :** marjolaine des jardins
- **FATIGUE PSYCHIQUE :** basilic exotique
- **NERVOSITÉ :** mandarine, orange douce
- **SUSCEPTIBILITÉ :** camomille romaine
- **PHOBIE SCOLAIRE :** camomille romaine
- **TIMIDITÉ, DIFFICULTÉ À S'IMPOSER :** laurier noble

EXAMENS

- **TRAC :** mandarine
- **CONCENTRATION :** basilic exotique
- **CONFIANCE EN SOI :** laurier noble

DÉPRIME

FATIGUE NERVEUSE : camomille romaine, ylang-ylang

DÉPRESSION : verveine odorante, litsée citronnée

MAUVAIS SOMMEIL

TROUBLES DE L'ENDORMISSEMENT : lavande officinale, ylang-ylang, camomille romaine

RÉVEILS NOCTURNES : petit grain bigaradier

CAUCHEMARS : camomille romaine

RELATIONS

IRRITABILITÉ : mandarine, lavande officinale

CAPRICES : camomille romaine

AGRESSIVITÉ : lavande officinale, orange douce, camomille romaine, néroli

PEUR DES AUTRES : laurier noble, romarin à verbénone

ANGOISSE : petit grain bigaradier, camomille romaine

GPS DOULEURS

Certaines huiles essentielles sont anesthésiantes, antalgiques, antispasmodiques, anti-inflammatoires. D'autres sont antiseptiques et cicatrisantes. Ensemble elles font un bon travail pour prodiguer les premiers soins, voire régler le problème s'il est mineur. Évidemment, faites preuve de bon sens : parfois une consultation est indispensable, par exemple en cas de carie (dentiste), de membre cassé évidemment, de colique néphrétique, de brûlure sur une grande superficie… Mais la plupart des bobos courants capitulent face à la puissance des huiles essentielles.

Douleurs appareil locomoteur

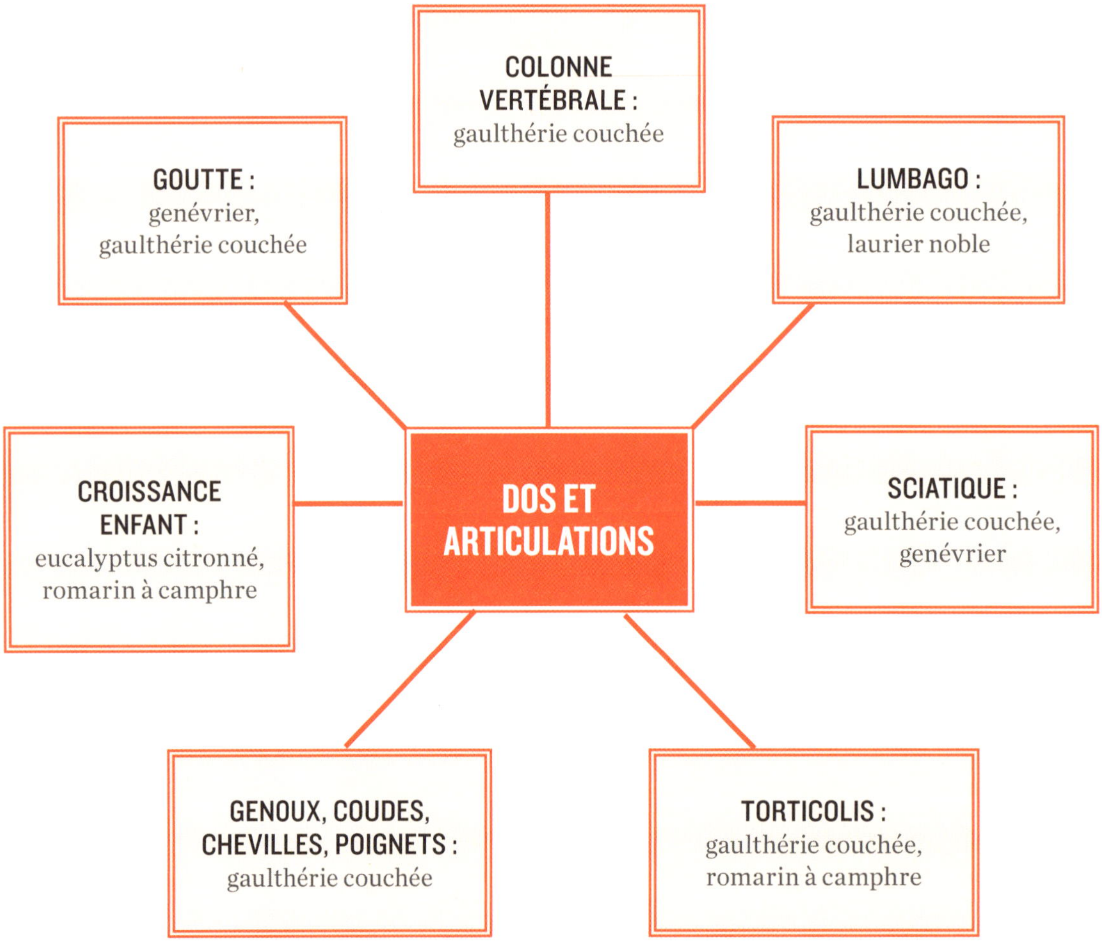

MUSCLES ET TENDONS

- **TENDINITE :** eucalyptus citronné, gaulthérie couchée
- **CONTRACTURE, FATIGUE MUSCULAIRE (APRÈS SPORT, DÉMÉNAGEMENT…) :** romarin à camphre, eucalyptus citronné
- **CRAMPE :** eucalyptus citronné
- **COURBATURE :** romarin à camphre

SPORT

- **CHUTES (SKI, VÉLO, CHEVAL…) :** romarin à camphre, laurier noble, hélichryse italienne (bleu), arbre à thé (plaie)
- **CHEVILLE TORDUE, ENTORSE :** hélichryse italienne
- **« ELBOWS » (TENNIS, GOLF) :** gaulthérie couchée, romarin à camphre

Douleurs dents, tête, névralgies…

DENTS ET BOUCHE

CARIE, ABCÈS, INFECTION :
giroflier, laurier noble

POUSSÉE DENTAIRE :
camomille noble

DOULEUR :
giroflier (en attendant la consultation)

GINGIVITE, APHTE :
menthe poivrée, laurier noble

TÊTE ET NÉVRALGIES

MAL DE TÊTE, MIGRAINE :
menthe poivrée, gaulthérie couchée

BRÛLURE :
camomille romaine, menthe poivrée, lavande aspic

NÉVRALGIE FACIALE :
camomille romaine, menthe poivrée

ZONA :
niaouli, ravintsara, menthe poivrée

DOIGT COINCÉ :
hélichryse italienne

AVEC PLAIE :
arbre à thé

COUPS ET ACCIDENTS

CHUTE :
hélichryse italienne

BAGARRE :
hélichryse italienne

COLIQUE NÉPHRÉTIQUE :
estragon,
camomille romaine

DOULEURS PROFONDES

COLIQUE HÉPATIQUE :
menthe poivrée,
mélisse

GPS GROSSESSE

Nausées, jambes lourdes, fatigue, baisse de libido… les femmes enceintes sont souvent sujettes à des petits maux quotidiens. Hélas, de nombreux médicaments leur sont interdits ! Bien choisies et bien utilisées grâce aux conseils de ce guide, les huiles essentielles soignent et apaisent sans risque pour la maman ni son bébé (contrairement aux idées reçues). À condition de les trier sur le volet et de les utiliser par les voies d'administration autorisées !

DIGESTION*

- **NAUSÉES :** citron, gingembre
- **BALLONNEMENTS :** citron, gingembre
- **MAL DES TRANSPORTS :** citron, gingembre
- **REFLUX :** citron
- **CONSTIPATION :** gingembre

* À avaler : 1 goutte sous la langue ou sur un comprimé neutre 5 fois par jour maximum.

CIRCULATION

- **JAMBES LOURDES :** lentisque pistachier, hélichryse italienne
- **HÉMORROÏDES :** lentisque pistachier
- **HYPERTENSION :** ylang-ylang, lavande officinale

GROSSESSE SEREINE

RHUME DES FOINS : camomille romaine

AIDE À LA FERTILITÉ : rose de Damas

ANGOISSE, INSOMNIE, STRESS : petit grain bigaradier, ylang-ylang, lavande officinale

RHUME, GRIPPE : ravintsara et eucalyptus radié (toute infection respiratoire)

MASQUE DE GROSSESSE : céleri, citron

MAL DE DOS : gaulthérie couchée, eucalyptus citronné

CANDIDOSE VAGINALE : thym à linalol, arbre à thé

ACCOUCHEMENT

PÉRIDURALE (PEUR) : camomille romaine

DÉPRESSION IMPORTANTE : rose de Damas, néroli

ÉPISIOTOMIE (CICATRISATION) : arbre à thé, lavande aspic

BABY ET MUMMY BLUES : verveine citronnée, bergamote

AIDE À L'ACCOUCHEMENT : sauge sclarée, ylang-ylang, hélichryse italienne

ALLAITEMENT

PLUS DE LAIT :
fenouil doux,
badiane, sauge sclarée

CONGESTION MAMMAIRE, SEINS DOULOUREUX :
ciste ladanifère,
camomille romaine

SEVRAGE :
romarin à camphre,
menthe poivrée

CREVASSE, ABCÈS :
lavande aspic,
ciste ladanifère

GPS ENFANTS (+ DE 30 MOIS)

Contrairement aux idées reçues, on peut parfaitement soigner ses enfants avec l'aromathérapie. C'est même particulièrement recommandé, notamment pour traiter les infections respiratoires récidivantes (qui, du coup, récidivent nettement moins) et les petits troubles nerveux. Attention : il est indispensable de « piocher » exclusivement parmi les huiles essentielles conseillées sur ces deux pages. En effet, certaines huiles essentielles sont réservées aux adultes, et donc interdites aux enfants. Rappel : l'enfant n'est pas un adulte en miniature, n'appliquez pas les mêmes conseils aroma que ceux donnés aux adultes, « en divisant la dose par deux », ça ne fonctionne pas du tout comme cela.

BIEN-ÊTRE

AGITATION, HYPERACTIVITÉ : lavande officinale, mandarine

PIPI AU LIT : cyprès de Provence, mandarine

PEURS, ANGOISSE, ANXIÉTÉ : camomille romaine

DÉPRIME : verveine citronnée, litsée citronnée

CAUCHEMARS : lavande officinale, camomille romaine

AGRESSIVITÉ : rose de Damas, néroli

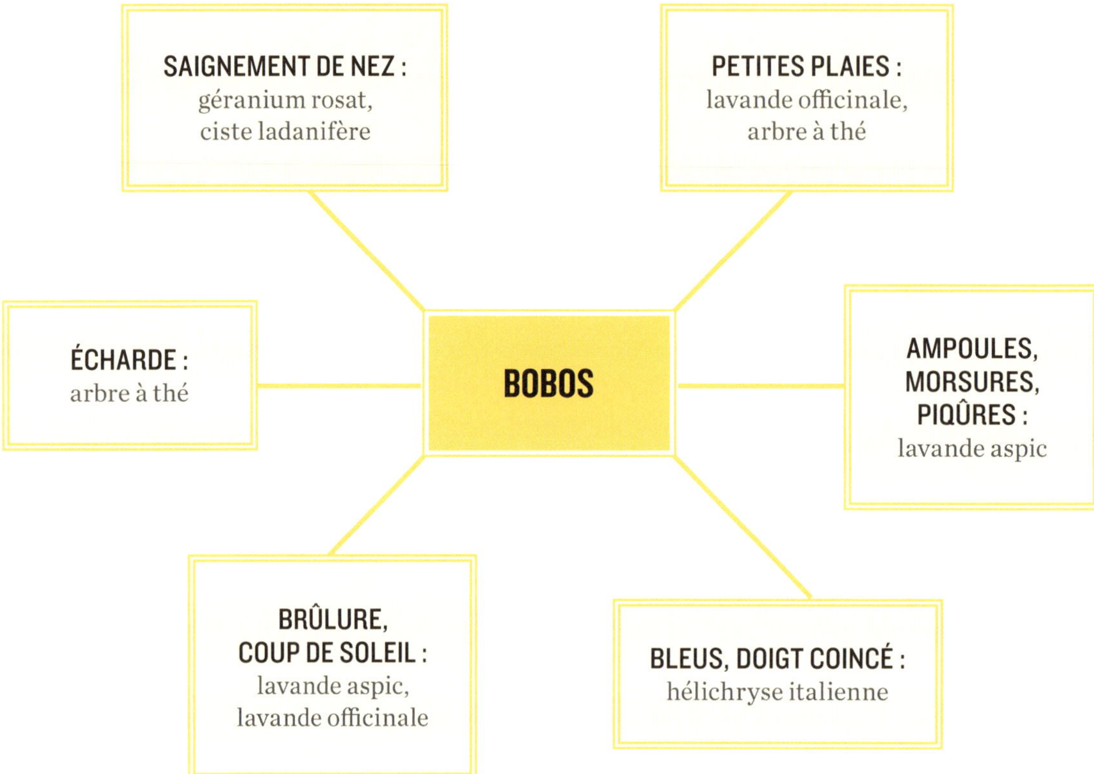
BOBOS
SAIGNEMENT DE NEZ : géranium rosat, ciste ladanifère
PETITES PLAIES : lavande officinale, arbre à thé
ÉCHARDE : arbre à thé
AMPOULES, MORSURES, PIQÛRES : lavande aspic
BRÛLURE, COUP DE SOLEIL : lavande aspic, lavande officinale
BLEUS, DOIGT COINCÉ : hélichryse italienne

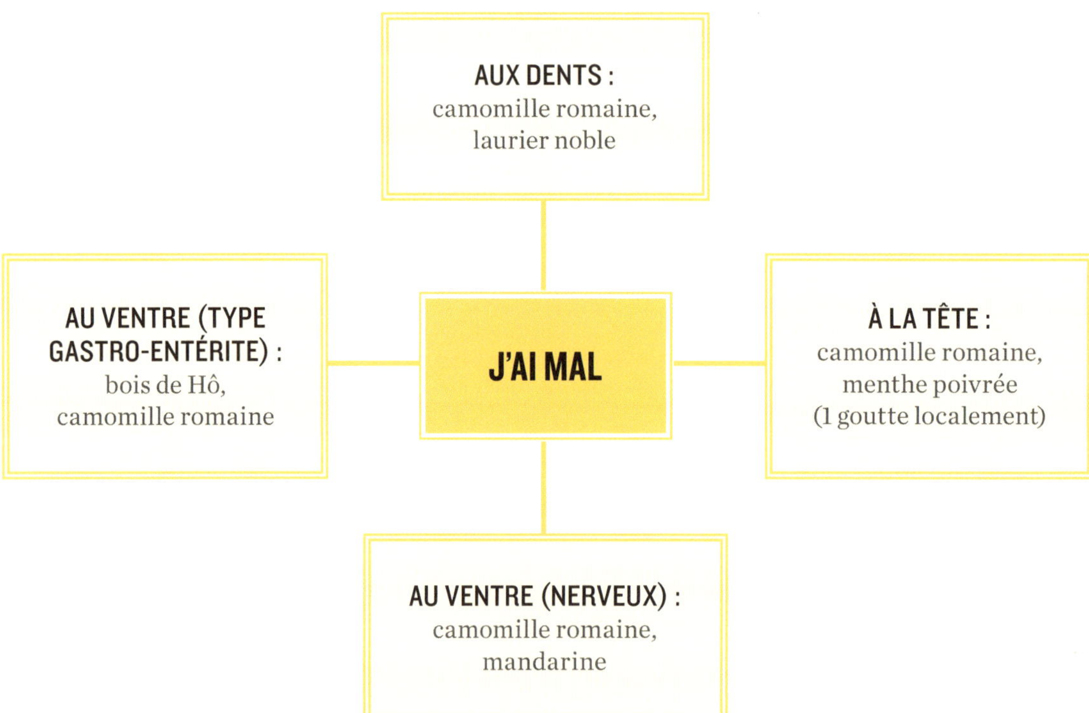
J'AI MAL
AUX DENTS : camomille romaine, laurier noble
AU VENTRE (TYPE GASTRO-ENTÉRITE) : bois de Hô, camomille romaine
À LA TÊTE : camomille romaine, menthe poivrée (1 goutte localement)
AU VENTRE (NERVEUX) : camomille romaine, mandarine

INFECTIONS ORL ET RESPIRATOIRES

- **RENFORT DES DÉFENSES IMMUNITAIRES :** ravintsara, bois de Hô
- **ANGINE :** thym à thujanol, arbre à thé
- **BRONCHITE :** eucalyptus radié, thym à linalol
- **COQUELUCHE :** cyprès de Provence, ravintsara
- **RHUME :** eucalyptus radié, ravintsara
- **RHINO-PHARYNGITE :** eucalyptus radié, bois de Hô
- **OTITE :** eucalyptus radié, niaouli

DIGESTION

- **VOMISSEMENTS, NAUSÉES :** citron, gingembre
- **DIARRHÉE :** hydrolat de cannelle ou/et de sarriette
- **« J'AI PAS FAIM » :** camomille romaine
- **VERS (OXYURES, ASCARIS) :** camomille romaine, arbre à thé
- **CONSTIPATION :** gingembre

PEAU

ECZÉMA, PSORIASIS : camomille romaine, géranium rosat

MALADIES ÉRUPTIVES : ravintsara, camomille romaine

IMPÉTIGO : arbre à thé, géranium rosat

POUX : lavandin super

GPS MINCEUR ET DÉTOX

Seules, les huiles essentielles n'ont jamais fait maigrir personne. En revanche, elles peuvent être d'un grand secours pour vous aider à contrôler votre appétit, à stimuler une circulation sanguine paresseuse et à désengorger les tissus. Autrement dit, elles liftent la silhouette et favorisent une dynamique générale antikilos.

BRÛLE-GRAISSES

- **DOUCHE :** pamplemousse
- **THERMOS JOURNÉE :** cannelle de Ceylan, giroflier, citron
- **AVANT SPORT :** cèdre de l'Atlas, genévrier
- **EXCÈS D'APPÉTIT :** cannelle de Ceylan, giroflier

ZONES GONFLÉES

- **PIEDS, CHEVILLES :** cyprès de Provence, hélichryse italienne
- **« GROS BRAS » :** hélichryse italienne, lentisque pistachier
- **SYNDROME PRÉMENSTRUEL :** genévrier, sauge sclarée
- **JAMBES GONFLÉES « EN POTEAU » :** lentisque pistachier, hélichryse italienne

MÉTABOLISME

- **TOX, « INTOXINATION GÉNÉRALE » (SENSATION D'ÊTRE GRAS, ENGLUÉ, BOUFFI) :** citron, romarin à verbénone
- **FOIE ENGORGÉ (NAUSÉES, ABUS…) :** livèche, romarin à verbénone, citron
- **PRÉDIABÈTE :** géranium bourbon
- **TRAITEMENT QUI « FAIT GROSSIR » :** citron, romarin à verbénone
- **HYPOTHYROÏDIE :** giroflier, myrte vert

SPÉCIAL FEMMES

- **CELLULITE :** genévrier commun, pamplemousse, cèdre de l'Atlas
- **APRÈS LA GROSSESSE :** citron, livèche
- **CONSTIPATION :** gingembre
- **À LA MÉNOPAUSE :** sauge sclarée

GPS SENIORS

Ce n'est pas facile pour un enfant de grandir, mais ce n'est pas non plus facile, plus tard, de vieillir. Petits tracas en tout genre, douleurs plus ou moins gênantes, stress et déprime… le temps qui passe ne rend pas seulement sage, il endommage aussi la «machine». Pourtant, nombre de ces problèmes courants peuvent être atténués (voire éliminés pour plusieurs d'entre eux), grâce à une meilleure hygiène de vie et à l'utilisation de certaines huiles essentielles. Quelques-unes sont fortement anti-inflammatoires, d'autres aident à dormir, d'autres encore boostent la circulation ou donnent un coup de fouet salutaire (muscles, entrain, mémoire…). Hauts les cœurs, quel que soit votre âge, il reste tant de choses à découvrir !

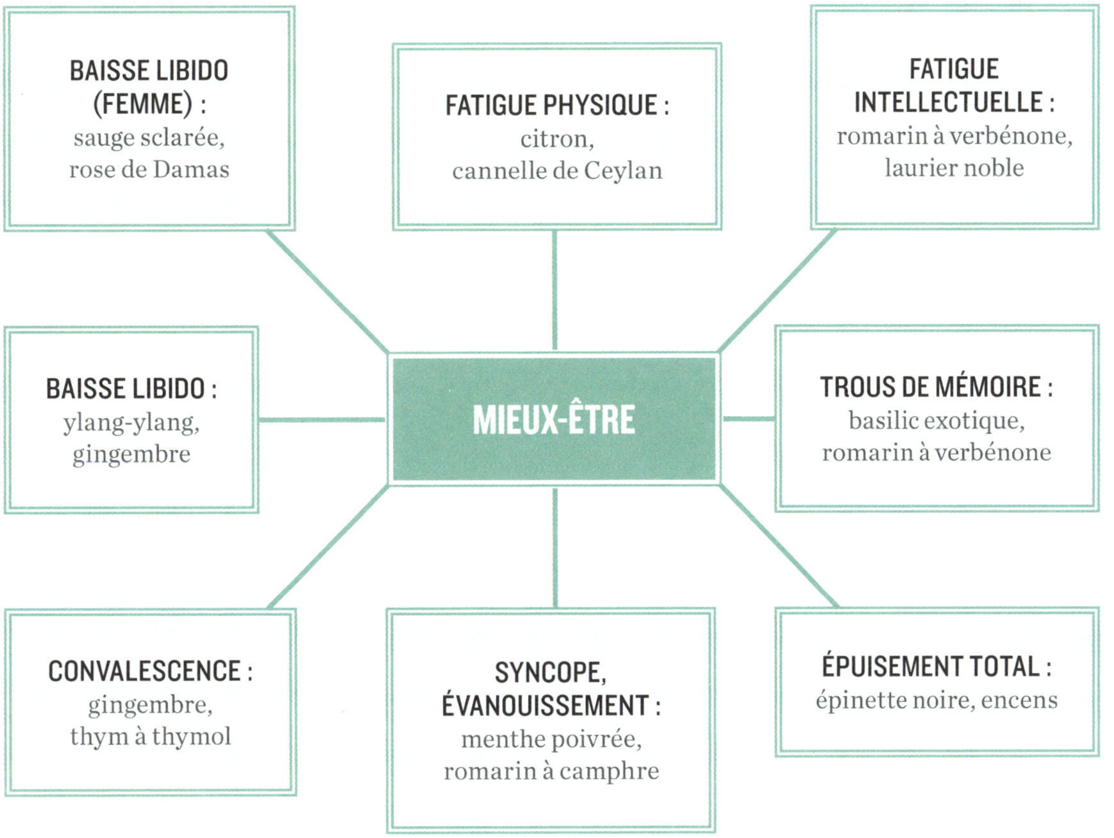

TROUBLES NERVEUX

DÉPRESSION :
litsée citronnée,
verveine citronnée

TROUBLES DU SOMMEIL :
camomille romaine,
lavande officinale

IMPATIENCE, NERVOSITÉ :
mandarine,
camomille romaine

DOULEURS

ARTHRITE, ARTHROSE, RHUMATISMES :
gaulthérie couchée,
gingembre

TÊTE, NÉVRALGIE :
camomille romaine,
menthe poivrée

CRAMPES MUSCULAIRES NOCTURNES :
eucalyptus citronné,
cyprès de Provence

DOULEUR ET FAIBLESSE MUSCULAIRE :
romarin à camphre,
gingembre

TENDINITE :
gaulthérie couchée,
romarin à camphre

GOUTTE :
genévrier commun,
gaulthérie couchée

MAL DE DOS, LUMBAGO, SCIATIQUE :
gaulthérie couchée,
laurier noble

CIRCULATION SANGUINE

- **BLEUS, ECCHYMOSES :** hélichryse italienne, géranium rosat
- **ŒDÈMES CHEVILLES :** genévrier commun, cyprès de Provence
- **VARICES, PHLÉBITES :** cyprès de Provence, hélichryse italienne
- **JAMBES SANS REPOS (IMPATIENCES) :** lavandin super, menthe poivrée, gingembre
- **MALADIE DE RAYNAUD :** hélichryse italienne, lentisque pistachier

TROUBLES CARDIAQUES

- **RENFORCER LE MUSCLE CARDIAQUE :** romarin à camphre
- **HYPOTENSION :** menthe poivrée, cannelle de Ceylan
- **RÉGULER LE RYTHME :** ylang-ylang, marjolaine des jardins
- **HYPERTENSION :** ylang-ylang, lavande officinale
- **ATHÉROSCLÉROSE (ARTÈRES QUI SE BOUCHENT) :** citron, romarin à verbénone

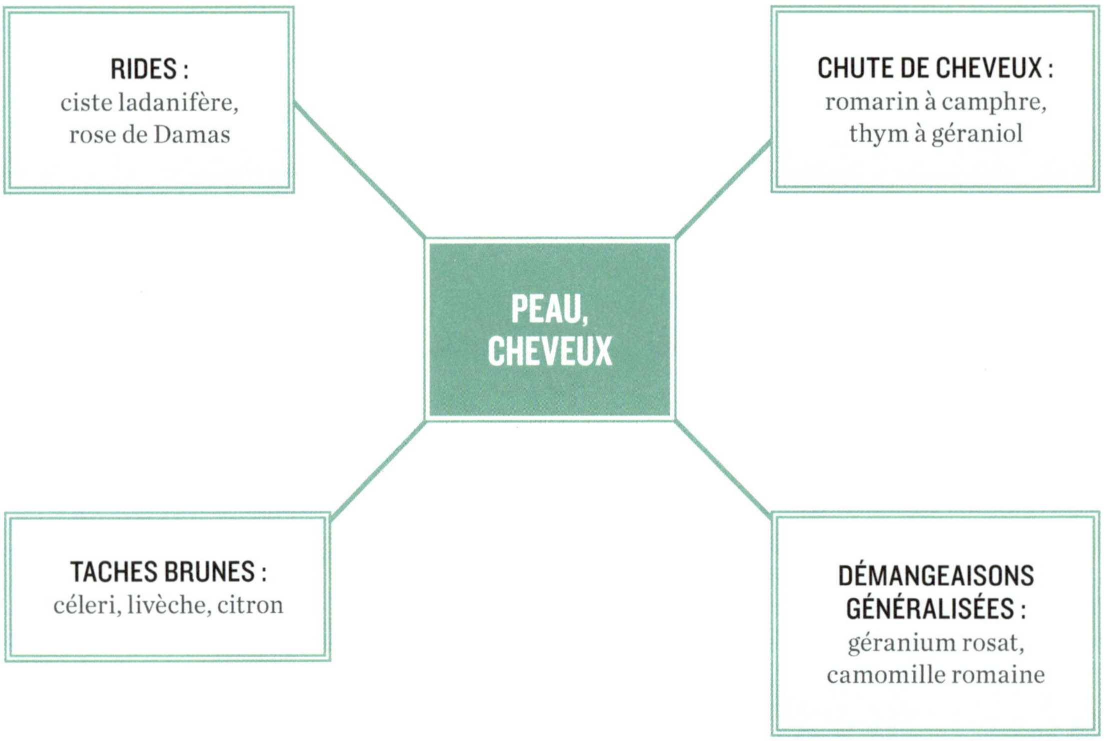
PEAU, CHEVEUX
RIDES : ciste ladanifère, rose de Damas
CHUTE DE CHEVEUX : romarin à camphre, thym à géraniol
TACHES BRUNES : céleri, livèche, citron
DÉMANGEAISONS GÉNÉRALISÉES : géranium rosat, camomille romaine

GPS TROUBLES DIGESTIFS

Les huiles essentielles activent la digestion, évitent les fermentations, détoxifient la sphère hépatique et régulent le transit. Ce sont aussi d'excellents pansements antiseptiques intestinaux.

TROUBLES INTESTINAUX

- **COLITE, CÔLON IRRITABLE :** basilic exotique
- **SPASMES DIGESTIFS :** basilic exotique, estragon
- **CONSTIPATION :** gingembre
- **DIARRHÉE INFECTIEUSE :** sarriette des montagnes, cannelle de Ceylan
- **DIARRHÉE NERVEUSE :** petit grain bigaradier, mandarine
- **GASTRO-ENTÉRITE VIRALE (ÉPIDÉMIE DE GASTRO) :** ravintsara
- **GASTRO-ENTÉRITE INFECTIEUSE (PARASITES LORS D'UN VOYAGE) :** cannelle de Ceylan

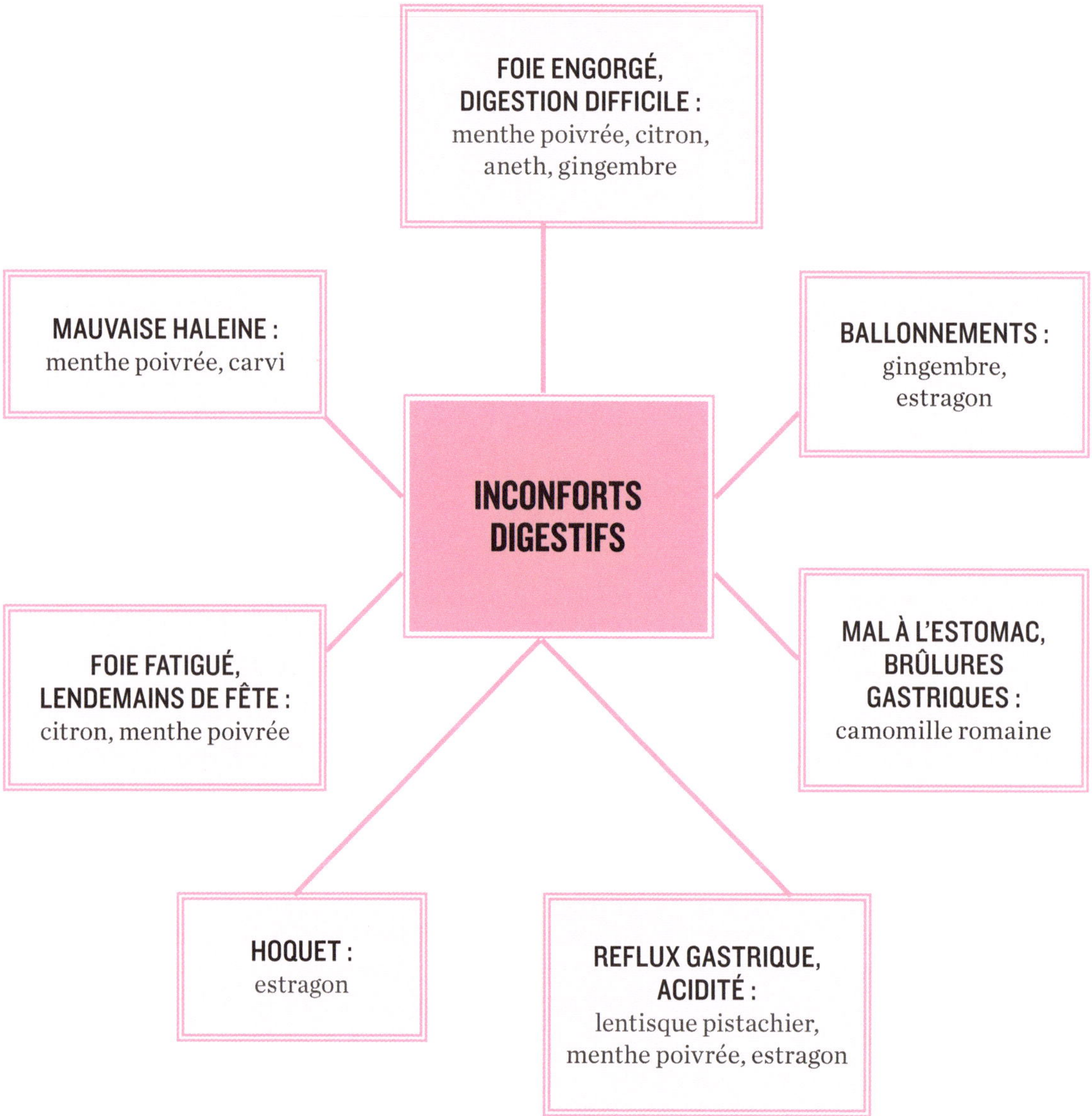
FOIE ENGORGÉ, DIGESTION DIFFICILE : menthe poivrée, citron, aneth, gingembre
MAUVAISE HALEINE : menthe poivrée, carvi
BALLONNEMENTS : gingembre, estragon
INCONFORTS DIGESTIFS
FOIE FATIGUÉ, LENDEMAINS DE FÊTE : citron, menthe poivrée
MAL À L'ESTOMAC, BRÛLURES GASTRIQUES : camomille romaine
HOQUET : estragon
REFLUX GASTRIQUE, ACIDITÉ : lentisque pistachier, menthe poivrée, estragon

GPS TROUBLES RESPIRATOIRES

Rhume, grippe, bronchite… les huiles essentielles sont extraordinairement efficaces contre ces infections respiratoires car elles tuent les microbes tout en renforçant nos défenses naturelles. Plus vous choisirez précisément votre HE, plus les résultats seront spectaculaires !

NEZ

QUI COULE (RHUME) : ravintsara, eucalyptus radié

SINUSITE : niaouli, eucalyptus radié

QUI COULE (RHINITE ALLERGIQUE) : camomille romaine, estragon

BOUCHÉ : eucalyptus radié, menthe poivrée

GORGE

MAL (IRRITÉE) : thym à thujanol

ANGINE : thym à thujanol, origan compact

OREILLES

- **OTITE AIGUË :** arbre à thé, camomille romaine, niaouli
- **BOUCHON DE CÉRUMEN :** citron
- **OTITE SÉREUSE :** hélichryse italienne, eucalyptus radié
- **BOURDONNEMENTS :** basilic exotique, hélichryse italienne

BRONCHES

- **ASTHME :** khella
- **TOUX GRASSE :** eucalyptus radié, thym à linalol
- **BRONCHITES :** arbre à thé, thym à linalol, origan compact
- **TOUX SÈCHE :** cyprès de Provence

GRIPPE

- **PRÉVENTION :** ravintsara
- **TRAITEMENT :** ravintsara, eucalyptus radié, laurier noble

GPS
GYNÉCO-URINAIRE

Les troubles gynécologiques et urinaires empoisonnent la vie de presque chacun d'entre nous un jour ou l'autre. Cystites, mycoses, troubles des règles, les femmes sont en première ligne. Mais les hommes ne sont pas épargnés, surtout à partir d'un certain âge : leur prostate leur joue des tours et ils ont alors du mal à maîtriser leur système urinaire. Certaines huiles essentielles renferment les molécules nécessaires pour assainir, apaiser et retrouver un confort de cette zone hautement intime.

TROUBLES URINAIRES

PROSTATE (ADÉNOME) : lentisque pistachier, cyprès de Provence

COLIQUES NÉPHRÉTIQUES : basilic exotique, khella

CYSTITE, URÉTRITE : sarriette des montagnes, santal jaune

FAUSSE CYSTITE : estragon, petit grain bigaradier

PROSTATITE : cyprès de Provence, camomille romaine, lentisque pistachier

INSUFFISANCE RÉNALE : genévrier commun, santal jaune

RÉTENTION D'EAU : genévrier commun, fenouil doux

INCONTINENCE URINAIRE : cyprès de Provence

TROUBLES GYNÉCOLOGIQUES

MYCOSE VAGINALE (CANDIDOSE) : arbre à thé, palmarosa

FIBROME UTÉRIN : ciste ladanifère, hélichryse italienne

KYSTE AU SEIN : camomille romaine, sapin baumier, épinette noire

PAPILLOMAVIRUS : eucalyptus à cryptone, cannelle de Ceylan feuilles

PERTES BLANCHES (LEUCORRHÉES) : lavande aspic, myrrhe

HERPÈS VAGINAL : niaouli, arbre à thé

RÈGLES

SYNDROME PRÉMENSTRUEL : sauge sclarée, camomille romaine

DOULOUREUSES ET TROP ABONDANTES : cyprès de Provence, géranium rosat, basilic exotique

DOULEURS DE RÈGLES : estragon, sauge sclarée

ABSENCE, RÈGLES PERTURBÉES : cyprès de Provence, sauge sclarée

ENDOMÉTRIOSE (DOULEURS DE RÈGLES +++) : cyprès de Provence, sauge sclarée

GPS VACANCES

Vacances, j'oublie tout… sauf mes petits flacons magiques d'huiles essentielles ! Certaines semblent conçues spécialement pour l'été (la lavande aspic, spécialiste des brûlures, coups de soleil et piqûres d'insectes), d'autres sont certifiées « toutes saisons ». Hors de question de partir ne serait-ce qu'en week-end sans son origan (anti-infections de toutes origines) ou sans son giroflier (anesthésiant dentaire). Buenas vacaciones !

SOS TRANSPORTS

PHOBIE DE L'AVION :
camomille romaine,
marjolaine des jardins

CIRCULATION :
cyprès de Provence,
lentisque pistachier,
hélichryse italienne

DÉCALAGE HORAIRE :
lavande officinale,
orange douce

MAL DES TRANSPORTS :
menthe poivrée (adultes),
gingembre, citron (enfants)

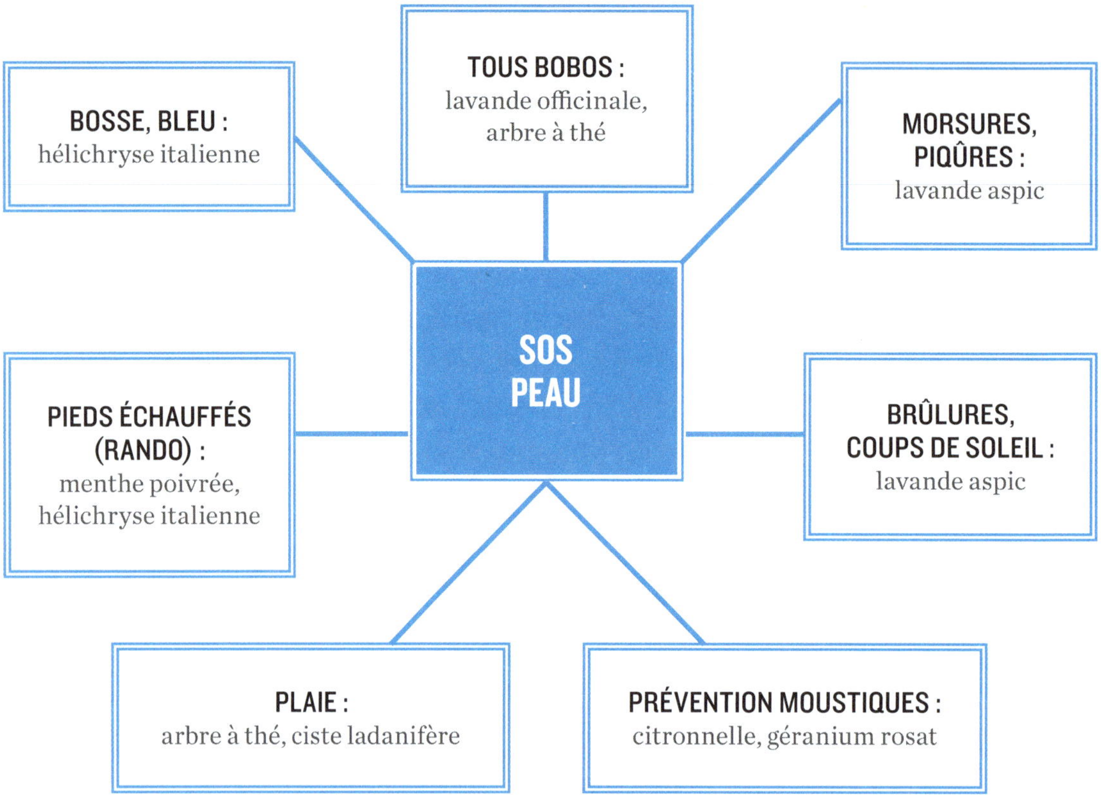
SOS PEAU
TOUS BOBOS : lavande officinale, arbre à thé
BOSSE, BLEU : hélichryse italienne
MORSURES, PIQÛRES : lavande aspic
PIEDS ÉCHAUFFÉS (RANDO) : menthe poivrée, hélichryse italienne
BRÛLURES, COUPS DE SOLEIL : lavande aspic
PLAIE : arbre à thé, ciste ladanifère
PRÉVENTION MOUSTIQUES : citronnelle, géranium rosat

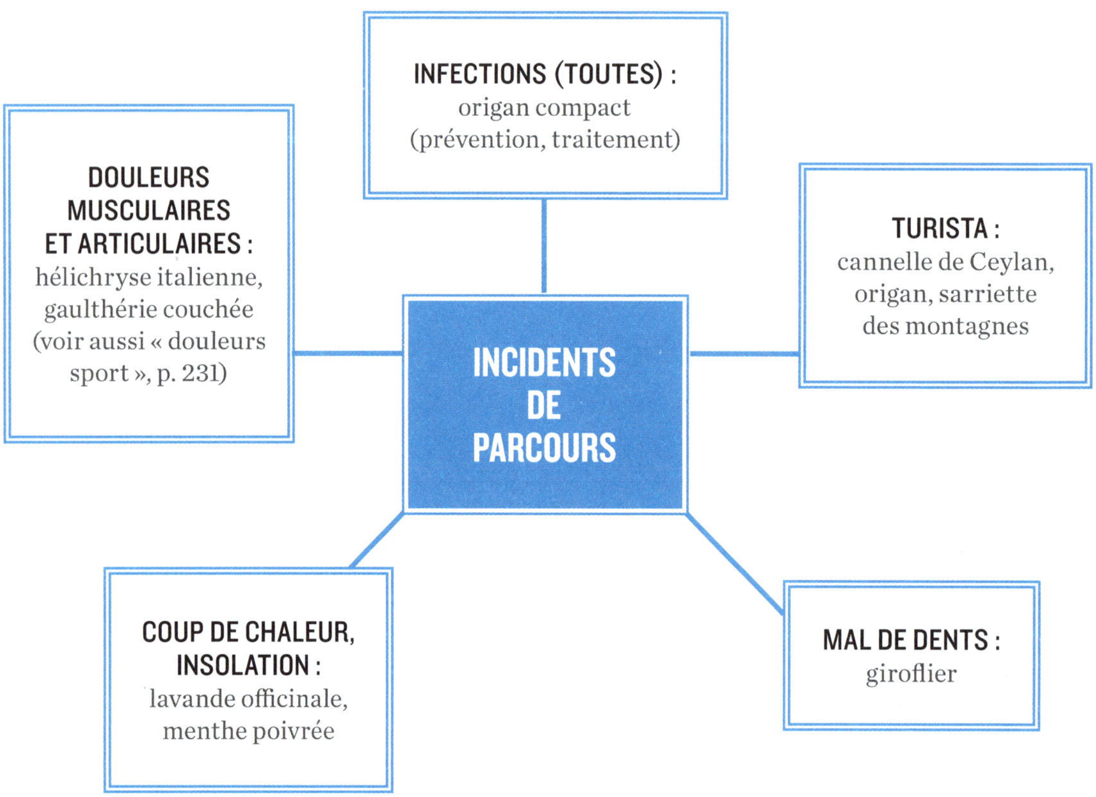
INCIDENTS DE PARCOURS
INFECTIONS (TOUTES) : origan compact (prévention, traitement)
DOULEURS MUSCULAIRES ET ARTICULAIRES : hélichryse italienne, gaulthérie couchée (voir aussi « douleurs sport », p. 231)
TURISTA : cannelle de Ceylan, origan, sarriette des montagnes
COUP DE CHALEUR, INSOLATION : lavande officinale, menthe poivrée
MAL DE DENTS : giroflier

GLOSSAIRE

A

Abortif. Qui fait avorter
Acariens. Minuscules arachnides responsables d'allergies et vivant de nos squames de peau et de cheveux dans nos lits, canapés, rideaux, moquettes…
Adénome prostatique. Augmentation du volume de la prostate
Adrénaline. Hormone sécrétée en réponse à un stress : accélération du rythme cardiaque, des contractions du cœur, hausse de la tension artérielle, dilatation des bronches et des pupilles
Aérocolie. Accumulation de gaz dans le côlon
Anaphrodisiaque. Antiaphrodisiaque : réduit ou annule le désir sexuel
Ankylostome. Petit ver parasite de l'intestin, fréquent dans les pays tropicaux, qui pénètre à travers la peau, puis migre vers les poumons pour se fixer ensuite sur la paroi intestinale
Antalgique. Antidouleur
Anthelminthique. Antiparasitaire intestinal, vers, oxyures, ascaris, ténia, ankylostomes, anguillules
Antiagrégant plaquettaire. Empêche les plaquettes de s'agglutiner, pour éviter la formation de caillots sanguins et de la plaque d'athérome
Antibactérien. Tue ou empêche la prolifération des bactéries
Anticoagulant. Inhibe la coagulabilité naturelle du sang pour éviter la formation de caillots
Antifermentaire. Lutte contre la fermentation dans l'intestin, responsable des ballonnements et autres gaz
Antifongique. Antichampignon : bloque la division cellulaire des champignons microscopiques, pour traiter les mycoses
Antihistaminique. Antiallergique
Anti-infectieux. Contre les infections dues aux microbes, virus
Anti-inflammatoire. Combat une inflammation
Antiparasitaire = parasiticide. Tue les parasites
Antiseptique. Substance qui tue ou prévient la croissance des bactéries, virus, champignons
Antispasmodique = spasmolytique. Traite les spasmes digestifs ou musculaires
Antiviral. Empêche la multiplication des virus
Apathie. Absence d'énergie, fatigue, mollesse, absence d'émotions et de désirs
Aphonie. Extinction de voix
Aphrodisiaque. Stimule le désir
Artériosclérose. Épaississement et rigidification de la paroi des artères
Arthrite. Inflammation des articulations
Arythmie cardiaque. Troubles du rythme cardiaque causés par des irrégularités des contractions du cœur
Ascaris. Ver parasite de l'intestin, plat, cylindrique, blanchâtre
Aspergillus. Champignons filamenteux ou moisissures
Asthme. Inflammation des bronches et bronchioles, qui se manifeste par une difficulté à respirer, des essoufflements, une respiration sifflante, une sensation d'oppression dans la poitrine = réaction anormale des voies aériennes vis-à-vis des allergènes inhalés
Astringent. Resserre les tissus vivants (peau, muqueuses)
Athérosclérose = artériosclérose. Obstruction de la paroi des artères par des plaques d'athérome ou de cholestérol oxydé
Atopie. Prédisposition génétique aux allergies

B

Baby blues. Petite déprime dans les tout premiers jours après la naissance : « Saurai-je m'en occuper ? »
Bactéricide. Qui tue les bactéries
Ballonnements. Accumulation de gaz dans l'intestin

Balsamique. Qui calme la muqueuse respiratoire enflammée, comme un « baume »
Bronchiolite. Infection aiguë virale le plus souvent ou bactérienne qui touche le très jeune enfant = respiration rapide et superficielle, insuffisance respiratoire, le bébé ne s'alimente plus correctement
Bronchite. Inflammation des bronches
Burn-out. Épuisement professionnel : grande fatigue, désinvestissement de l'activité professionnelle, sentiment d'échec, d'incompétence dans le travail

C

Cancer hormono-dépendant. Tumeur se formant dans des tissus sous contrôle hormonal : sein, ovaires, testicules, prostate, thyroïde, pancréas
Cardialgie. Douleur vive affectant le cœur et ressentie au niveau de l'épigastre, partie haute de l'estomac
Carminative. Évacue les gaz de l'estomac et de l'intestin
Catarrhe. Hypersécrétion des muqueuses
Céphalée. Mal de tête
Cholagogue. Facilite l'évacuation de la bile vers l'intestin et donc la digestion des graisses
Choléra. Toxi-infection entérique épidémique contagieuse, provoquée par l'ingestion d'aliments ou d'eau contaminés par le *Vibrio cholera* : diarrhées aiguës
Cholérétique. Favorise la production de bile par le foie
Cicatrisant. Accélère la régénération des tissus
Cirrhose. Maladie du foie résultant d'agressions biochimiques répétées (alcool, virus, graisses)
Clostridium. Bacille gram+ qui provoque des troubles intestinaux et des diarrhées
Colibacille. Entérobactérie présente normalement dans la flore intestinale, responsable d'infections intestinales, urinaires ou gynécologiques si présente en trop grande quantité
Coliques. Affection de la cavité abdominale : douleurs intestinales + diarrhées
Colite. Inflammation de la muqueuse du côlon
Colopathie. Affection du côlon, partie terminale du tube digestif : mal au ventre, troubles du transit
Condylomes. Lésions génitales externes
Convalescence. Période de rétablissement progressif suite à une maladie
Crohn. Maladie inflammatoire chronique du système digestif évoluant par crises : maux de ventre, diarrhées, perte de poids, fatigue
Cyclothymie. Trouble de l'humeur alternant périodes euphoriques et périodes dépressives
Cystite. Inflammation de la vessie bactérienne (colibacilles) ou non

D

Dermatose. Affection de la peau
Dermocaustique. Irritante pour la peau (exemple : les HE riches en phénols ou en aldéhydes) : les diluer dans beaucoup d'HV
Diarrhées. Émission de selles trop liquides ou molles et trop abondantes
Digestive. Accélère la digestion, antiacide
Drainage. Vidange des liquides (eau, lymphe), gaz et toxines par les organes d'élimination : foie, reins, poumons, peau
Dysenterie. Maladie infectieuse du côlon : gastro-entérite
Dysménorrhées. Règles difficiles et douloureuses
Dyspepsie. Trouble digestif : nausées, brûlures gastriques, renvois, ballonnements
Dysplasie. Développement anormal d'un organe
Dystonie neurovégétative (DNV). Dysfonctionnement du système nerveux ortho-para-sympathique lié au stress, et ses manifestations digestives, nerveuses, douloureuses

E

Eczéma. Inflammation prurigineuse de la peau avec rougeurs, vésicules, squames, associé à l'asthme ou non
Élongation. Microdéchirure musculaire au cours d'un effort trop important
Embolie. Obstruction des voies respiratoires (embolie pulmonaire) ou de la circulation dans le cerveau (embolie cérébrale) par un caillot de sang
Emménagogue. Stimule le flux sanguin dans la région pelvienne et l'utérus
Endocrino-stimulante ou endocrino-modulante. Stimulante ou frénatrice des glandes endocrines qui sécrètent des hormones

actives sur des organes ou cellules-cibles distants : thyroïde, pancréas, surrénales, hypothalamus, hypophyse, ovaires, testicules, thymus, parathyroïde
Entérocolite. Inflammation des muqueuses stomacale et intestinale
Entorse. Étirement ou déchirure d'une ou plusieurs articulations
Épilepsie. Décharges soudaines d'influx nerveux dans le cerveau : convulsions
Épistaxis. Saignement de nez
Équilibrante nerveuse. À la fois sédative, relaxante, et tonique, stimulante, permet le lâcher-prise et traite la dépression
Éructations. Expulsion de gaz du tube digestif par la bouche = rot, renvoi
Érythème. Rougeur congestive de la peau, localisée ou diffuse
Escarre = **plaie de lit.** Lésion cutanée due à la compression des tissus mous lors d'une immobilisation prolongée
Eupeptique. Favorise la digestion
Expectorant. Permet l'expulsion du mucus par la toux

F

Fébrifuge. Fait baisser la fièvre
Fibrome. Tumeur ou groupe de tumeurs bénignes sur la paroi de l'utérus, plus ou moins grosses, gênantes ou non
Flatulences. Gaz intestinaux accumulés dans l'intestin ou l'estomac
Fongique. Relatif aux champignons
Frigidité. Manque ou absence de libido, absence de désir, de sensualité

G

Gammaglobulines = immunoglobulines. Protéines sériques intervenant dans l'immunité
Gastro-entérite = **grippe intestinale.** Inflammation du système digestif provoquant nausées, vomissements, crampes abdominales, diarrhées, céphalées
Gonorrhée = blennorragie. Infection sexuellement transmissible des organes génito-urinaires due au gonocoque

H

HE. Huile essentielle
Hémogliase. Épaississement du sang responsable de phlébite, thrombose, embolie pulmonaire ou cérébrale, accident vasculaire cérébral
Hémorragie. Saignement causé par la rupture d'un vaisseau sanguin
Hémostatique. Arrête l'écoulement du sang
Hépatotoxicité. Destruction des cellules du foie
Herpès. Maladie virale contagieuse de la peau ou des muqueuses : lèvres, organes sexuels
HV. Huile végétale
Hyperémiante. Augmente l'afflux de sang d'où une augmentation de chaleur dans un organe : peau, cerveau, coronaires
Hyperséborrhée. Production excessive de sébum par les glandes sébacées
Hypertenseur. Augmente la tension artérielle
Hypertension artérielle. Chiffres systole/diastole supérieurs à 13/9
Hypoderme. Couche de la peau, sous le derme, la plus profonde et la plus épaisse
Hypotenseur. Fait baisser la tension artérielle

I

Immunostimulant. Stimule les défenses de l'organisme
Immunomodulant. Régule le dysfonctionnement du système immunitaire
Impatiences = syndrome des jambes sans repos. Les jambes au repos fourmillent et remuent par soubresauts incontrôlés
Insecticide. Tue les insectes
Insectifuge. Éloigne les insectes
Intertrigo. Mycose des plis de la peau due à la macération, à la transpiration (pieds, aisselles, aine, sous les seins)

L

Lambliase = giardiase. Parasite (*Giardia lamblia*) qui s'enkyste dans l'intestin grêle créant des troubles digestifs
Laryngite. Inflammation des cordes vocales, du larynx, dans la gorge
Leucorrhées = pertes blanches. Écoulement non sanglant provenant de l'appareil génital féminin qui sécrète trop de glaire
Libido. Désir sexuel

Lithiase biliaire. Présence de calcul(s) dans la vésicule biliaire : concrétion de cholestérol, pigments biliaires, sels de calcium
Lithiase rénale. Présence de calcul(s) dans les voies urinaires : concrétion d'oxalate de calcium le plus souvent
Lumbago. Violente contracture musculaire en bas du dos
Luxation. Déplacement d'une surface articulaire par rapport à une autre d'où une rupture de continuité articulaire (choc ou mouvement forcé)

M

Mastose. Seins gonflés, douloureux en raison d'une hyperœstrogénie relative par rapport au taux de progestérone
Mélanogenèse. Synthèse de la mélanine responsable de la coloration de la peau et des cheveux
Méningocoque. Bactérie gram-, *Neisseria meningitides*, présente dans la gorge, qui peut dans certaines circonstances initier la méningite
Ménopause. Fin de la période reproductrice de la femme, arrêt des règles, de l'ovulation et de la sécrétion des œstrogènes et de la progestérone
Mucolytique. Fluidifie le mucus et donc facilite son évacuation et améliore la respiration

N

Négativante (HE). Apporte des électrons, apaisante, anti-inflammatoire, antispasmodique
Neurotoxique. Toxique pour le système nerveux
Névralgie. Affection très douloureuse causée par un nerf
Névrite. Inflammation qui naît dans la région périphérique d'un nerf

O

Œstrogen-like. Favorise la production ou joue le rôle d'œstrogènes
Oligoménorrhée. Règles insuffisantes
Orthosympathique. Partie du système nerveux autonome qui accélère le métabolisme : vasoconstriction, hypertension artérielle, bronchodilatation
Otite. Inflammation ou infection de l'oreille

P

Papillomavirus. Virus HPV pouvant provoquer des condylomes ou des lésions du col de l'utérus
Parasiticide. Tue les parasites
Parasympathique = nerf vague. Système vagal responsable des fonctions automatiques de l'organisme, antagoniste du sympathique
Perlèche. Inflammation bactérienne ou mycosique sur les commissures des lèvres
Phéromones. Substances chimiques voisines des hormones émises en quantité infime par les glandes endocrines à l'origine de l'attirance physique
Phlébotonique. Tonique de la paroi des veines
Phototoxicité. Maladie cutanée déclenchée par le soleil ; certaines HE augmentent cette sensibilité qui peut causer des taches et, à la longue, une cancérisation de la peau
Pityriasis. Mycose cutanée, plaques rouges qui desquament
Pleurésie. Inflammation de la plèvre, membrane qui entoure les poumons avec ou sans épanchement
Plexus sacré. Ganglion nerveux lié aux membres inférieurs et organes génitaux, à la face antérieure du bassin
Plexus solaire. Ganglion nerveux entre le sternum et le nombril, siège des émotions
Polyarthrite rhumatoïde = **rhumatismes inflammatoires chroniques** = **arthrite.** Maladie articulaire inflammatoire et chronique qui touche plusieurs articulations
Positivante (HE). Capture des électrons, tonifie, renforce l'énergie vitale
Postprandial. Après les repas
Préanesthésiant. Anti-inflammatoire, antispasmodique, antalgique, prépare à l'anesthésie préopératoire, combat peur et choc nerveux
Prémenstruel. Entre 2 et 7 jours avant les règles
Proteus. Bactérie intestinale
Prurigineux. Qui provoque des démangeaisons
Prurit. Démangeaisons
Psoriasis. Maladie de la peau : plaques de peau épaisses et desquamantes localisées aux coudes, aux genoux, dans le cuir chevelu...
Pyélonéphrite. Infection urinaire localisée dans les reins

R

Radioprotecteur. Protecteur de la peau traitée aux rayons
Rhinite. Inflammation des muqueuses du nez : éternuements, écoulement nasal ou obstruction
Rhino-pharyngite. Infection virale des voies respiratoires supérieures, du nez à la gorge
Rhumatismes. Terme générique : maladie inflammatoire des os, tendons, cartilage, muscles, polyarthrite, arthrose...

S

Salmonelles. Bactéries qui infectent l'intestin après ingestion d'aliments contaminés crus ou insuffisamment cuits : crampes intestinales, diarrhées, fièvre
Sciatique. Névralgies le long du nerf sciatique comprimé à l'arrière d'une jambe, fesse, cuisse
Sclérose en plaques = SEP. Maladie auto-immune qui touche le cerveau, la moelle épinière, le nerf optique et évolue par poussées et périodes de rémission
Soins palliatifs. Délivrés à une personne malade en fin de vie, pour éviter ses souffrances et l'aider à « passer »
Spasmophilie. Hyperexcitabilité neuromusculaire liée à un état anxieux
Staphylocoques. Bactéries gram+, à l'origine de pathologies variées, les infections nosocomiales entre autres
Stase veineuse. Stagnation du sang au niveau d'une veine : jambes lourdes, varices, hémorroïdes
Stomachique. Stimule ou régularise les fonctions de l'estomac
Surrénales. Glandes endocrines, une au-dessus de chaque rein, qui fabriquent les corticoïdes, les catécholamines et régule la pression artérielle
Syndrome prémenstruel = SPM = PMS. Manifestations physiques, nerveuses ressenties par certaines femmes dans les quelques jours qui précèdent leurs règles : bouffées de chaleur, rétention d'eau, irritabilité...
Synergie. Association de plusieurs HE dans le but d'agir en même temps sur plusieurs paramètres et pour renforcer leurs propres actions, donc pour être plus efficace.
Système lymphatique. Réseau de vaisseaux e t de ganglions où circule la lymphe, partie incolore du plasma riche en globules blancs : rôle draineur, nettoyant, détoxiquant

T

Tendinite. Inflammation d'un tendon, corde de fibres collagènes permettant d'attacher les muscles aux os
Test du pli du coude. Avant application de toute nouvelle HE, surtout celles à phénols, à terpènes, + laurier noble : appliquer 1 goutte dans le pli du coude. Si aucune réaction dans les heures qui suivent (rougeur, chaleur, démangeaisons), l'HE convient
Thrombose. Caillot de sang dans une artère ou une veine
Thymus. Glande lymphoïde qui joue un rôle important dans l'immunité en stimulant les lymphocytes T
Trachéite. Inflammation de la paroi de la trachée, démangeaisons dans la gorge, toux spasmodique
Turista = diarrhée du voyageur. Crampes abdominales, diarrhées, nausées, vomissements, chez le voyageur dans les pays tropicaux à hygiène douteuse

U

Ulcère variqueux. Complication d'une varice ou d'une phlébite, plaie cutanée plus ou moins profonde au niveau de la jambe

V

Vaginite. Inflammation du vagin : démangeaisons, irritation, pertes anormales
Varice. Dilatation d'une veine superficielle
Varicosité. Dilatation de petits capillaires sanguins, marques bleutées des vaisseaux éclatés au niveau des jambes
Vasoconstricteur. Rétrécit le diamètre des vaisseaux sanguins
Vasodilatateur. Augmente le diamètre des vaisseaux sanguins
Vergetures. Petites fissures cutanées sur des zones qui ont pris, puis perdu du volume (exemple : grossesse)
Vermicide. Détruit les vers

Vermifuge. Éradique les vers, parasites gastro-intestinaux
Verminose. Infestation intestinale par des parasites ou vers : oxyures, ascaris, ténia...
Verrucide. Qui soigne les verrues
Virucide. Qui tue les virus
Vitiligo. Taches blanches de dépigmentation sur la peau
Vulnéraire. Qui guérit les plaies, les blessures
Vulvite. Inflammation de la vulve

Z

Zona. Dermatose virale due à une réactivation du virus de la varicelle : éruption unilatérale de vésicules, douleurs le long des côtes, dans l'œil ou l'oreille
Zone pelvienne. Bas-ventre, viscères du rectum, vessie, urètre, organes reproducteurs

INDEX

A

abcès 19, 41, 89, 110, 137, 155
abcès dentaire 19, 89
absence de règles 77
accompagnement d'une personne en fin de vie 143
accouchement 85, 134, 151, 157
acné 19, 25, 27, 31, 33, 41, 57, 61, 63, 73, 75, 83, 84, 89, 91, 101, 104, 105, 110, 121, 134, 137, 139, 145, 155, 157, 163, 171, 175, 183, 201, 205, 207
acné rosacée 91
acouphènes 119, 179
addictions 183
adénite 71, 101, 115, 155, 197
adénome prostatique 59
aérocolie 17, 23, 36, 57, 134
aérophagie 15, 21, 55, 65, 77, 125, 134
agitation 23, 27, 33, 83, 126, 137, 141, 153, 162, 207
agressivité 125, 126
air vicié 53, 169
allaitement 11, 29, 47, 89, 110, 133, 216
allergie 21, 23, 29, 31, 33, 65, 111, 115, 129, 169, 202, 203
aménorrhée 31, 77, 151, 155, 179, 199, 201
amibiase 36, 67, 89, 155, 197, 215
amygdalite 71, 89, 94, 148, 209
angine 19, 26, 27, 71, 73, 75, 89, 101, 104, 129, 139, 141, 155, 171, 177, 195, 197, 205, 207, 208, 209, 211
angoisse 17, 21, 23, 25, 33, 34, 43, 61, 65, 85, 93, 109, 113, 121, 126, 129, 131, 137, 143, 145, 146, 159, 163, 167, 171, 173, 175, 177, 183, 187, 213, 215, 218, 221
angoisse de la feuille blanche aux examens 173
ankylostome 19, 33, 63, 145
anorexie 33, 65, 77, 187, 213, 221
anthrax 127
antimoustiques 52, 53, 69
antipoux 53, 109, 113
antipuces 53
anxiété 17, 21, 23, 25, 27, 33, 47, 51, 65, 83, 101, 109, 110, 117, 125, 126, 127, 129, 143, 145, 153, 162, 163, 215, 221
apathie 11, 21, 117, 159, 171
aphonie 59, 104, 117, 121
aphtes 19, 99, 101, 102, 137, 199
artériosclérose 45, 51, 81
artérite 49, 117, 148
arthrite 21, 29, 53, 55, 60, 69, 79, 81, 89, 91, 97, 101, 110, 117, 121, 134, 151, 165, 175, 179, 197
arthrose 60, 69, 79, 81, 97, 104, 117, 127, 165, 169, 175, 179, 191, 205
arythmie 33, 95, 129, 143, 145, 163, 183, 222
ascaris 19, 33, 131, 137, 205, 207
assainissement de l'air 51, 159, 169
asthénie 19, 25, 27, 37, 47, 59, 63, 75, 89, 97, 101, 104, 121, 127, 131, 151, 155, 165, 167, 171, 186, 205, 209, 211, 222
asthénie sexuelle 131, 165, 171, 186, 205, 222
asthme 33, 45, 55, 61, 65, 67, 77, 92, 93, 99, 110, 127, 129, 139, 160, 161, 163, 167, 169, 173, 181, 183, 187, 203, 215
athérosclérose 99, 148

B

Baby blues 33, 121, 134
Baisse d'immunité 61
baisse de libido 25, 131, 157, 171
ballonnements 17, 21, 31, 39, 55, 57, 65, 77, 87, 101, 102, 134, 153
blessure 8, 9, 49, 91, 92, 107, 113, 136, 137, 145, 148, 161, 175, 179
bleus 59, 91
bleus à l'âme 91
blocages 31, 37, 49, 91, 126, 189
blues 33, 61, 121, 134, 163
bosses 91
bouffées de chaleur 199, 201
boulimie 127, 162, 187
boutons 23, 88, 105, 110, 123, 207
bronchiolite 26, 93, 95
bronchite 13, 15, 19, 25, 26, 27, 29, 36, 39,45, 51, 61, 63, 67, 71, 73, 75, 77, 81, 89, 93, 95, 101, 104, 105, 107, 110, 137, 139, 141, 145, 148, 155, 157, 159, 161, 165, 167, 169, 171, 175, 177, 179, 181, 183, 187, 191, 193, 195, 197, 199, 205, 206, 207, 209, 211
bronchite asthmatiforme 29, 36, 77, 93, 161, 167, 193
bronchite catarrhale 15, 39, 61, 165
bronchite chronique 71, 107, 137, 169, 171, 193
bronzage 23
brûlures 19, 31, 41, 57, 85, 87, 91, 97, 104, 110, 113, 134, 148, 163
burn-out 27, 37

C

calculs 51, 79, 81, 98, 99, 179
calculs biliaires 99, 179
calculs rénaux 51
candidose 19, 36, 104, 148, 155, 181, 197, 207
catarrhe 67, 71, 92, 104, 139, 161, 171, 181, 183, 195
cauchemars 51, 104, 129, 167, 209, 213, 221
cellulite 41, 43, 45, 51, 58, 59, 73, 77, 81, 85, 91, 117, 119, 121, 141, 153, 157, 159, 179, 199, 201
céphalée 23, 79, 134, 189, 201
chagrin 33, 51, 127, 137, 157, 186, 187, 215
chagrin d'amour 186, 187, 215
champignons 19, 33
cheveux atones 222
cheveux gras 23, 45, 59, 157, 163, 183, 201
cheveux mous 87, 102
chimiothérapie 123
choc émotionnel 21, 61, 104, 109, 129, 137, 143, 146, 187, 221
choléra 13, 89
cholestérol 41
chute de cheveux 87, 151
cicatrisation 27, 31, 41, 61, 91, 107, 137
cirrhose 115, 134, 179, 183
colère 33, 91, 186, 221
colibacillose 36, 197
colique hépatique 99
coliques 15, 33, 39, 51, 77, 99, 110, 134, 163
coliques du nourrisson 77
coliques hépatiques 134
coliques néphrétiques 51, 99
colite 11, 13, 17, 21, 23, 39, 53, 55, 57, 65, 67, 77, 79, 81, 83, 87, 95, 99, 102, 119, 121, 123, 134, 137, 141, 145, 193, 207, 215
colopathie fonctionnelle 39, 57, 81, 101
conduite automobile la nuit 134
condylomes 67, 148, 199, 209
congestion du petit bassin 9, 53, 119, 169, 189
congestion prostatique 59, 115
constipation 33, 36, 37, 41, 55, 65, 77, 87, 110, 125, 134, 184
contractures 21, 65, 110, 113, 151, 193
contusion 79, 91
convalescence 17, 21, 37, 51, 61, 115, 134, 169, 177, 181, 195
coqueluche 49, 59, 110, 148, 159, 175, 177
coronarite 79, 95, 99, 148, 215, 218
coup de froid 36
coupe-faim 36, 89
couperose 31, 33, 41, 59, 91, 110, 145, 173, 187, 189, 203
coups 63, 91, 110, 134, 148
coups de soleil 110, 148
coupure 8, 23, 25, 49, 83, 85, 104, 110
courbatures 29, 39, 79, 113, 151, 179, 222
crampes d'estomac 33, 89, 129
Crampes intestinales 9
crampes musculaires 21, 65, 77, 79, 179
crevasses 9, 41, 49, 91, 104, 137, 157
crise de goutte 79
crise de nerfs 33, 129, 134, 144, 145
Crohn 49, 60, 215
cyclothymie 59
cystite 19, 25, 26, 36, 45, 67, 69, 71, 73, 75, 79, 81, 89, 95, 131, 148, 155, 157, 181, 189, 197, 205, 207, 209, 211, 215

D

dartres 41, 101, 157
découragement 21, 87, 163, 171, 213
déficience immunitaire 25
démangeaisons 19, 25, 27, 29, 33, 45, 49, 53, 59, 69, 84, 113, 129, 131, 134, 135, 143, 145, 218, 222
dépendance 139, 173
dépression 17, 21, 27, 37, 51, 61, 83, 91, 93, 101, 104, 109, 115, 117, 121, 125, 127, 129, 145, 163, 167, 169, 171, 173, 175, 183, 187, 201, 211, 213, 215, 216, 218
dépression du post-partum 37, 183
dépression hivernale 51
dépression nerveuse 37, 93, 145, 183, 215, 216
dépression saisonnière 17, 215
déprime 25, 27, 37, 61, 65, 87, 101, 102, 121, 137, 143, 146, 157, 163, 171, 177, 207, 216
dermatite 31, 49, 189, 209
dermatose 13, 23, 29, 31, 45, 57, 83, 84, 110, 113, 187
désintox tabac 34
déstockage des graisses 134
détoxication hépatique 51
deuil 49, 58, 59, 61, 129, 137, 143, 187
diabète 51, 83, 85, 215
diabète de type 2 83
diarrhée 13, 21, 33, 36, 37, 65, 89, 134, 137, 151, 155, 197, 205, 211
difficultés d'endormissement 113, 121, 129, 139, 153, 163
difficultés de concentration 21, 51, 59, 93, 104, 117, 199, 207
digestion difficile 21, 33, 57
digestion lente 15, 39, 47, 51, 65, 77, 87, 102, 110, 125, 134, 151, 179
DNV (dystonie neurovégétative) 49, 65, 117, 126, 143, 162, 221
douleurs articulaires 9, 55, 61, 65, 69, 78, 81, 89, 97, 117, 175, 179, 191
douleurs au plexus 126
douleurs d'estomac 21, 65
douleurs de fin de vie 222
douleurs dentaires 31, 151, 171
douleurs des règles 17, 21, 31, 59, 60, 65, 79, 113, 134, 141, 201
douleurs gynécologiques 65
douleurs intestinales 55, 57
douleurs liées au stress 33
douleurs musculaires 29, 31, 53, 91, 104, 117, 151, 165, 169, 222
douleurs prémenstruelles 21, 65

drainage hépatique 15, 184
drainage lymphatique 44, 59, 119, 176
drogue 21, 89, 173
dysenterie 36, 67, 89, 137, 155, 197
dysfonctionnement du système immunitaire 49
dyskinésie biliaire 95
dysménorrhée 9, 21, 31, 65, 161, 189, 199, 201
dyspepsie 15, 31, 55, 77, 87, 117, 127, 134, 153
dysplasie du col de l'utérus 29, 67, 148
dyspnée 77, 125, 127

E

eczéma 9, 19, 25, 27, 31, 33, 41, 45, 57, 83, 84, 97, 107, 110, 134, 137, 157, 169, 187, 202, 215
émotions 61, 91, 96, 121, 187, 189, 191
émotivité 109, 134
emphysème 71, 94, 203
endocardite 148
enfant hyperactif 125, 163
enfant tristounet 125
engelures 9, 157
enrouement 59, 93, 161
entérite 17, 19, 21, 36, 37, 63, 104, 115, 134, 137, 148, 155, 157, 175, 177, 195, 197, 207, 211
entérocolite 17, 19, 36, 53, 55, 67, 81, 89, 95, 101, 104, 121, 127, 131, 145, 151, 155, 181, 183, 197, 207, 215
entorse 9, 69, 79, 91, 151, 161
énurésie 59, 97
envie de rien 37
épidémies 53, 80, 109, 153, 176, 177, 191
épilepsie 127, 199, 221
épisodes dépressifs 45, 131, 141, 153, 159, 221
épistaxis 49
épuisement 17, 19, 21, 33, 37, 49, 51, 87, 93, 97, 101, 104, 117, 125, 129, 134, 141, 143, 145, 155, 159, 163, 169, 177, 179, 181, 213, 218, 221
épuisement professionnel 17, 33, 101, 125, 143, 213, 221
éréthisme 77, 125, 129
érythème fessier 27, 157, 207
escarres 19, 41, 49, 57, 83, 104, 110, 113, 137, 148, 157
esprit embrouillé 93, 134
état dépressif 23, 33, 167
évanouissement 111, 129
excès alimentaires 51, 125, 159, 181
excitabilité 109
excitation 17, 20, 125, 127, 137
extrasystoles 126, 222

F

faiblesse 37, 61, 65, 75, 134, 179, 205, 207
faiblesse cardiaque 134, 179
faiblesse immunitaire 75, 205, 207
fatigue 17, 19, 21, 23, 27, 37, 47, 63, 75, 81, 83, 85, 87, 89, 97, 101, 102, 104, 121, 127, 131, 134, 145, 148, 151, 155, 159, 165, 169, 171, 175, 177, 181, 183, 189, 191, 195, 197, 201, 205, 207, 211, 215
fatigue nerveuse 17, 27, 83, 85, 101, 104, 127, 131, 134, 145, 177, 183, 191, 201, 205, 207, 215
fatigue sexuelle 23, 87
fermentations intestinales 39, 65, 81, 101
fertilité 187
fatigue musculaire 81
fibromyalgie 102, 171
fièvre 28, 29, 36, 51, 68, 71, 75, 78, 110, 139, 145, 149, 161
fièvre typhoïde 36
flatulences 13, 17, 39, 47, 51, 77, 87, 101, 134, 153
foie engorgé 57
foie fatigué 33, 95, 183
foulure 9, 161
frigidité 27, 49, 55, 87, 151, 186, 213, 218, 222
frilosité 19, 75
fringales 171
furoncle 19, 41, 101, 127, 137, 148, 155, 163, 207

G

gale 19, 45, 89, 117, 155
gastrite 81, 87, 207
gastro-entérite 21, 36, 37, 104, 115, 134, 148, 155, 157, 197, 207
gaz 11, 17, 21, 33, 39, 55, 57, 65, 77, 134
gencives qui saignent 85
gingivite 19, 89, 99, 101, 137, 187, 189, 209
grippe saisonnière 177
gros bras 49, 119

H

hématome 59, 83, 91, 101, 119
hémogliase 11, 15, 17, 37, 51, 99, 110, 113, 123, 148
hémorragie 9, 49, 85
hémorroïde 19, 29, 43, 45, 47, 49, 59, 81, 83, 85, 91, 110, 119, 141, 143, 145, 148, 149, 167, 169, 173, 181, 189, 201, 218
hépatite virale 21, 55, 89, 101, 114, 115, 123, 134, 148, 175, 177, 195, 209
herpès 19, 29, 89, 101, 104, 117, 129, 134, 137, 139, 148, 149, 155, 175, 177, 195, 199, 209
herpès génital 129, 148, 199
herpès labial 29, 139, 148, 149, 177
hoquet 15, 21, 65, 125
hyperactivité 59, 125, 189
hypercholestérolémie 11, 91, 179
hyperémotivité 17
hyperséborrhée 23
hypersensibilité 33, 89, 101, 189, 201, 213
hypertension 11, 45, 51, 69, 79, 91, 95, 110, 113, 126, 127, 129, 145, 163, 184, 201, 203, 215, 222
hyperthyroïdie 55, 63, 127, 137

hypertrophie bénigne de la prostate 81, 119
hypotension 41, 89, 104, 134, 155, 179, 181, 184, 197
hypothyroïdie 11, 126, 137, 139, 141
hystérie 101, 109, 129, 134, 145, 201, 213, 221

I

ictère 183
immunité 19, 49, 51, 61, 155
immunodépression 63, 177, 218
Impatiences 17
impétigo 83, 84
impuissance 27, 37, 87, 131, 151, 171, 186, 213, 218, 222
inappétence 47, 87, 121, 189
indigestion 15, 41, 77, 123, 129, 134, 151
infarctus 11, 15, 95
infection à papillomavirus 29, 148
infection bronchopulmonaire 26
infection dentaire 89
infection dermatologique 29
infection du système génital 155
infection hépatique 47
infection intestinale 13, 19, 36, 65, 67, 89, 101, 155, 157, 197, 211
infection nosocomiale 155
infection ORL 25, 67, 71, 89, 113, 177
infection pulmonaire 70
infection urinaire 13, 21, 25, 36, 67, 71, 85, 127, 148, 181, 197, 205, 209, 211
infection urogénitale 26, 89, 101
infection virale en zones tropicales 21
inflammation articulaire 57
inflammation cutanée 31, 203
inflammation cutanée 9, 33, 71, 97, 187
inflammation de la muqueuse intestinale 73
inflammation intestinale 121
insectes 18, 29, 44, 45, 53, 59, 69, 84, 85, 110, 112, 117, 121, 123, 131, 157, 179, 203
insomnies 17, 21, 23, 33, 49, 55, 65, 91, 110, 115, 121, 125, 129, 135, 139, 163, 175, 177, 195, 221, 222
instabilité 17, 47, 143, 188
intertrigo 41, 49, 83, 113, 137, 148, 157
intervention dentaire 34
intoxication 115, 123, 200
irritabilité 33, 109, 115, 126, 129, 145, 162, 189, 213
irritation cutanée 27, 69, 83, 98

J

jambes lourdes 19, 45, 51, 59, 71, 81, 110, 119, 141, 167, 169, 177, 179, 189, 218

K

kystes et fibromes utérins et ovariens 91

L

lactation insuffisante 77
lambliase 19, 33, 63, 93, 145
laryngite 26, 59, 61, 71, 94, 104, 117, 134, 139, 148, 165, 168, 169, 171, 177, 193, 205, 207
lassitude 61, 162, 211
leucorrhées 25, 36, 73, 199
lipothymie 129, 134
lithiase 9, 51, 81, 129, 205, 215
lithiase biliaire 129, 205
lithiase rénale 9, 81
lombalgie 77
lourdeurs postprandiales 15
lumbago 9, 77, 169, 179, 189
lymphœdème 83, 85, 91, 153, 189, 203

M

mal d'oreilles dans l'avion 111
mal de dos 79, 93, 171
mal de gorge 60, 61, 69, 97, 186
mal de tête 60, 61, 69, 96, 97, 110, 117, 134, 222
mal de ventre 21, 65, 87, 96, 110, 129, 131, 133, 145, 213, 222
mal des transports 21, 39, 51, 65, 87, 125, 134, 135
maladie auto-immune 49, 91
maladie de Crohn 49, 60, 215
maladie de Dupuytren 91, 127
maladie infantile virale 49, 101
maladie tropicale 36, 67, 155, 196
malaria 74, 215
mal-être 145
manque d'appétit 23, 33, 65, 134
manque d'entrain 117, 134, 145, 171, 215
manque de concentration 23, 171, 173, 191
manque de confiance en soi 17, 23, 45, 49, 51, 87, 101, 102, 187, 213, 218
manque de courage 143
massage sportif 65
mastose 59, 157
mauvaise haleine 15, 39, 47, 51, 134
mauvaises odeurs 156, 169, 193
méditation 49, 60, 61, 137, 143, 173, 189
méduse 104
mélancolie 109, 129, 162, 187
méningite 199
ménopause 23, 33, 61, 77, 110, 143, 187, 189, 199, 200, 201, 218, 222
migraine 33, 78, 104, 110, 113, 117, 134, 183, 186
mites 45, 104, 110, 111, 113, 117
mononucléose 155, 175, 177, 195
moustiques 19, 52, 53, 69, 70, 83, 85, 104, 117, 134, 203
mucoviscidose 95, 139
muguet 157, 207
myalgie 175, 179

mycose 19, 25, 27, 45, 49, 53, 61, 69, 83, 84, 85, 89, 101, 102, 104, 110, 121, 127, 155, 157, 197, 201, 207
mycose cutanée 19, 25, 27, 53, 83, 85, 104, 197, 207
mycose des plis 27
mycose digestive 85
mycose du cuir chevelu 45
mycose interdigitale 53
mycose intestinale 19, 101, 104
mycose unguéale 25, 89, 155
mycose vaginale 19, 101, 201

N

nausées 21, 33, 51, 65, 77, 86, 87, 125, 129, 134, 145, 151, 153, 159, 181, 222
nausées de la femme enceinte 86, 125
nausées postopératoires 87
nécrose 101
néphrite 63, 73, 81, 115, 155
nerfs en pelote 145
nervosisme 115, 153
nervosité 27, 33, 65, 85, 109, 113, 115, 117, 121, 126, 145, 163, 173, 207, 218
neurasthénie 41, 91, 127, 213
névralgie 9, 29, 33, 67, 69, 89, 101, 104, 127, 134, 151, 171, 189
névralgie dentaire 29, 89, 104
névrite 9, 23, 29, 33, 65, 67, 81, 89, 101, 104, 110, 121, 134, 199
nez qui coule 91, 101, 104, 191
nuits agitées 109, 167, 218

O

obsessions sexuelles 127
odeurs de tabac 53
odontalgie 101
œdème des jambes 58, 59, 81, 119, 141
œsophagite 87
oligoménorrhées 9, 77
ongles cassants 139
onyxis 148
otite 19, 26, 28, 29, 71, 73, 75, 94, 101, 104, 105, 106, 107, 110, 113, 134, 139, 141, 145, 148, 157, 179, 181, 207, 209
otite aiguë 29
otite séreuse 29, 94, 104, 107, 141, 181
oxyures 33, 110, 205, 207

P

palpitations 77, 83, 98, 110, 113, 127, 129, 131, 145, 146, 153, 163, 222
paludisme 67, 70, 89, 155, 197, 215
panaris 53, 148
panique 33, 129, 221
papillomavirus 29, 67, 148
parasitose 33, 34, 77, 131, 151, 155, 205, 211
parodontose 101
peau atone 41, 139, 187
peau d'orange 43
peau fatiguée 25, 169, 187
peau grasse 23, 73, 101, 121, 171, 183, 222
peau réactive 33
peau ridée 139
peau sèche 41, 97
peau sensible 69, 137, 145, 153
peau vieillissante 83
pellicules 43, 45, 207
perlèche 19
pertes blanches 19, 69, 73, 95, 205
pertes de mémoire 21, 89, 155, 195
peur d'évoluer 61
peur de l'avion 218
peur de la mort 33, 173
peur de la séparation 45
peur des examens 101
peur du changement 61
peur du dentiste 33
peurs 33, 121, 134, 221, 222
pharyngite 19, 59, 67, 71, 75, 93, 94, 137, 139, 148, 149, 155, 157, 175, 177, 195, 205, 209, 211
phlébite 51, 91, 148, 218
phobie 109, 121, 137, 187, 218, 221, 222
pied d'athlète 19, 69, 104, 157, 209, 211
pied diabétique 157
piqûres d'insectes 19, 53, 69, 85, 110, 121, 131, 157
pityriasis 29, 31, 207
plaie 9, 19, 23, 31, 48, 49, 51, 61, 68, 83, 84, 85, 91, 101, 104, 107, 110, 112, 113, 131, 133, 134, 136, 137, 148, 187, 199, 205
plaie de lit 101
plaie récalcitrante 107, 137
plaie sanguinolente 49
pollinose 45
polyarthrite rhumatoïde 21, 49, 69, 79, 97, 104, 175, 197
poussée dentaire 33, 34
poux 19, 45, 85, 104, 110, 113, 117, 181
préanesthésie 33
préménopause 77, 127, 199, 201
préparation à l'accouchement 27, 89, 109, 131, 145, 186, 201, 215
préparation à l'effort physique 21, 79
préparation aux examens 21, 51, 101, 134, 183, 199, 215
prostatite 21, 63, 67, 69, 91, 115, 119, 134, 139, 141, 165, 169, 189, 197, 209
prurit 23, 31, 83, 104, 110, 143, 189, 203
psoriasis 9, 29, 31, 33, 41, 45, 49, 57, 63, 83, 104, 110, 123, 137, 139, 143, 148, 169, 189, 215
puces 85, 110, 113
pulsions à calmer 21

R

radiodermite 83, 104, 110, 113, 131
radiothérapie 19, 148, 149
rage de dents 89
raideur articulaire 163
refroidissement 29, 37, 51, 68, 71, 75, 89, 93, 101, 148, 171, 177, 181, 207
règles douloureuses 69, 77, 151
règles hémorragiques 49
règles irrégulières 9, 77, 110
règles très abondantes 85
remontées acides 134

rendez-vous stressant 184
renvois 55
rétention d'eau 41, 51, 71, 81, 85, 119, 176, 179
rétention hydrolipidique 45, 50
rhinite 13, 19, 34, 45, 59, 61, 67, 71, 81, 93, 94, 104, 129, 134, 139, 148, 149, 160, 161, 169, 177, 191, 209
rhino-pharyngite 19, 67, 71, 75, 93, 94, 137, 139, 148, 149, 155, 157, 175, 177, 195, 205, 209, 211
rhinorrhée 139
rhumatisme 21, 29, 49, 53, 55, 60, 63, 69, 77, 79, 81, 83, 89, 97, 101, 104, 110, 127, 134, 163, 165, 169, 171, 175, 179, 191, 197, 205
rhumatisme déformant 101, 175
rhumatisme inflammatoire 49, 81
rhumatisme musculaire 127
rhumatisme musculaire 79, 179
rhume 21, 25, 29, 34, 36, 45, 49, 61, 65, 75, 101, 104, 129, 139, 148, 149, 161, 168, 169, 177, 181, 191, 193, 195, 203
rhume des foins 21, 34, 45, 65, 129, 161, 203
rides 25, 27, 41, 49, 61, 85, 145, 157, 187, 189
rigidité mentale 104
ronflement 15
rougeole 49, 101, 175, 195
rougeurs 33

S

saignement de nez 51, 83
salpingite 36, 89, 157, 207, 209
sautes d'humeur 59, 157, 189, 201
scarlatine 49, 195
sciatique 9, 23, 65, 69, 79, 127, 134, 169, 171, 189
séborrhée excessive 183
sécheresse de la bouche 85, 127
sécheresse vaginale 199, 201
sécrétions nasales 94
séparation 45, 143, 187
sevrage 21, 31, 45, 83
sida 177
sinusite 19, 26, 29, 61, 63, 71, 73, 75, 89, 93, 94, 101, 104, 105, 107, 110, 113, 119, 134, 139, 141, 148, 155, 157, 165, 168, 169, 175, 177, 179, 181, 183, 191, 193, 195, 197, 199, 205, 207, 209, 211
soins palliatifs 60, 61, 172, 187
sommeil agité 51, 153
sommeil non réparateur 33
spasmes abdominaux 17, 101, 213
spasmes de l'utérus 150, 167
spasmes digestifs 15, 99, 143, 167
spasmes du plexus solaire 115
spasmes intestinaux 65, 77, 87, 113, 151
spasmes nerveux 99, 126, 167
spasmes utérins 113
spasmophilie 21, 65, 77, 101, 126, 145, 163
stase lymphatique 81
stase veineuse 19, 45, 119, 177
stomatite 19, 89, 101, 137, 199, 207, 209
stress 17, 21, 23, 27, 31, 33, 34, 45, 47, 61, 65, 83, 85, 87, 109, 110, 115, 121, 125, 126, 127, 129, 131, 137, 143, 145, 146, 151, 153, 156, 157, 162, 163, 167, 175, 179, 187, 189, 193, 201, 207, 213, 215, 218, 221, 222
sueurs nocturnes 201
suite de traitements médicamenteux 41, 51, 125, 184
suites d'extraction 89
suites d'hépatites 41
surmenage 25, 27, 37, 59, 87, 89, 109, 117, 125, 131, 143, 145, 151, 159, 162, 169, 181, 187, 189, 195, 201, 213, 215
surpoids 51, 85
syndrome du canal carpien 69
syndrome prémenstruel 33, 59, 79, 127, 186, 189, 201, 222

T

tabac 21, 31, 34, 43, 53, 117, 127, 154, 165, 171, 173, 193
taches de vieillesse 41, 45, 47, 85
tachycardie 95, 113, 126, 129, 131, 134, 143, 151, 183, 215
teigne 19, 155
teint brouillé 123
teint terne 27, 85, 187
tendinite 9, 21, 53, 60, 69, 79, 117, 121, 134, 179, 222
ténia 205, 207
tension nerveuse 43, 65, 109, 137, 146, 153
thrombophlébite 119
thrombose 51
thyroïde 63, 89
tissus sclérosés 91
torticolis 69, 110, 163
toux 15, 29, 38, 45, 59, 63, 65, 71, 75, 77, 93, 95, 99, 101, 104, 107, 110, 137, 139, 141, 159, 161, 165, 169, 171, 176, 177, 181, 191, 193, 195, 199, 207, 210, 211
toux asthmatiforme 99
toux grasse 15, 75, 104, 137, 139, 141, 165, 171, 177, 181, 195, 211
toux productive 110
toux quinteuse 104
toux sèche 59, 193
toux spasmodique 59, 77, 95, 139, 207
toxicomanie 45, 83, 159, 187, 222
trac 21, 127, 129, 134, 143, 162
traces de chirurgie esthétique ou réparatrice 91
trachéite 19, 26, 95, 104, 148, 167, 169, 205, 207
transpiration excessive 53, 59, 85, 117, 134, 159, 163, 165, 199, 201
traumatisme 33, 60, 84, 91, 117, 134, 145, 186
tristesse 33, 157, 162
troubles addictifs 143, 145, 218, 221
troubles cardiovasculaires 83
troubles comportementaux 187

troubles de l'endormissement 33, 216
troubles de l'humeur 83, 126, 127, 129, 201
troubles digestifs 8, 17, 23, 38, 55, 65, 77, 86, 87, 101, 104, 110, 126, 131, 134, 215
troubles du rythme 163, 183, 215, 218, 222
troubles du sommeil 17, 34, 47, 109, 110, 125, 126, 141, 145, 163, 187, 189, 213, 215, 218
troubles menstruels 23, 61, 110, 222
troubles psychiques 61, 143, 201, 215
troubles psychosomatiques 215
tuberculose 59, 89, 104, 141, 145, 148, 168, 186, 187, 197, 205
tuberculose pulmonaire 59, 145, 186, 197
turista 36, 37

U

ulcère 9, 19, 31, 39, 41, 49, 57, 81, 83, 87, 101, 104, 110, 113, 118, 119, 121, 127, 134, 137, 148, 163, 189
ulcère gastrique 119
ulcère variqueux 9, 19, 49, 101, 104, 148
urémie 73
urétrite 67, 157, 197, 209
urticaire 123, 133, 134, 218

V

vaginite 19, 26, 36, 69, 73, 75, 95, 157, 183, 207, 209
varice 19, 29, 43, 59, 81, 83, 85, 87, 91, 119, 141, 143, 145, 148, 159, 167, 169, 173, 181, 189, 201, 203, 218
varicelle 19, 49, 101, 110, 129, 131, 133, 134, 148, 175, 177, 195
varicosités 51, 91, 119
vergetures 23, 25, 27, 45, 49, 83, 85, 91, 117, 125, 137, 139, 145, 148, 222
verminose 11, 19, 39, 57, 77, 161, 205
verrue 11, 19, 29, 67, 104, 197, 207
vers 33, 36, 45, 137, 151, 198, 207, 215, 221
vie dissolue 143
vie en conditions extrêmes de température 49
vieillissement cérébral 181
vieillissement cutané 49, 85, 125
vitiligo 23
vomissements 39, 125, 134, 151
vulvite 19
vulvo-vaginite 209

Z

zona 19, 29, 69, 89, 101, 104, 110, 129, 131, 133, 134, 139, 148, 155, 175, 177, 195, 199

Sources iconographiques

Köhler, F.E., *Medizinal Pflanzen*
Sturm, J., Krause, E.H.L., Lutz, K.G., *Flora von Deutschland in Abbildungen nach der Natur, Zweite auflage*
Duhamel du Monceau, H.L., *Traité des arbres et arbustes*
Lindman, C.A.M., *Bilder ur Nordens Flora*
Chaumeton, F.P., *Flore médicale*
Michaux, F.A., *The North American sylva*
Jaume Saint-Hilaire, J.H., *Traité des arbrisseaux et des arbustes cultivés en France* (1825)
Zorn, J., Oskamp, D.L., *Afbeeldingen der artseny-gewassen met derzelver Nederduitsche en Latynsche beschryvingen*
Lambert, A.B., *Description of the genus Pinus and some other remarkable plants*
Hooker, J.D., *The botany of the Antarctic voyage of H.M. discovery ships Erebus and Terror in the Years 1839-1843, under the command of Captain Sir James Clark Ross*
Curtis's Botanical Magazine
Step, E., Bois, D., *Favourite flowers of garden and greenhouse*
Houtte, L. van, *Flore des serres et des jardin de l'Europe*
The botanical cabinet [C. Loddiges]
Royle, J.F., *Illustrations of the botany and other branches of the natural history of the Himalayan Mountains and of the flora of Cashmere*
Blackwell, E., *A curious herbal*